GRUPOS ESPECIAIS
Prescrição de Exercício Físico
Uma abordagem prática

GRUPOS ESPECIAIS
Prescrição de Exercício Físico
Uma abordagem prática

Mauro Lúcio Mazini Filho
Professor Licenciado e Bacharel em Educação Física pela Universidade Presidente Antônio Carlos – UNIPAC • Pós-graduado em Personal Trainer e Prescrição de Exercícios para Grupos Especiais e Treinamento de Força e Fisiologia do Exercício pelo Centro Universitário de Volta Redonda – UNIFOA • Pós-graduado em Avaliação das Atividades Físicas e Desportivas pela Universidade Trás-os-Montes e Alto Douro – UTAD – Portugal • Mestre em Educação Física e Desporto pela Universidade Trás-os-Montes e Alto Douro – UTAD – Portugal • Doutorando em Educação Física pela Universidade Federal de Juiz de Fora – UFJF • Coordenador e Professor do Curso de Educação Física da Faculdade Sudamérica Cataguases (MG) e Professor de Educação Física da Rede Estadual de Ensino de Cataguases • *Personal Trainer*

Rafael Pedroza Savoia
Professor Licenciado em Educação Física e Bacharel em Nutrição pela Faculdade de Minas – FAMINAS • Pós-graduado em Hipnose pelo Instituto Brasileiro de Hipnose Aplicada • Mestrando em Educação Física e Desporto pela Universidade Trás-os-Montes e Alto Douro – UTAD – Portugal • Nutricionista do Estúdio Área Vip – Muriaé – MG

Giovanni da Silva Novaes
Graduado em Educação Física pela EEFD/UFRJ • Pós-graduado em Docência para o Magistério Superior – IBMR – RJ • Mestre em Educação Física e Cultura – UGF – RJ • Doutor em Ciências do Desporto – UTAD – Vila Real – Portugal

Gabriela Rezende de Oliveira Venturini
Licenciada em Educação Física pela Universidade Presidente Antônio Carlos – UNIPAC – Leopoldina – MG • Bacharel em Educação Física pelo Centro Universitário de Minas – UNIFAMINAS – Muriaé – MG • Pós-graduada em Fisiologia do Exercício e Treinamento Desportivo e Atividades de Academia pelo Centro Universitário de Volta Redonda – RJ e Atividade Física em Saúde e Reabilitação Cardíaca pela Universidade Federal de Juiz de Fora – UFJF • Mestre em Ciência do Esporte e do Exercício pela Universidade do Estado do Rio de Janeiro – UERJ • Doutoranda em Ciência do Esporte e do Exercício pela Universidade do Estado do Rio de Janeiro • Professora de Educação Física da Rede Estadual de Ensino de Minas Gerais e da Rede Municipal de Ensino de Cataguases – MG

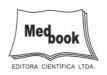

GRUPOS ESPECIAIS: Prescrição de Exercício Físico – Uma abordagem prática
Direitos exclusivos para a língua portuguesa
Copyright © 2018 by MEDBOOK – Editora Científica Ltda.

NOTA DA EDITORA: Os organizadores desta obra verificaram cuidadosamente os nomes genéricos e comerciais dos medicamentos mencionados; também conferiram os dados referentes à posologia, objetivando informações acuradas e de acordo com os padrões atualmente aceitos. Entretanto, em função do dinamismo da área da saúde, os leitores devem prestar atenção às informações fornecidas pelos fabricantes, a fim de se certificarem de que as doses preconizadas ou as contraindicações não sofreram modificações, principalmente em relação a substâncias novas ou prescritas com pouca frequência. Os organizadores e a Editora não podem ser responsabilizados pelo uso impróprio nem pela aplicação incorreta de produto apresentado nesta obra. Apesar de terem envidado o máximo de esforço para localizar os detentores dos direitos autorais de qualquer material utilizado, os organizadores e a Editora desta obra estão dispostos a acertos posteriores caso, inadvertidamente, a identificação de algum deles tenha sido omitida.

Editoração Eletrônica: Bambual Projetos Editoriais
Capa: Adielson Anselme

CIP-BRASIL. CATALOGAÇÃO NA PUBLICAÇÃO
SINDICATO NACIONAL DOS EDITORES DE LIVROS, RJ

G941

    Grupos especiais: prescrição de exercício físico: uma abordagem prática/ Mauro Lúcio Mazini Filho ... [et al.]. – 1. ed. – Rio de Janeiro: MedBook, 2018.

    384 p.: il.; 23 cm.
    ISBN 9788583690320

    1. Exercícios físicos. 2. Qualidade de vida. I. Mazini Filho, Mauro Lúcio. II. Título.

18-51558   CDD: 613.7
                                         CDU: 613.7

Vanessa Mafra Xavier Salgado – Bibliotecária – CRB-7/6644
01/08/2018   07/08/2018

Reservados todos os direitos. É proibida a duplicação ou reprodução deste volume, no todo ou em parte, sob quaisquer formas ou por quaisquer meios (eletrônico, mecânico, gravação, fotocópia, distribuição na Web, ou outros), sem permissão expressa da Editora.

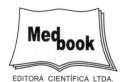

Avenida Treze de Maio, 41 – Salas 803 e 804
20031-007 – Rio de Janeiro – RJ
Telefones: (21) 2502-4438 e 2569-2524
contato@medbookeditora.com.br – editorial@medbookeditora.com.br
www.medbookeditora.com.br

DEDICATÓRIA

Dedico esta obra a meus pais, Mauro e Ângela, razão de minha existência e exemplos de pessoas nas quais me inspiro e a quem tento seguir. A meu irmão, Wagner, amigo especial, e sobrinhos, Renato e Murilo, alegrias de minha vida. A minha esposa, Gabriela, que está presente em todos os momentos de minha vida, dando-me forças e participando diretamente de minhas conquistas. Além de esposa e amiga, exemplo de profissional na área da educação física. A meus alunos da área acadêmica e/ou prática, razão para a construção desta obra. Aos amigos particulares, coautores deste livro e colaboradores nos capítulos, pela amizade e parceria.

MAURO MAZINI

Dedico este livro a meus pais, Regis (*in memoriam*) e Ângela, por terem me criado e educado da melhor maneira possível. À família de um modo geral. A meus clientes nas áreas de educação física e nutrição. A todos os amigos, em especial ao professor Mauro Mazini, grande mentor desta obra, à professora Gabriela Venturini e a Mayane Kawaguchi.

RAFAEL SAVOIA

A meu pai, Dr. Lennart da Silva Novaes (*in memoriam*), o mais sábio, que estará sempre presente em nossos corações e que contribuiu sobremaneira na nossa formação, índole e caráter, e a minha mãe, Profª Ms. Hermé Madyanna Costa da Silva Novaes, a maior e melhor amiga e o melhor exemplo de ternura, sabedoria, perdão e trabalho que um filho pode ter. A meu filho, Bruno Barrocas Novaes, fonte de inspiração e alicerce no qual, sempre que precisei, busquei o apoio necessário nos momentos mais difíceis de minha vida e o melhor presente que Deus me deu. A meu grande amor, Renata da Cruz Cunha, e suas duas sempre meninas para nós, Giulliana e Marina, minhas filhas emprestadas. A meus irmãos, Prof. Ms. Lennart da Silva Novaes Jr. (*in memoriam*) que, mesmo com sua partida precoce, sempre me marcou com exemplos de calma, humildade, bonança, paciência e tolerância, e Prof. Dr. Jefferson da Silva Novaes, meu segundo pai e exemplo, a partir do qual sempre trilhei minha vida profissional e acadêmica – o melhor orientador acadêmico e profissional.

GIOVANNI NOVAES

Dedico esta obra a meu pai, Sérgio Venturini (*in memoriam*).

GABRIELA VENTURINI

AGRADECIMENTOS

Principalmente a Deus, pelo dom da vida, pela família sólida e pelos caminhos em que me colocou nesta vida.

A meus queridos pais, Mauro e Ângela, exemplos de vida e uma das razões de minha formação. Graças a vocês estudei, me formei e venci. Obrigado por tudo. Amo vocês.

A minha esposa, Gabriela, pela paciência, conselhos, motivação, parceria e inspiração no dia a dia.

Aos professores Dihogo Matos, Bernardo Minelli, Osvaldo Moreira e Ricardo Pace, amigos e autores de capítulos nesta ou em outras obras. A parceria e a amizade de vocês contribuíram muito em minha vida acadêmica. Obrigado.

Aos professores Felipe Aidar, Nelson Sousa e Francisco Saavedra. Busco inspirar-me nos conhecimentos transmitidos por vocês.

Aos professores Victor Reis, Jefferson Novaes e Jeferson Vianna, pelos ensinamentos transmitidos e amizade.

Ao professor Adalberto Rigueira Viana, amigo e um irmão que ganhei em vida. Graças a você tive a primeira oportunidade de inserir-me na docência do ensino superior, o que me aproximou muito da área acadêmica e, consequentemente, das pesquisas e da produção desta obra.

A todos os alunos e professores que já passaram por mim, seja nas faculdades e escolas, seja no campo prático das academias e clínicas. Saibam que vocês têm uma parcela importante nesta conquista.

Aos demais autores e amigos, Rafael Savoia, Giovanni Novaes e Gabriela Venturini, pelas ideias, discussões, horas dedicadas a esta obra e parceria constante. Tenham a certeza de que vocês fizeram a diferença. A união faz a força.

MAURO MAZINI

A Deus.

Ao professor Mauro Mazini, por ter me convidado para fazer parte deste projeto e por sua dedicação.

À professora Gabriela Venturini.

RAFAEL SAVOIA

Aos demais autores dos capítulos, colaboradores, alunos, colegas e amigos que, de maneira direta ou indireta, tornaram possível a realização de mais um projeto em minha vida acadêmica.

Agradeço principalmente a Deus que, com sua maravilhosa sabedoria, dotou o ser humano das mais diversas habilidades e competências para que possa superar obstáculos e vencer desafios.

GIOVANNI NOVAES

Agradeço ao professor Mauro Mazini pela oportunidade de parceria acadêmica e profissional.

GABRIELA VENTURINI

COLABORADORES

ALEXANDRE VELOSO DE SOUSA
Graduado em Educação Física pela UCSAL (Universidade Católica de Salvador). Mestrado em Nutrição pela Universidade Federal da Bahia (UFBA).

ANDERSON AMARAL
Graduado em Educação Física pela Universidade Federal Rural do Rio de Janeiro (UFRRJ).

ANDERSON GREGÓRIO JOAQUIM
Graduado em Educação Física pela Universidade de Ribeirão Preto (UNAERP). Mestrando em Ciência pela Faculdade de Medicina de Ribeirão Preto (USP).

BERNARDO MINELLI RODRIGUES
Graduado em Educação Física pela Universidade Presidente Antônio Carlos (UNIPAC). Doutor em Enfermagem e Biociências pela Universidade Federal do Estado do Rio de Janeiro (UNIRIO).

CARLOS GONÇALVES TAVARES
Graduado em Educação Física pela Faculdade Sudamérica. Mestre em Comunicação Social pela Universidade Federal de Juiz de Fora (UFJF).

DIHOGO GAMA DE MATOS
Graduado em Educação Física. Mestrado em Educação Física e Desporto pela Universidade de Trás-os-Montes e Alto Douro (UTAD).

FELIPE COELHO SOARES DE OLIVEIRA
Fisioterapeuta e Médico. Mestre em Educação Física pela Universidade de Trás--os-Montes e Alto Douro (UTAD).

FELIPE JOSÉ AIDAR
Graduado em Educação Física. Doutor em Ciências do Desporto pela Universidade de Trás-os-Montes e Alto Douro (UTAD). Professor Adjunto da Universidade Federal de Sergipe.

Hugo Ribeiro Zanetti

Graduado em Educação Física. Mestre em Educação Física pela Universidade Federal do Triângulo Mineiro (UFTM). Doutorando em Ciências da Saúde pela Universidade Federal de Uberlândia (UFU).

Luciano Antonacci Condessa

Graduado em Educação Física. Mestre em Educação Física pela Universidade Federal de Minas Gerais (UFMG). Doutorando em Saúde Pública pela UFMG.

Morgana Borges Silva Ramos

Graduado em Educação Física. Especialista em Fisiologia do Exercício, Treinamento Funcional e Grupos Especiais pelo Centro Universitário de Volta Redonda (UNIFOA).

Raphael Santos Teodoro de Carvalho

Graduado em Educação Física pela Universidade de Ribeirão Preto (UNAERP). Mestre em Ciências pela Escola de Enfermagem de Ribeirão Preto (USP). Doutorando em Ciências pela Escola de Enfermagem de Ribeirão Preto (USP).

Ricardo Luiz Pace Júnior

Graduado em Educação Física pela Universidade Federal de Juiz de Fora (UFJF).

Saulo de Paula Costa

Graduado em Educação Física pela Universidade Presidente Antônio Carlos (UNIPAC). Mestrando em Educação Física pela Universidade de Trás-os-Montes e Alto Douro (UTAD).

PREFÁCIO

Até 2050 o Brasil terá a sexta maior população mundial de idosos, o que representará um avanço, mas também um desafio, pois a maior expectativa de vida também aumenta a probabilidade de surgimento de doenças antes praticamente inexistentes em nosso dia a dia.

Com essa nova realidade, os profissionais da área da saúde se veem diante de novos desafios que possibilitarão um avanço tanto na área médica como nas demais, como Educação Física, Nutrição e Fisioterapia, onde novos procedimentos surgem como ferramentas que visam a intervenções diretas e aplicadas ao tratamento, controle e prevenção de determinadas morbidades e doenças crônicas não transmissíveis.

Nesse sentido, o conhecimento apresenta-se de maneira cada vez mais dinâmica e sólida, com mudanças significativas nos procedimentos, cuidados e estratégias, para que possamos promover não apenas a melhora da saúde, mas também da qualidade de vida, uma vez que não basta viver muito em termos de faixa etária, mas viver com qualidade, principalmente com a capacidade de executar as atividades da vida diária de maneira independente e efetiva. A literatura é vasta no que diz respeito à importância dos exercícios físicos para a saúde e a qualidade de vida como um todo.

Além do envelhecimento, a vida atual, as novas demandas por trabalho e as questões ambientais relacionadas com a moradia, a poluição e o transporte têm levado as pessoas a trabalharem cada vez mais, fazendo com que não se preocupem com as questões relacionadas com a prevenção em saúde. No entanto, uma alimentação inadequada pode levar ao aparecimento ou mesmo à potencialização de várias doenças até pouco tempo ausentes de nosso cotidiano. Os meios de transporte e a tecnologia têm proporcionado maior participação social de pessoas que até pouco tempo atrás mantinham apenas o convívio social básico. Com seu avanço, as pessoas passaram a se aproximar mais e aumentou o convívio social com outros e com o mundo.

Tudo isso tem levado a uma mudança no comportamento das pessoas. Se por um lado os avanços tecnológicos e a aproximação dos indivíduos com o mundo são positivos, por outro estes acabam por se tornar hipocinéticos até mesmo em atividades básicas da vida diária, o que favorecerá o surgimento de doenças crônicas não transmissíveis e acarretará inúmeros problemas de ordem econômica, social e de saúde pública.

Nesse sentido, este livro se torna um importante instrumento para os profissionais da área da saúde, especialmente para os da Educação Física. Esta obra foi preparada para orientar os profissionais que trabalham com exercícios físicos para grupos especiais com a finalidade de servir de base para prescrições seguras e eficientes segundo as diversas enfermidades apresentadas, sempre pautadas na literatura científica.

Por fim, este livro sugere que a prevenção primária, com a adoção de bons hábitos de vida, é essencial para o sucesso de qualquer intervenção. Ressalta, também, que a vida ativa é mais saudável e mais econômica do que o tratamento farmacológico. Nesse sentido, esta obra visa atender os anseios e os objetivos dos profissionais da saúde, cuja palavra-chave para o sucesso é: MOVIMENTE-SE!

PROFESSOR FELIPE AIDAR
Doutor em Ciências do Desporto – UTAD – Portugal
Professor Adjunto da Universidade Federal de Sergipe

SUMÁRIO

Capítulo 1
NOVO MERCADO E NOVAS DEMANDAS DE CONHECIMENTO, 1
Raphael Santos Teodoro de Carvalho
Anderson Gregório Joaquim

Capítulo 2
PROTOCOLOS DE AVALIAÇÕES FÍSICAS E FUNCIONAIS, 11
Mauro Lúcio Mazini Filho
Rafael Pedroza Savoia
Gabriela Rezende de Oliveira Venturini

Capítulo 3
ATIVIDADE FÍSICA E ENVELHECIMENTO, 63
Mauro Lúcio Mazini Filho
Rafael Pedroza Savoia
Anderson Amaral
Felipe José Aidar
Gabriela Rezende de Oliveira Venturini

Capítulo 4
CARDIOPATIAS, 91
Mauro Lúcio Mazini Filho
Rafael Pedroza Savoia
Saulo de Paula Costa
Carlos Gonçalves Tavares

Capítulo 5
ASPECTOS NUTRICIONAIS NO PÓS-OPERATÓRIO DE CLIENTES/ PACIENTES SUBMETIDOS À CIRURGIA BARIÁTRICA E OBESOS, 121
Rafael Pedroza Savoia
Mauro Lúcio Mazini Filho

Capítulo 6
HIPERTENSÃO ARTERIAL SISTÊMICA, 147
Mauro Lúcio Mazini Filho
Ricardo Luiz Pace Júnior
Rafael Pedroza Savoia

Capítulo 7
DIABETES MELLITUS, 159
Rafael Pedroza Savoia
Ricardo Luiz Pace Júnior
Mauro Lúcio Mazini Filho
Carlos Gonçalves Tavares

Capítulo 8
ACIDENTE VASCULAR CEREBRAL (AVC), DERRAME CEREBRAL OU ACIDENTE VASCULAR ENCEFÁLICO (AVE), 171
Saulo de Paula Costa
Mauro Lúcio Mazini Filho
Rafael Pedroza Savoia
Carlos Gonçalves Tavares

Capítulo 9
GESTANTES E ATIVIDADE FÍSICA, 195
Mauro Lúcio Mazini Filho
Rafael Pedroza Savoia
Gabriela Rezende de Oliveira Venturini

Capítulo 10
FIBROMIALGIA, 217
Hugo Ribeiro Zanetti
Mauro Lúcio Mazini Filho
Morgana Borges Silva Ramos
Giovanni da Silva Novaes
Rafael Pedroza Savoia

Capítulo 11
DOENÇA PULMONAR OBSTRUTIVA CRÔNICA (DPOC), 233
Hugo Ribeiro Zanetti
Mauro Lúcio Mazini Filho
Morgana Borges Silva Ramos
Rafael Pedroza Savoia
Giovanni da Silva Novaes

Capítulo 12

DOENÇA ARTERIAL OBSTRUTIVA PERIFÉRICA (DAOP), 251

Hugo Ribeiro Zanetti

Mauro Lúcio Mazini Filho

Morgana Borges Silva Ramos

Giovanni da Silva Novaes

Rafael Pedroza Savoia

Capítulo 13

DOENÇA HEPÁTICA GORDUROSA NÃO ALCOÓLICA (ESTEATOSE HEPÁTICA), 267

Alexandre Veloso de Sousa

Luciano Antonacci Condessa

Rafael Pedroza Savoia

Giovanni da Silva Novaes

Capítulo 14

DOENÇA RENAL CRÔNICA, 279

Rafael Pedroza Savoia

Gabriela Rezende de Oliveira Venturini

Mauro Lúcio Mazini Filho

Carlos Gonçalves Tavares

Capítulo 15

RELAÇÃO ENTRE INSÔNIA E ATIVIDADE FÍSICA, 289

Rafael Pedroza Savoia

Giovanni da Silva Novaes

Carlos Gonçalves Tavares

Capítulo 16

BENEFÍCIOS DO EXERCÍCIO FÍSICO PARA CLIENTES/PACIENTES COM CÂNCER, 305

Dihogo Gama de Matos

Bernardo Minelli Rodrigues

Giovanni da Silva Novaes

Carlos Gonçalves Tavares

Capítulo 17
BENEFÍCIOS DO EXERCÍCIO FÍSICO PARA CLIENTES/PACIENTES COM HIV/AIDS, 323
Bernardo Minelli Rodrigues
Dihogo Gama de Matos
Giovanni da Silva Novaes
Carlos Gonçalves Tavares

Capítulo 18
URGÊNCIAS E EMERGÊNCIAS EM ATIVIDADES FÍSICAS, 355
Felipe Coelho Soares de Oliveira
Mauro Lúcio Mazini Filho
Rafael Pedroza Savoia

ÍNDICE REMISSIVO, 371

CAPÍTULO 1

NOVO MERCADO E NOVAS DEMANDAS DE CONHECIMENTO

Raphael Santos Teodoro de Carvalho
Anderson Gregório Joaquim

A carreira e a vida de uma pessoa são os caminhos, as trajetórias, as histórias, as experiências e as vivências que ela teve durante sua existência. Assim, é importante nos fazermos a seguinte pergunta: qual é a carreira que quero seguir, ou seja, como quero viver minha vida tanto no âmbito pessoal como profissional (o foco de nossa abordagem)?

Esse questionamento poderá proporcionar inquietudes e conflitos, afinal estamos falando sobre a nossa vida e de que maneira nós a viveremos.

Benjamin Disraeli, escritor britânico, dizia: "a vida é muito curta para ser pequena." Em outras palavras, a vida já é muito curta para vivermos de maneira superficial, banal e sem sentido.

Uma das maneiras de vivermos uma vida com sentido é por meio de nossa profissão, uma vez que pelo exercício de nossa profissão podemos vivenciar, experienciar, curtir e desfrutar de momentos bons e maus.

Pode até parecer estranho, mas maus momentos são também essenciais em nossa vida porque através deles podemos nos desenvolver, crescer e amadurecer. Segundo o Dalai Lama, o período de maior ganho em conhecimento e experiência é o período mais difícil da vida de uma pessoa.

O filósofo Nietzsche completa: "considerar o sofrimento como algum mal a ser abolido é o cúmulo da idiotice."

Nossa profissão nos permite viver nossa trajetória, caminho e vida com sentido, pois, se tivermos consciência de nosso papel na sociedade, se tivermos a clareza de nossa importância e de o quanto nossa profissão faz a diferença na vida das pessoas, seremos profissionais realizados.

Nossa profissão, a Educação Física, é essencial na sociedade porque por meio dela podemos cuidar, transformar e fazer a diferença na vida de outros indivíduos.

Quando se têm a consciência e a certeza de que a atuação profissional leva outras pessoas a serem felizes, a capacitação, a preparação, os estudos e a busca diária pelo desenvolvimento tornam-se parte integrante da vida, afinal encontrou-se o sentido da própria vida, e a pessoa se sente realizada com o que faz, não consegue se imaginar fazendo outra coisa, sabe que a vida de outras pessoas pode ser melhorada por sua contribuição e, por isso, ela busca a cada dia se empenhar e se dedicar ainda mais.

Dentre as áreas em que o profissional de Educação Física pode atuar, uma em especial carece de profissionais capacitados e preparados. Apesar de a Educação Física ser uma área da saúde, a prescrição do treinamento físico para grupos especiais, ou seja, para pessoas com hipertensão arterial, doença arterial coronariana (DAC), doença arterial periférica, acidente vascular encefálico (AVE), doença pulmonar obstrutiva crônica (DPOC), fibromialgia, câncer, síndrome da imunodeficiência adquirida (AIDS), insuficiência renal, obesidade, diabetes, dislipidemia, síndrome metabólica, gestantes e idosos, muitas vezes é feita de maneira superficial, banal e simplista.

Prescrito de modo criterioso, planejado e científico, o treinamento físico promove adaptações fisiológicas, como aumento do débito cardíaco máximo, da fração de ejeção, do volume sistólico máximo e do $VO_{2máx}$ (Cassidy et al., 2016; Molmen-Hansen et al., 2012).

Kodama et al. (2009) mostraram que o aumento de 1 MET no $VO_{2máx}$ foi associado à redução de 13% no risco de morte por qualquer causa e de 15% no risco de morte por doenças cardiovasculares.

CAPÍTULO 1 – NOVO MERCADO E NOVAS DEMANDAS DE CONHECIMENTO **3**

O treinamento físico também promove aumento da massa muscular e da força muscular (Brooks et al., 2006; Croymans et al., 2013). É importante salientar que a diminuição da massa muscular e da força muscular em razão do processo de senescência (envelhecimento) está diretamente relacionada com o aumento do risco de obesidade, diabetes, hipertensão arterial, dislipidemia e infarto agudo do miocárdio (Nair, 2005).

Volaklis et al. (2015) verificaram forte associação entre o nível da força muscular e a diminuição da mortalidade em pessoas com doença cardiovascular, doença arterial periférica, insuficiência renal e DPOC.

Adaptações fisiológicas como a melhora do perfil lipídico (redução do LDL-colesterol e dos triglicerídeos e aumento do HDL-colesterol) (Paoli et al., 2013), aumento da função vascular (Ramos et al., 2015), biogênese mitocondrial (Tjønna et al., 2008), aumento da sensibilidade à insulina, controle glicêmico (Mitranun et al., 2014) e redução da gordura abdominal (Dutra, 1998) representam também adaptações essenciais decorrentes do treinamento prescrito de maneira planejada e estruturada.

O trabalho com a população que apresenta condições especiais de saúde (doenças cardiovasculares, metabólicas e cerebrovasculares) permite ao profissional se diferenciar no mercado de trabalho, pois, apesar da demanda crescente nessa área, poucos profissionais estão realmente preparados para entender, se dedicar e se comprometer com as condições clínicas e funcionais dessas pessoas.

O fato de o profissional precisar se preparar, entender e dedicar-se para atender essa população não significa que ele deva ter apenas conhecimento técnico e prático sobre a fisiopatologia das doenças, os medicamentos, os riscos cardiovasculares e as alterações e adaptações fisiológicas do treinamento aeróbico e de musculação. Acima de tudo é necessário ter competência técnica, além de competência comportamental.

A competência comportamental é conquistada a partir do autoconhecimento, um caminho que proporciona a compreensão e o domínio das próprias habilidades, capacidades, oportunidades de desenvolvimento e potencialidades.

As competências técnicas e comportamentais facilitam muito a intervenção no dia a dia, tornando possível atender os desejos, as expectativas e as necessidades das pessoas. Se por um lado o profissional se sentirá realizado por transformar a vida das pessoas que necessitam de cuidados especiais (grupos especiais), por outro o cliente/paciente se sentirá satisfeito por viver uma vida plena, longe dos fatores de risco que o levariam a apresentar alguma doença.

Diante disso, surge uma questão importante: o que o profissional de Educação Física precisa saber e adquirir como competência(s), além das competências técnicas, para trabalhar com a população que precisa de cuidados especiais? Bastam o conhecimento e as habilidades específicas adquiridas em sua especialidade? O que mais o profissional de Educação Física pode buscar e usar para que os grupos que apresentam condições especiais de saúde percebam o diferencial dos serviços prestados e constatem que o trabalho é diferenciado?

Dutra (1998) e Pereira (2007) apontam que o desenvolvimento de competências como capacidades relacionais, comunicação, autoconhecimento, relacionamento social e competência emocional favorece a realização profissional e pessoal em qualquer área de atuação.

As capacidades relacionais dizem respeito à capacidade de interagir com as pessoas. A execução do serviço em si representa muito pouco do sucesso de um programa de treinamento físico que leve à transformação da vida. A profissão exercida e vivida plenamente pelo profissional facilita uma maior interação com os clientes, tanto do ponto de vista profissional como pessoal, pois a confiança depositada no serviço é tão grande que a interação das partes se dá de maneira fluida e prazerosa.

A abertura ao diálogo torna possível que ambos, profissional e cliente, saibam o que cada um pensa, fortalecendo o significado de estarem juntos naquela relação. Trata-se de um relacionamento fundamentado em questões comportamentais tanto do profissional como da clientela.

Por isso, é de extrema importância que os profissionais de Educação Física dispostos a atender principalmente pessoas com alguma condição especial de saúde se prepare e conheça mais sobre as áreas do comportamento humano. Assim, o profissional será capaz de perceber mais facilmente a relevância das interações interpessoais, até mesmo para articular e garantir a aderência desse público aos programas de treinamento físico, tornando esse processo um hábito, além de se abastecer de ferramentas e outros mecanismos que envolvam a relação interpessoal para incentivar as pessoas e demonstrar que o investimento no serviço prestado é válido e faz sentido.

A comunicação está relacionada com o modo como transmitimos as informações às pessoas e não com o que sabemos sobre um assunto (Weingerb & Gould, 2008). Encontram-se disponíveis poucas análises a respeito dessa competência com relação ao público-alvo discutido nesta obra. Como dizem, "a comunicação é a alma do negócio", e a efetividade desse processo revela o sucesso ou o fracasso dos profissionais envolvidos. Podemos nos comunicar com nossa clientela e com o mundo de maneira interpessoal e intrapessoal. Um aspecto essencial da comunicação interpessoal é que podemos nos comunicar de maneira não verbal, ou seja, nossos gestos, a maneira de nos movimentarmos, de olharmos, o modo de nos vestirmos e a postura profissional adotada enviam muitas informações ao ambiente e revelam nosso comportamento. Na maior parte do tempo a comunicação não verbal não se encontra em um nível consciente, ou seja, nossos sentimentos e atitudes inconscientes são facilmente percebidos.

As pessoas que apresentam qualquer problema de saúde que necessite dos cuidados de profissionais da Educação Física não percebem ou não têm seus sentidos despertados para a entrega aos cuidados e serviços profissionais. Aqui reside uma oportunidade de ouro para que a área de exercícios físicos voltados para a saúde seja considerada essencial. Para isso, porém, é necessário que os profissionais expressem uma postura adequada para atender essa clientela, tomando cuidado com as mensagens enviadas a partir de seu comportamento. Quanto a esse aspecto, vale destacar também a importância da identidade e da imagem que o profissional de Educação Física passa e quer transmitir à sociedade. A imagem profissional e a conduta desempenhada devem refletir a intenção do profissional com relação ao tipo de prestação de serviço. Com isso, é bem provável que o segmento de mercado de prestação de serviço para o tratamento de pessoas com doenças se torne valioso.

O autoconhecimento é o caminho para que o profissional de Educação Física reconheça sua função e exerça seu papel com a maior potência possível. Sob uma análise etimológica, a palavra autoconhecimento se divide em "auto" (do grego *autós*, que significa "a si mesmo") e "conhecimento" (do latim *sapere*, que significa conhecer, saber, e do grego *gnosis*, que significa entendimento e razão). O autoconhecimento é um processo em constante mudança. Devemos sempre prestar muita atenção em todas as nossas ações, em nossos gestos, em nossa postura em cada lugar que frequentamos, nos nossos sonhos, nas coisas que nos despertam os mais diversos desejos e sensações, ou seja, uma análise de nossas características, levando-nos a refletir sobre o que fazemos e por que fazemos o que fazemos.

O profissional que se conhece, ou seja, que desenvolve o autoconhecimento, buscará cada vez mais realizar aquilo com que sonha, propiciando que suas ações em direção a essas mudanças (sonho de vida, por exemplo) se tornem palpáveis/reais. Esse desenvolvimento possibilita que ambos, profissionais e clientes, identifiquem as potencialidades e invistam energia naquilo que realmente se propõem a fazer. Ao mesmo tempo, tornam-se capazes de identificar o que há para melhorar, independentemente do que seja. Não há fórmula mágica ou perfeita, mas ninguém, com seu esforço pessoal e desempenhando plenamente seu papel, encontrará obstáculos que impeçam sua chegada ao objetivo final. A conquista dos objetivos pode ser chamada de sucesso.

O autoconhecimento tem estreita relação com a capacidade de mudança do ser humano. E para que a mudança seja positiva e mais significativa, Cortella (2012) cita que é necessário ter humildade, pois não sabemos e nunca saberemos de tudo. Humildade significa humanos com as mesmas possibilidades de ação e o mesmo nível de dignidade para realizar algo. Então, é essencial que aprendam conosco, mas também podemos aprender e nos desenvolver ainda mais com a presença e a convivência com o outro. No caso da Educação Física, o saber prático adquirido, seja com outros colegas de profissão, seja com os clientes, abrirá um leque de possibilidades para uma intervenção com sentido e propósitos verdadeiros.

Segundo Flávio Gikovate, um grande escritor brasileiro e psiquiatra, o autoconhecimento promove o fortalecimento da razão do ser humano, sendo, portanto, o conhecimento melhor sobre si um esforço essencial a ser realizado, e propicia um sentimento de mais segurança, confiança e firmeza na manutenção da determinação e da disciplina quanto ao que queremos fazer e aonde desejamos chegar. É com a reflexão sobre nosso papel no mundo que seremos livres para transcendermos a realidade e proparmos novas maneiras de ajudar mais e mais pessoas. Sem dúvida, com essas propostas o profissional de Educação Física, além de cuidar da saúde da população, transformará positivamente vidas, contribuindo para que muitos clientes realizem seus sonhos e vivam uma vida que vale a pena ser vivida.

A competência do relacionamento social abrange o ser político, que Aristóteles há muito tempo nos deixou como legado de sua existência. O ser político deve ser aqui entendido como aquele que participa ativamente da vida coletiva, tanto na família como no trabalho, em seu meio social e até mesmo quando está sozinho.

O profissional de Educação Física está inserido em uma sociedade que demanda melhorias nas condições de saúde e na qualidade de vida da população. Por isso, é extremamente importante que ele identifique com clareza seu meio social para que possa proporcionar o melhor atendimento às diferentes clientelas.

Além dessa relação social imanente à vida humana, é possível expandir as possibilidades de atuação profissional, principalmente quando os profissionais de Educação Física mantêm um bom relacionamento social com entidades e pessoas de várias instâncias. Um bom exemplo disso é a relação com os laboratórios de exames e os consultórios de outros profissionais da saúde, para indicar aos clientes locais confiáveis para a realização de análises de sangue ou outros serviços que fujam de sua especialidade. Isso permitirá que as pessoas que recebam pouca atenção da rede básica de saúde e não tenham acesso a esses serviços encontrem facilidade de acesso aos tratamentos ou aos programas de exercício físico.

Outra alternativa é sua associação a profissionais da Nutrição, da Fisioterapia e até mesmo médicos, de modo a aumentar a possibilidade de atendimentos em grupos que beneficiem mais pessoas. Em síntese, a criação de laços com outras pessoas e profissionais tornará o atendimento mais holístico e humanizado.

A competência emocional engloba a capacidade de lidar com diversas situações e controlar as emoções, os sentimentos e os desejos presentes em todos os momentos da vida pessoal e profissional. É preciso ter em mente que compreender, expressar, controlar, perceber e regular as emoções perante a conduta no exercício físico para a população com risco de doenças é o que potencializará a inteligência do negócio. Um profissional inteligente certamente oferecerá um serviço de qualidade às pessoas, o qual será divulgado sem esforço adicional. Além disso, o controle emocional permite ao profissional identificar as barreiras, os bloqueios e as dificuldades das pessoas para promover mudanças de um estilo de vida repleto de problemas e sem propósitos para uma vida cheia de vitalidade e que vale a pena ser vivida em sua totalidade.

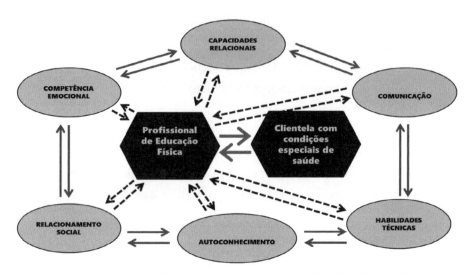

Figura 1.1 Esquema ilustrativo da relação entre as competências, o profissional de Educação Física e a clientela.

A Figura 1.1 mostra a inter-relação das competências e habilidades descritas com o profissional de Educação Física. A busca será sempre pela harmonia de todos os componentes em que estamos inseridos (competências), e qualquer percurso não executado de maneira plena, ou em caso de falhas nas interações dos processos, afetará a conduta dos profissionais diante dos clientes.

Diante dessas possibilidades, ressalta-se a grande importância da atuação do profissional de Educação Física com essa população que compõe um nicho de mercado muito pouco explorado.

As pessoas que apresentam condições especiais de saúde precisam de muita atenção, e o profissional de Educação Física pode contribuir positivamente não apenas por meio de aspectos objetivos, como parâmetros clínicos e funcionais para melhora da saúde, mas também dos aspectos subjetivos, ajudando-as a se conhecer melhor e a encontrar o verdadeiro sentido de suas vidas. Essa área de atuação representa um mercado com inúmeras evidências positivas quando o exercício físico é prescrito de maneira criteriosa, porém é exigido um novo perfil, de acordo com o qual o profissional deverá entender, criar possibilidades, cuidar e transformar as vidas das pessoas.

Este livro foi concebido para contribuir com os profissionais de Educação Física de modo a ajudá-los a atuar e intervir de maneira criteriosa, especializada, planejada e totalmente diferenciada.

Referências

Brooks N et al. Strength training improves muscle quality and insulin sensitivity in Hispanic older adults with type 2 diabetes. Int J Med Sci 2006 Dec 18; 4(1):19-27.

Cassidy S et al. High intensity intermittent exercise improves cardiac structure and function and reduces liver fat in patients with type 2 diabetes: a randomised controlled trial. Diabetologia 2016 Jan; 59(1):56-66.

Cortella MS. Qual é a sua obra? Inquietações propositivas sobre gestão, liderança e ética. 18. ed. Petrópolis – Rio de Janeiro: Vozes, 2012.

Croymans DM et al. Resistance training improves indices of muscle insulin sensitivity and β-cell function in overweight/obese, sedentary young men. J Appl Physiol (1985) 2013 Nov 1; 115(9):1245-53.

Dutra JS. Administração de carreiras: uma proposta para repensar a administração de pessoas. São Paulo: Atlas, 1998.

Kodama S et al. Cardiorespiratory fitness as a quantitative predictor of all-cause mortality and cardiovascular events in healthy men and women: a meta-analysis. JAMA 2009 May 20; 301(19):2024-35.

Mavros Y et al. Changes in insulin resistance and HbA1c are related to exercise-mediated changes in body composition in older adults with type 2 diabetes: interim outcomes from the GREAT2DO trial. Diabetes Care 2013 Aug; 36(8):2372-9.

Mitranun W et al. Continuous vs interval training on glycemic control and macro- and microvascular reactivity in type 2 diabetic patients. Scand J Med Sci Sports 2014 Apr; 24(2):e69-76.

Molmen-Hansen HE et al. Aerobic interval training reduces blood pressure and improves myocardial function in hypertensive patients. Eur J Prev Cardiol 2012 Apr; 19(2):151-60.

Nair KS. Aging muscle. Am J Clin Nutr 2005 May; 81(5):953-63.

Paoli A et al. Effects of high-intensity circuit training, low-intensity circuit training and endurance training on blood pressure and lipoproteins in middle-aged overweight men. Lipids Health Dis 2013 Sep 3; 12:131.

Pereira MC. Fatores facilitadores e limitantes da inserção no mercado de trabalho: um estudo comparativo envolvendo profissionais e alunos de graduação de Belo Horizonte. Dissertação (Mestrado em Administração) – Faculdade de Ciências Empresariais da Universidade FUMEC, Belo Horizonte, 2007.

Ramos JS et al. The impact of high-intensity interval training versus moderate-intensity continuous training on vascular function: a systematic review and meta-analysis. Sports Med 2015 May; 45(5):679-92.

Tjønna AE et al. Aerobic interval training versus continuous moderate exercise as a treatment for the metabolic syndrome: a pilot study. Circulation 2008 Jul 22; 118(4):346-54.

Volaklis KA et al. Muscular strength as a strong predictor of mortality: a narrative review. Eur J Intern Med 2015 Jun; 26(5):303-10.

Weingerb RS, Gould D. Fundamentos da psicologia do esporte e do exercício. 4. ed. Porto Alegre: Artmed, 2008.

Capítulo 2

PROTOCOLOS DE AVALIAÇÕES FÍSICAS E FUNCIONAIS

Mauro Lúcio Mazini Filho
Rafael Pedroza Savoia
Gabriela Rezende de Oliveira Venturini

Introdução

Quando se faz menção à prática de exercícios físicos, vários questionamentos surgem ou pelo menos deveriam surgir com intuito de reflexão em prol de uma qualidade em um atendimento com foco na saúde e na qualidade de vida. Dentre estes, podemos destacar algumas perguntas básicas, como:

- Houve liberação médica?
- O cliente/paciente fez avaliações iniciais que contemplaram exames físicos, fisiológicos e funcionais antes do início do programa de exercício?
- O cliente/paciente está realizando a atividade com profissional formado e capacitado?
- Qual o objetivo ao praticar a atividade física?
- As academias, clínicas, clubes ou espaços que ele frequenta são devidamente liberados para a realização dessas práticas?

De modo a entender um pouco mais sobre o assunto, e com vistas à apresentação de alguns procedimentos iniciais importantes para realização da práti-

12 Capítulo 2 – Protocolos de Avaliações Físicas e Funcionais

ca sistematizada de exercício físico, este capítulo tentará esclarecer e apresentar, de maneira clara e objetiva, ferramentas para facilitar a vida do profissional de Educação Física que atua em academias, clubes, estúdios e clínicas, entre outros.

É importante discorrer um pouco sobre os profissionais da área da saúde devidamente reconhecidos pelo Conselho Nacional de Saúde, cuja resolução 218, de 6 de março de 1997, reconhece a Educação Física como área da saúde. Nesse contexto, ao estar legalmente habilitado para exercer tal função, o profissional de Educação Física deve trabalhar de maneira consciente na avaliação e prescrição do exercício físico com vistas à melhoria da saúde e da qualidade de vida de pessoas saudáveis e dos grupos especiais, foco deste livro. A interdisciplinaridade do trabalho do profissional de Educação Física com o de médicos, nutricionistas, fisioterapeutas e enfermeiros, entre outros profissionais da saúde, tende a agregar ainda mais aos procedimentos realizados e oferecer maior qualidade às atividades realizadas.

Assim, recomendamos, em um primeiro momento, uma consulta ao médico responsável, que irá realizar os procedimentos clínicos e laboratoriais com solicitações de exames específicos e a partir daí liberar o cliente/paciente para a prática do exercício físico, oferecendo um atestado médico que o libere para essas atividades. Posteriormente, o aluno deve procurar um local para realização dos exercícios, onde será efetuada uma avaliação física, postural e nutricional pelos profissionais de Educação Física, Fisioterapia e Nutrição, respectivamente, para a definição de prescrições seguras e eficazes.

Além disso, serão importantes reavaliações em períodos específicos para acompanhamento das possíveis evoluções do quadro físico e controle da patologia do cliente/paciente, as quais deverão ser encaminhadas ao médico assistente de modo a associar o trabalho deste ao do profissional de Educação Física, favorecendo a interdisciplinaridade e possibilitando melhorias contínuas na saúde dos clientes/pacientes.

Anamnese

Para a anamnese deve estar disponível um local específico, como uma sala própria para avaliação física. Nessa sala devem permanecer apenas o avaliador e o avaliado, evitando, assim, situações constrangedoras. Estagiários deverão participar apenas se houver acordo entre as partes.

Um fator importante para o sucesso dessa etapa é a experiência do avaliador, que deve saber conduzir a entrevista de modo que o cliente reflita e responda de maneira clara e objetiva, não escondendo nenhum problema que possa ser agravado pela prática da atividade física. Outro ponto, não menos importante, refere-se ao tempo disponível para a realização desse procedimento, uma vez que a pressa pode atrapalhar o primeiro contato entre o profissional e o cliente, bem como para as possíveis respostas que se façam necessárias para uma melhor prescrição do exercício físico.

Nessa etapa, algumas técnicas podem se diferenciar de acordo com o protocolo utilizado ou com a maneira com que o profissional costuma conduzir sua entrevista. No *interrogatório cruzado*, por exemplo, o avaliador questiona todo o tempo, visando à identificação exata das referências investigadas. Na *técnica da escuta*, o cliente relata seus problemas ao profissional, que escuta mais do que investiga. Ambas as técnicas se complementam e sua aplicação pode variar de acordo com o perfil do cliente (Novaes, Mansur & Nunes, 2011).

As fichas de anamnese devem contemplar, basicamente, os objetivos, a história de doença atual, a história patológica pregressa, a história patológica familiar e a história fisiológica, que pode relacionar o presente com o passado atlético dos avaliados, dentre outros.

Apresentaremos, a seguir, uma série de fichas avaliativas que buscam verificar o *status* de saúde, a qualidade de vida e a condição física dos clientes/pacientes, além do questionário PAR-Q, que deve ser aplicado antes do início de qualquer protocolo de atividade física. A anamnese é o momento ideal para essa aplicação. De origem canadense, esse questionário tem relação direta com problemas cardiovasculares e osteomioarticulares e é composto de sete perguntas objetivas, as quais o avaliado deve responder com sim ou não – qualquer resposta *sim* implica o retorno ao médico, caso o avaliado ainda não tenha trazido o atestado liberatório.

A Tabela 2.1 mostra um exemplo básico de ficha de anamnese (ACSM, 2006). Vale ressaltar que inúmeras outras tabelas podem ser apresentadas de acordo com as necessidades de diagnóstico.

14 Capítulo 2 – Protocolos de Avaliações Físicas e Funcionais

Tabela 2.1 Anamnese

Dados pessoais
Histórico familiar
Objetivos, experiências, preferências e tempo disponível para a prática do exercício físico
Diagnósticos clínicos
Exames físicos e clínicos anteriores
Qualidade do sono
Histórico de sintomas
Enfermidades recentes
Problemas ortopédicos
Cirurgias
Uso de medicamentos
Alergias
Outros hábitos, como atividade física, profissão, dieta, consumo de álcool, fumo, sono

Fonte: ACSM (2000).

A Tabela 2.2 mostra o questionário PAR-Q, diretamente relacionado com a liberação médica para a prática de atividade física.

Tabela 2.2 PAR-Q

Nº	QUESTÃO	RESPOSTA
1	Seu médico já mencionou alguma vez que você tem um problema do coração e recomendou que só fizesse atividade física sob supervisão médica?	☐ SIM ☐ NÃO
2	Você sente dor no tórax quando realiza atividade física?	☐ SIM ☐ NÃO
3	Você sentiu dor no tórax quando estava realizando atividade física no último mês?	☐ SIM ☐ NÃO
4	Você já perdeu o equilíbrio por causa de tontura ou perdeu a consciência?	☐ SIM ☐ NÃO
5	Você tem algum problema ósseo ou articular que poderia ser agravado com a prática de atividade física?	☐ SIM ☐ NÃO
6	Seu médico está prescrevendo medicamentos para sua pressão arterial ou coração?	☐ SIM ☐ NÃO
7	Você conhece alguma outra razão pela qual você não deveria praticar atividade física?	☐ SIM ☐ NÃO

Fonte: Chisholm et al. (1975).

Outro exemplo de questionário para avaliação da saúde é apresentado a seguir e consiste em um bom parâmetro para ser inserido na anamnese:

1. Você fuma? Quanto?
2. O seu médico já disse que sua pressão arterial era muito alta ou baixa?
3. Você (ou um membro da família) já foi informado de que tem diabetes?
4. Você tem algum dos problemas cardiovasculares conhecidos (ECG anormal, ataque cardíaco prévio, aterosclerose etc.)? Nesse caso, o quê?
5. Seu médico já disse que o nível do seu colesterol era alto?
6. Você está com sobrepeso? Quanto?
7. Você tem quaisquer lesões ou problemas ortopédicos (bursites, dores nos joelhos, dores nas costas etc.)?
8. Você está tomando algum medicamento prescrito ou suplementos dietéticos?
9. Você está grávida ou em pós-parto há pelo menos 6 semanas?
10. Qual a data do último exame físico?
11. Você tem alguma outra condição médica ou problemas não previamente mencionados?
12. Você está atualmente envolvido(a) em um programa de exercício regular?
13. Quais são seus objetivos com este programa?

ECG: eletrocardiograma.
Fonte: ACSM (2006).

Quando o objetivo é avaliar o estilo de vida, podemos sugerir alguns questionários específicos, como o IPAQ, versão longa ou curta, dentre outros. A seguir, serão apresentados alguns desses questionários, que serão úteis para nortear possíveis investigações com os clientes que irão se submeter à prática do exercício físico:

QUESTIONÁRIO INTERNACIONAL DE ATIVIDADE FÍSICA VERSÃO CURTA – (IPAQ)
Nome: _____
Data: _____/_____/_____ Idade : _____ Sexo: F ( ) M ( )
As perguntas estão relacionadas com o tempo que você gastou fazendo atividade física na ÚLTIMA semana. As perguntas incluem as atividades que você executa no trabalho, para ir de um lugar a outro, por lazer, por esporte, por exercício, ou como parte das suas atividades em casa ou no jardim. Por favor, responda cada questão, mesmo que considere que não seja ativo.

16 Capítulo 2 – Protocolos de Avaliações Físicas e Funcionais

Para responder as questões, lembre-se que:

- Atividades físicas **VIGOROSAS** são aquelas que precisam de um grande esforço físico e que o fazem respirar MUITO mais forte que o normal.

- Atividades físicas **MODERADAS** são aquelas que precisam de algum esforço físico e que o fazem respirar UM POUCO mais forte que o normal.

Para responder as perguntas, pense somente nas atividades que você realiza por pelo menos 10 minutos contínuos de cada vez:
1a – Em quantos dias da última semana você caminhou por pelo menos 10 minutos contínuos em casa ou no trabalho, como forma de transporte para ir de um lugar a outro, por lazer, por prazer ou como forma de exercício?
_____dias por SEMANA ( ) Nenhum
1b – Nos dias em que você caminhou por pelo menos 10 minutos contínuos, quanto tempo você gastou, no total, caminhando por dia?
_____horas _____ minutos
2a – Em quantos dias da última semana você realizou atividades MODERADAS por pelo menos 10 minutos contínuos, como, por exemplo, pedalar levemente na bicicleta, nadar, dançar, fazer ginástica aeróbica leve, jogar vôlei recreativo, carregar pesos leves, fazer serviços domésticos em casa, no quintal ou no jardim, como varrer, aspirar, cuidar do jardim, ou qualquer atividade que fez aumentar moderadamente sua respiração ou batimentos do coração? (POR FAVOR, NÃO INCLUA CAMINHADA)
_____dias por SEMANA ( ) Nenhum
2b – Nos dias em que você fez essas atividades moderadas por pelo menos 10 minutos contínuos, quanto tempo no total você gastou fazendo essas atividades por dia?
_____horas _____ minutos
3a – Em quantos dias da última semana você realizou atividades VIGOROSAS por pelo menos 10 minutos contínuos, como, por exemplo, correr, fazer ginástica aeróbica, jogar futebol, pedalar rápido na bicicleta, jogar basquete, fazer serviços domésticos pesados em casa, no quintal ou cavoucar no jardim, carregar pesos elevados ou qualquer atividade que fez aumentar MUITO sua respiração ou batimentos do coração?
_____dias por SEMANA ( ) Nenhum
3b – Nos dias em que você fez essas atividades vigorosas por pelo menos 10 minutos contínuos, quanto tempo no total você gastou fazendo essas atividades por dia?
_____horas _____ minutos

Fonte: Matsudo et al. (2001).

Outro exemplo de questionário que pode ser útil para avaliação do estilo de vida relacionado com o exercício físico pode contemplar as seguintes questões:

Você se exercita vigorosamente de maneira regular?

( ) SIM   ( ) NÃO

Quais atividades você pratica regularmente?

Se você caminha, trota ou corre, qual o número de quilômetros que percorre em cada treino?

Quantos minutos duram, em média, suas sessões de treino?

Qual a frequência semanal de seus treinos?

Sua ocupação é:

( ) inativa (p. ex., trabalho em escritório);

( ) atividade leve (p. ex., atividades docentes teóricas) ou

( ) atividade pesada (p. ex., deslocamentos)

Marque as atividades de sua preferência em um programa regular de exercícios:

( ) Caminhada, trote ou corrida	( ) Basquetebol
( ) Ciclismo	( ) Natação
( ) Bicicleta estacionária	( ) Voleibol
( ) Musculação	( ) Futebol
( ) Ginástica de academia	( ) Tênis
( ) Hidroginástica	( ) Outras (especifique)

Existem também questionários que avaliam a qualidade de vida, como os tradicionais SF36, WHOQOL, *Quality of Life Scale* (QOLS), dentre outros, os quais investigam inúmeras variáveis presentes na vida dos clientes e relacionam as respostas com as pontuações padronizadas e classificam o grau de qualidade de vida. Esses questionários funcionam como ótimos parâmetros para avaliação da qualidade de vida, a partir dos quais intervenções podem ser recomendadas de acordo com os resultados apresentados nas variáveis que necessitam de modificações, visando a alterações positivas mediante a adoção de um estilo de vida saudável que favoreça os aspectos biológicos, psicológicos e sociais.

Inúmeras são as possibilidades de adoção dos muitos questionários disponíveis. Os estabelecimentos e seus profissionais devem ter em mãos essas ferramentas para padronizar e saber utilizá-las de acordo com os objetivos do público-alvo.

Instrumentos de avaliação

Muitos instrumentos são necessários para uma avaliação física completa. Dentre eles, podemos citar as balanças, para avaliação da massa corporal; o estadiômetro, para verificação da estatura; os adipômetros e as bioimpedâncias, que servem para avaliação da composição corporal; as trenas antropométricas, úteis para avaliação dos perímetros corporais; os paquímetros, para verificação dos diâmetros ósseos; o esfigmomanômetro e o estetoscópio, para avaliação da pressão arterial; os goniômetros, flexímetros, bancos específicos (banco de Wells) e imagens/escores (FLEXITESTE), que são ótimas ferramentas para avaliação da flexibilidade; os frequencímetros, para verificação da frequência cardíaca; os ergoespirômetros de análise de gases, para mensuração do $VO_{2máx}$; esteiras rolantes, bicicletas e bancos, para realização de testes aeróbicos para verificação da capacidade aeróbica; barras, anilhas, halteres e aparelhos de musculação, para realização dos testes de carga máxima ou submáxima, dentre outros.

Exames como radiografias, ressonâncias, ultrassonografias e exames de sangue específicos, dentre outros, são muito importantes para avaliação e prescrição mais segura e eficiente do programa de exercícios. Outros, todavia, poderão ser solicitados de acordo com a patologia apresentada pelo cliente/paciente, antes de se iniciar um protocolo de treinamento.

Parâmetros fisiológicos de controle de intensidade

Alguns parâmetros são muito utilizados para controle eficiente e seguro da intensidade nos exercícios físicos. Dentre os clássicos, podem ser listados a frequência cardíaca, a pressão arterial, o duplo produto, o teste de 1RM, os testes de carga com repetições estipuladas (p. ex., 10RM, 12 a 15RM, dentre outros), o eletrocardiograma (ECG) de repouso e as percepções subjetivas de esforço (PSE) com escalas específicas de Borg (aeróbicas – Tabela 2.3) – de 6 a 20 em sua apresentação original e de 0 a 10 na adaptada; de OMNI-RES (resistido) com valores de 0 a 10 (com diferença por se apresentar de forma ilustrada – Figura 2.1); e a escala de faces (Figura 2.2), que relaciona as faces com a intensidade do esforço com o objetivo de facilitar o entendimento de pessoas menos instruídas quanto a sua interpretação.

Essas ferramentas de controle de intensidade de esforço podem e devem ser utilizadas antes, durante e após a prática do exercício físico com intuito de controlar essa variável do treinamento com a finalidade de atender aos objetivos da prescrição do exercício, respeitando o nível de condicionamento individual, bem como a patologia apresentada pelo cliente.

Nesse contexto, verificamos o quão importante é uma anamnese bem-feita, da qual podemos extrair todos os dados referentes à patologia existente para a aplicação de um programa de treinamento específico com o devido controle do volume/intensidade, além de traçar a progressão do exercício e sua interrupção quando necessária.

A seguir, apresentamos algumas escalas subjetivas de esforço que servem como parâmetros para avaliação da intensidade, conforme mencionado anteriormente. Elas devem ser apresentadas aos clientes, que deverão passar por um processo de familiarização para seu devido entendimento quanto às interpretações do exercício, e têm como objetivo relacionar os números ou imagens às sensações de esforço percebido para que as atividades tenham sua intensidade aumentada ou diminuída ou para interrupção da atividade. Essas escalas têm estreita relação com outros parâmetros, como verificamos em algumas investigações, justificando sua utilização por conter números e imagens que facilitam o entendimento dos clientes. Todavia, cabe ressaltar que, como qualquer instrumento, não são totalmente precisas e apresentam limitações.

Tabela 2.3 Escala de Borg (aeróbica)

Escala de Borg original		Escala de Borg adaptada	
6		0	Nada
7	Muito, muito leve	0,5	Muito, muito fraco
8		1	Muito fraco
9	Muito leve	2	Fraco
10		3	Moderado
11	Ligeiramente leve	4	Um pouco forte
12		5	Forte
13	Um pouco difícil	6	
14		7	
15	Difícil	8	Muito forte
16		9	
17	Muito difícil	10	Muito, muito forte
18			
19	Muito, muito difícil		
20		* máximo absoluto	

Fonte: Borg (1974).

Frequência cardíaca, VO_2 máximo e pressão arterial

Como salientado previamente, a frequência cardíaca, o $VO_{2máx}$ e a pressão arterial também são ótimos indicadores para controle da intensidade do esforço em pessoas saudáveis ou nas consideradas como grupos especiais, ou seja,

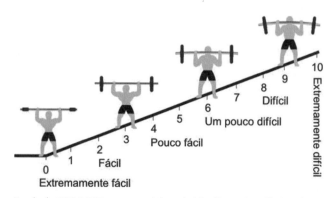

Figura 2.1 Escala de OMNI-RES para exercício resistido. (Fonte: Lagally & Robertson, 2006.)

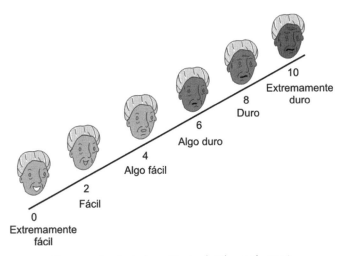

Figura 2.2 Escala de faces. (Fonte: da Silva et al., 2013.)

as que apresentam alguma patologia. Sob essa perspectiva, inúmeras fórmulas para controle da zona de treinamento por meio da frequência cardíaca são apresentadas na literatura para públicos e idades específicos. Todas apresentam limitações e erros de estimativas e não substituem o teste máximo, mas auxiliam a prescrição do exercício submáximo.

Na Tabela 2.4 apresentamos algumas fórmulas clássicas e suas respectivas referências. Vale ressaltar que inúmeras outras podem ser aplicadas de acordo com suas especificidades.

Tabela 2.4 Fórmulas de frequência cardíaca (FC)

Fórmula	Aplicação
$FC_{máx} = 220 - (idade)$	→ para ambos os sexos
$FC_{máx} = 210 - (0,65 \times idade)$	→ para ambos os sexos
$FC_{máx} = 206 - (0,597 \times idade)$	→ para mulheres
$FC_{máx} = 205 - (0,41 \times idade)$	→ para homens sedentários
$FC_{máx} = 198 - (0,41 \times idade)$	→ para homens ativos
$FC_{máx} = 201 - (0,60 \times idade)$	→ para homens
$FC_{máx} = 192 - (0,70 \times idade)$	→ para mulheres
$FC_{máx} = 205 - (0,70 \times idade)$	→ corredores fundistas
$FC_{máx} = 217 - (0,85 \times idade)$	→ para ambos os sexos
$FC_{máx} = 208 - (0,7 \times idade)$	→ para ambos os sexos na corrida

Fontes: Karvonen, Kentala & Mustala: (1957); Jones et al. (1975); Hossack, Kusumi & Bruce (1981); Sheffield, Holt & Reeves (1965); Calvert, Bernstein & Bailey (1977); Branco, Lima & Vianna (2002); Miller et al. (1993); Tanaka et al. (2002).

22 Capítulo 2 – Protocolos de Avaliações Físicas e Funcionais

A fórmula de Karvonen de frequência cardíaca de treinamento (FCT) tem sido bastante utilizada na prescrição do exercício físico. Após ter sido encontrado o resultado da frequência cardíaca máxima ($FC_{máx}$) por meio de outra fórmula específica, relaciona-se a frequência cardíaca de repouso (FC_{rep}) com a $FC_{máx}$ para traçar a FCT.

Apresentamos, a seguir, a fórmula de Karvonen, que orienta a prescrição da atividade aeróbica de acordo com a FC de reserva (FC_{res}) e tem alta correlação com o $VO_{2máx}$:

$$\%FCT = [(FC_{máx} - FC_{res}) \times \%] + FC_{rep}$$

Buscando entender um pouco melhor o cálculo dessa fórmula, inicialmente devemos ter em mãos o resultado da FC_{rep}, que deverá ser obtido pela avaliação durante 3 dias consecutivos, preferencialmente. Ao acordar, o avaliado, sem se levantar da cama, realiza a mensuração da FC mediante palpação da artéria radial ou da carótida durante 15 segundos, logo em seguida multiplicando o valor obtido por 4, para verificar o trabalho do coração (batimentos por minuto). Tendo em mãos esse valor e o da $FC_{máx}$, encontrado em outra fórmula específica de $FC_{máx}$, o cálculo da FCT pode ser exemplificado da seguinte maneira, de acordo com os dados e objetivos apresentados:

Cálculo da frequência cardíaca de treinamento

$FC_{máx}$ = 180bpm
FC_{rep} = 60bpm
% desejado: 56%
% FC_{res} = [(180 – 60) × 0,56] + 60 = 127bpm

A $FC_{máx}$ tem alta correlação com a FC_{res}, como mostra a Tabela 2.5, que apresenta os valores específicos para cálculos básicos das prescrições.

Tabela 2.5 Correlação entre FCM e FC_{res}

$FC_{máx}$		FC_{res}
100%		100%
90%		83%
80%	VS.	70%
70%		56%
60%		42%
50%		28%

Algumas vantagens justificam a utilização da FC_{res}, como sua estreita relação com o VO_2, a melhor precisão de parâmetros de controle do treinamento e cálculos com menor estimativa de erros, dentre outras.

Entendida a forma de calcular a intensidade e como relacionar a $FC_{máx}$ utilizando os valores da FC_{res}, observemos na Tabela 2.6 a zona-alvo de treinamento.

Outro parâmetro para controle da intensidade nas corridas que não pode ser negligenciado é o *PACE*, que consiste no ritmo percorrido por quilômetro. Em pessoas mais treinadas, pode ser um ótimo parâmetro de controle de intensidade. Sua associação a outros parâmetros, como a PSE, auxilia ainda mais o controle dessa variável.

Quanto ao $VO_{2máx}$, as avaliações podem ser realizadas de maneira direta, indireta ou sem esforço, de acordo com os materiais disponíveis, os profissionais envolvidos, a precisão do teste e os objetivos específicos. Esses testes podem ser realizados em esteiras, cicloergômetros, bancos, em campo ou sem esforço, com a aplicação de fórmulas e instrumentos específicos.

Inúmeros protocolos e fórmulas específicas encontram-se disponíveis para avaliações de acordo com o público-alvo, bem como valores de referência para indivíduos atletas e *não atletas* (foco de nosso livro), que relacionam sexo e idade. Cabe frisar que algumas patologias e cirurgias cardíacas, bem como o sedentarismo, têm relação direta com a diminuição do $VO_{2máx}$.

Tabela 2.6 Zona-alvo de treinamento

Frequência Cardíaca Máxima	
100%	Zona anaeróbica
90%	Zona mista
80%	Zona aeróbica glicolítica
70%	Zona aeróbica lipolítica
60%	Zona aeróbica regenerativa
50%	

Tabela 2.7 Valores preditivos de $VO_{2máx}$ (mL . kg^{-1} . min^{-1}) para não atletas

Idade	Homens	Mulheres
10 a 19	47 a 56	38 a 46
20 a 29	43 a 52	33 a 42
30 a 39	39 a 48	30 a 38
40 a 49	36 a 44	26 a 35
50 a 59	34 a 41	24 a 33
60 a 69	31 a 38	22 a 30
70 a 79	28 a 35	20 a 27

Fonte: Wilmore & Costill (1994).

Na Tabela 2.7 encontram-se os valores de $VO_{2máx}$ para não atletas, relacionando idade e sexo.

A Tabela 2.8 apresenta fórmulas específicas para o cálculo do $VO_{2máx}$.

Ao avaliarmos pessoas por meio do teste sem esforço, em razão da impossibilidade de implementação dos testes diretos ou indiretos, devemos entender que estes, como todos os outros, apresentam vantagens e desvantagens, além de limitações. Seguro e confortável, por não exigir esforço, esse teste é mais aceito por quem não gosta de praticar atividades físicas ou das avaliações em si, além de produzir resultados confiáveis para prescrição da atividade, mesmo que com maior margem de erro, quando comparado a testes físicos em situações de esforço. No entanto, não tem especificidade para nenhum movimento ou atividade a ser realizada na intervenção.

Tabela 2.8 Previsão do $VO_{2máx}$

Homem ativo: $69,7 - (0,612 \times idade)$
Homem sedentário: $57,8 - (0,445 \times idade)$
Mulher ativa: $42,9 - (0,312 \times idade)$
Mulher sedentária: $42,3 - (0,356 \times idade)$

Fonte: ACSM (1998).

Podemos utilizá-lo com base em duas fórmulas específicas, que lançam mão das seguintes variáveis: IMC e *status* de atividade física (AF) em uma delas e percentual de gordura e *status* de atividade física na outra:

Fórmulas para o cálculo do VO_2 sem esforço

Modelo do percentual de gordura (Jackson et al., 1990)
$VO_{2máx}$ (mL/kg/min) = 50,513 + (1,589 × AF) − (0,289 × idade) − (0,552 × % gordura) + (5,863 × sexo)

Modelo do IMC (Jackson et al., 1990)
$VO_{2máx}$ (mL/kg/min) = 56,363 + (1,921 × AF) − (0,381 × idade) − (0,754 × IMC) + (10,987 × sexo)

Sexo: 0 para mulheres e 1 para homens.
AF: de acordo com o protocolo.

No teste de Rockport, também conhecido como teste de 1 milha, a metodologia consiste em fazer o avaliado caminhar uma distância de 1.609,3 metros com controle da FC ao final do percurso. A equação para o cálculo do $VO_{2máx}$ é a seguinte:

$$VO_{2máx} = 132,6 - (0,17 \times PC) - (0,39 \times idade) + (6,31 \times S) - (3,27 \times T) - (0,156 \times FC)$$

Onde:
- PC = peso corporal em kg
- S = sexo (0: mulheres; 1: homens)
- T = tempo em minutos e decimais
- FC = em bpm

A classificação desse teste é apresentada de acordo com os resultados apontados na Tabela 2.9.

Como parâmetros de referência, Yazbeck & Battistella (1994), a ACSM (1980) e Cooper (1982) descrevem os valores para o nível de aptidão física em homens e mulheres apresentados nas Tabelas 2.10 e 2.11.

26 Capítulo 2 – Protocolos de Avaliações Físicas e Funcionais

Tabela 2.9 *Walk test* (tempo)

Classificação	Homens	Mulheres
Excelente	< 10:12	< 11:40
Boa	10:13 a 11:42	11:41 a 13:08
Acima da média	11:43 a 13:13	13:09 a 14:36
Abaixo da média	13:14 a 14:44	14:37 a 16:04
Fraca	14:45 a 16:23	16:05 a 17:31
Muito Fraca	> 16:24	> 17:32

Fonte: Jackson et al. (1990).

Tabela 2.10 Índices do consumo de oxigênio

População	Volume de oxigênio	
	VO$_2$ absoluto (L/min)	VO$_2$ relativo (mL/kg/min)
Cardíacos gravemente enfermos	1	16 a 18
Cardíacos moderadamente enfermos	1 a 2	18 a 22
Sedentários – baixa capacidade física	2,1 a 3,3	23 a 29
Sedentários – média capacidade física	2,1 a 3,3	30 a 39
Ativos treinados	> 3,4	> 40
Atletas de alto nível	6	80

Fonte: Yazbeck & Battistella (1994).

Cooper (1982), por sua vez, apresenta os valores listados nas Tabelas 2.12 e 2.13.

CAPÍTULO 2 – PROTOCOLOS DE AVALIAÇÕES FÍSICAS E FUNCIONAIS **27**

Tabela 2.11 Nível de aptidão física da American Heart Association (AHA) para mulheres e homens – $VO_{2máx}$ (em mL/kg/min)

Mulheres					
Idade (anos)	Muito fraca	Fraca	Regular	Boa	Excelente
20 a 29	< 24	24 a 30	31 a 37	38 a 48	> 49
30 a 39	< 20	20 a 27	28 a 33	34 a 44	> 45
40 a 49	< 17	17 a 23	24 a 30	31 a 41	> 42
50 a 59	< 15	15 a 20	21 a 27	28 a 37	> 38
60 a 69	< 13	13 a 17	18 a 23	24 a 34	> 35
Homens					
Idade (anos)	Muito fraca	Fraca	Regular	Boa	Excelente
20 a 29	< 25	25 a 33	34 a 42	43 a 52	> 53
30 a 39	< 23	23 a 30	31 a 38	39 a 48	> 49
40 a 49	< 20	20 a 26	27 a 35	36 a 44	> 45
50 a 59	< 18	18 a 24	25 a 33	34 a 42	> 43
60 a 69	< 16	16 a 22	23 a 30	31 a 40	> 41

Fonte: ACSM (1980).

Tabela 2.12 Nível de aptidão física de Cooper para mulheres – $VO_{2máx}$ (mL/kg/min)

Idade (anos)	Muito fraca	Fraca	Regular	Boa	Excelente	Superior
13 a 19	< 25,0	25,1 a 39,9	31,0 a 34,9	35,0 a 38,9	39,0 a 41,9	> 42,0
20 a 29	< 23,6	23,7 a 28,9	29,0 a 32,9	33,0 a 36,9	37,0 a 40,9	> 41,0
30 a 39	< 22,8	22,9 a 26,9	27,0 a 31,4	31,5 a 35,6	35,7 a 40,0	> 40,1
40 a 49	< 21,0	21,1 a 24,4	24,5 a 28,9	29,0 a 32,8	32,9 a 36,9	> 37,0
50 a 59	< 20,2	20,3 a 22,7	22,8 a 26,9	27,0 a 31,4	31,5 a 35,7	> 35,8
> 60	< 17,5	17,6 a 20,1	20,2 a 24,4	24,5 a 30,2	30,3 a 31,4	> 31,5

Fonte: Cooper (1982).

Tabela 2.13 Nível de aptidão física de Cooper para homens / $VO_{2máx}$ (em mL/kg/min)

Idade	Muito fraca	Fraca	Regular	Boa	Excelente	Superior
13 a 19	< 35,0	35,1 a 38,3	38,4 a 45,1	45,2 a 50,9	51,0 a 55,9	> 56,0
20 a 29	< 33,0	33,1 a 36,4	36,5 a 42,4	42,5 a 46,4	46,5 a 52,4	> 52,5
30 a 39	< 31,5	31,6 a 35,4	35,5 a 40,9	41,0 a 44,9	45,0 a 49,4	> 49,5
40 a 49	< 30,2	30,3 a 33,5	33,6 a 38,9	39,0 a 43,7	43,8 a 48,0	> 48,1
50 a 59	< 26,1	26,2 a 30,9	31,0 a 35,7	35,8 a 40,9	41,0 a 45,3	> 45,4
> 60	< 20,5	20,6 a 26,0	26,1 a 32,3	32,3 a 36,4	36,5 a 44,2	> 44,3

Fonte: Cooper (1982).

Para uma melhor prescrição do trabalho aeróbico com base nos valores do $VO_{2máx}$, fórmulas específicas são encontradas na literatura, como a fórmula para determinação da intensidade do VO_2 de trabalho, que é apresentada da seguinte maneira:

$$VO_2 t = [(VO_{2máx} - 3,5) \times \% \text{ intensidade}] + 3,5$$

Já as fórmulas específicas para caminhadas e corridas são apresentadas a seguir (ACSM, 2000):

Caminhada: $VO_2 = (0,1 \times V) + (1,8 \times V \times I) + 3,5$
Corrida: $VO_2 = (0,2 \times V) + (0,9 \times V \times I) + 3,5$

V: velocidade; I: intensidade.

Segue um exemplo de cálculo para utilização dessa fórmula em atividade de corrida, o que facilitará o entendimento e sua aplicação prática:

Indivíduo do sexo masculino
Idade: 39 anos
$VO_{2máx}$**:** 47,5mL/kg/min
Intensidade de esforço: 65%
Atividade: corrida em esteira

Calculando:

1ª etapa: cálculo de 65% de intensidade
$VO_{2máx}$ = 47,5mL/kg/min
VO_2 R65% = [(47,5 − 3,5) × 0,65] + 3,5
Resultado = 32,1mL/kg/min

2ª etapa: velocidade na esteira
32,1 = (0,2 × X) + 3,5
0,2X = 32,1 − 3,5
X = 28,6 / 0,2
Resultado = 143m/min ou 8,6km/h

Encontrados esses valores, agora é necessário associá-los ao volume de treinamento total de acordo com as periodizações planejadas.

Quando a variável hemodinâmica *pressão arterial* (PA) é utilizada para controle da intensidade do esforço do exercício, devemos ter em mente que essa PA é a força exercida pelo volume de sangue bombeado contra a parede dos vasos arteriais e pela resistência a esse fluxo sanguíneo. Os elementos responsáveis pela geração e manutenção dessa PA são a força propulsora do coração como bomba, a capacidade de dilatação elástica da artéria aorta e a resistência ao fluxo sanguíneo pelas arteríolas (Novaes, Mansur & Nunes, 2011).

A equação apresentada a seguir demonstra com mais clareza o que foi relatado anteriormente:

$$PA = DC \times RVP$$

Onde:

PA = pressão arterial.
DC = débito cardíaco.
RVP = resistência vascular periférica.

Podemos classificar a PA em dois momentos distintos, conhecidos como *sístole* e *diástole*. A sístole refere-se à pressão mais alta do coração e é representada pela contração do ventrículo esquerdo, enquanto a diástole se refere à pressão mais baixa, indicando com que facilidade o sangue flui das arteríolas para dentro dos capilares, representando o relaxamento.

Os aparelhos utilizados para mensuração indireta da PA através da artéria braquial são o estetoscópio e o esfigmomanômetro de coluna de mercúrio. O primeiro som representa a sístole o segundo, o valor da diástole. Deve-se evitar inflar demasiadamente o manguito em razão do desconforto causado no avaliado, bem como controlar a velocidade da liberação da pressão para evitar problemas nas leituras da PA.

A PA funciona como excelente parâmetro para avaliação da intensidade durante o esforço de indivíduos saudáveis ou com problemas cardiovasculares. Clientes/pacientes que usam fármacos anti-hipertensivos, como vasodilatadores, betabloqueadores, inibidores da enzima conversora da angiotensina e bloqueadores dos canais de cálcio, apresentam alterações na PA, as quais devem ser consideradas na prescrição e no controle dos exercícios.

A Tabela 2.14 apresenta a classificação da PA.

Tabela 2.14 Classificação da PA

Classificação	Pressão sistólica (mmHg)	Pressão diastólica (mmHg)
Ótima	<120	<80
Normal	<130	<85
Limítrofe*	130 a 139	85 a 89
Hipertensão estágio 1	140 a 159	90 a 99
Hipertensão estágio 2	160 a 179	100 a 109
Hipertensão estágio 3	>180	>110
Hipertensão sistólica isolada	>140	<90

Fonte: VI Diretrizes HAS (2010).

AVALIAÇÃO POSTURAL

Inicialmente, para entendermos quais são os desvios posturais, devemos conhecer o que poderia ser considerado uma postura correta. Uma boa postura é aquela em que a pessoa, em posição ortostática, utiliza pequeno esforço do sistema osteomioarticular para permanecer nessa posição, devendo estar equilibrada em força e flexibilidade.

Cada indivíduo apresenta características individuais de postura que podem vir a ser influenciadas por inúmeros fatores relacionados com o genótipo e o fenótipo. Dentre esses, os mais discutidos na literatura e observados no campo prático são:

- Anomalias congênitas e/ou adquiridas.
- Má postura em decorrência do estilo de vida (trabalho, lazer etc.).
- Obesidade.
- Alimentação inadequada.
- Atividades físicas sem orientação e/ou inadequadas.
- Distúrbios respiratórios.
- Desequilíbrios musculares.
- Frouxidão ligamentar.
- Doenças psicossomáticas.

Outras variações podem estar relacionadas diretamente com as posturas adotadas pelas pessoas. As mais conhecidas, além das mencionadas anteriormente, são:

- **Cultura:** formas de dormir, caminhar, dançar etc.
- **Percepção pessoal em relação ao mundo:** como as pessoas reagem a certas situações (timidez, confiança etc.).
- **Características anatômicas:** estrutura óssea – largura e comprimento.
- **Características fisiológicas:** relacionadas com a capacidade física (força, flexibilidade e resistência).
- **Características biomecânicas:** relacionadas com a funcionalidade dos movimentos.

Assim, a avaliação postural é importante para que possamos mensurar os desequilíbrios e adequarmos a melhor postura a cada indivíduo, possibilitando a reestruturação completa das cadeias musculares e seus pocisionamentos no movimento e/ou na estática. A partir desse procedimento estaremos, com certeza, promovendo a prevenção de muitos males inicialmente causados pela má postura, frutos de ausência de controle e informação (Verderi, 2003).

Nesse contexto, para uma avaliação postural, algumas técnicas e materiais podem ser utilizados nos clientes que serão submetidos ao programa de atividade física. A partir do diagnóstico dessa avaliação, o profissional de educação física irá liberar o cliente para tal prática, fornecendo uma prescrição adequada, ou o encaminhará ao profissional de fisioterapia, que recomendará procedimentos específicos para reeducação postural, de modo a liberá-lo para a prática do exercício. É importante frisar que a avaliação postural deve ser realizada pelo fisioterapeuta. Caso este profissional não se encontre disponível no estabelecimento, um trabalho multidisciplinar deverá ser encorajado com a finalidade de buscar melhorias contínuas na qualidade do atendimento e no treinamento por essas duas áreas afins.

Verderi (2003) cita formas objetivas e subjetivas de avaliação:

- **Objetivas:** utilização de radiografias solicitadas por médicos que fazem o uso de fotografias em programas específicos.
- **Subjetivas:** uso do tato e da visão para observação do cliente em várias posições e ângulos diferentes. O avaliador solicita ao avaliado que fique de

costas, de frente e lateralmente, para que possa realizar as observações e mensurações necessárias. A utilização do simetrógrafo auxilia muito esse procedimento, bem como imagens fotográficas usadas para comparações futuras com o objetivo de verificar a evolução e para acompanhamento do treinamento.

A Figura 2.3 apresenta uma imagem da coluna vertebral e suas curvaturas normais.

Os desvios posturais básicos registrados nas avaliações são hiperlordose, hipercifose e escoliose (Figura 2.4). Entretanto, muitos outros não podem ter sua avaliação negligenciada, bem como deixar de receber a prescrição de exercícios corretivos e treinamento físico. Seguem alguns desvios posturais e suas devidas consequências:

- **Hiperlordose:** consiste no aumento anormal da curvatura lombar ou cervical. Normalmente, surge em indivíduos que apresentam musculatura abdominal fraca, além de protrusão, em casos de hiperlordose lombar. Desequilíbrios em força e flexibilidade da musculatura abdominal e paravertebral têm sido associados a hiperlordoses e lombalgias. A dor na região lombar é característica, principalmente durante a prática de atividades que envolvem a extensão da coluna lombar, como ficar em pé por longos períodos, acentuando assim a lordose. Na região cervical, a principal causa de hiperlordose é a hipertrofia

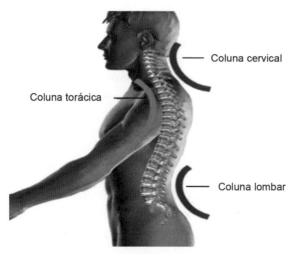

Figura 2.3 Coluna vertebral.

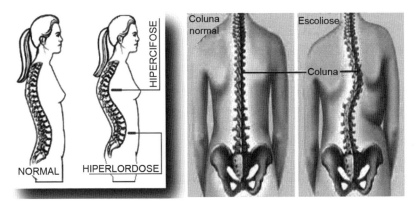

Figura 2.4 Indivíduo normal e indivíduo com desvios posturais.

dos músculos posteriores do pescoço, sendo necessário o fortalecimento da musculatura anterior, de modo a buscar o equilíbrio e o alongamento dos músculos posteriores.
- **Hipercifose:** pode ser definida como aumento anormal da concavidade posterior da coluna vertebral, sendo as causas mais comuns a má postura e o desequilíbrio de força e flexibilidade da musculatura peitoral em relação ao músculo grande dorsal (latíssimo do dorso). Doenças como espondilite anquilosante e osteoporose senil também ocasionam esse problema.
- **Escoliose:** consiste em desvios laterais da coluna vertebral, podendo ser estruturais ou não estruturais. Seu desenvolvimento depende da idade em que se inicia e da magnitude do ângulo da curvatura durante o período de crescimento, na adolescência, em que tende a ser maior a velocidade do aumento da curvatura. Fisioterapia, alongamentos, fortalecimento muscular e exercícios respiratórios fazem parte do tratamento com vistas a melhorar o quadro.

Além desses problemas posturais, podem ser citados outros, como costas planas (falta ou diminuição das curvaturas normais da coluna vertebral), além dos desvios que podem ocorrer na *cintura escapular* (protrusão de ombros; protração, retração e depressão escapular; ombros assimétricos e encurtamento da musculatura do trapézio), na *cintura pélvica* (desvio de quadril; assimetria de quadril e protrusão abdominal) e *nos membros inferiores* (joelhos varo, valgo, flexo e recurvato; pés abdutos, adutos, varos, valgos, cavos, calcâneos e equinos).

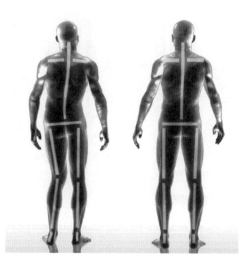

Figura 2.5 Pontos específicos que devem ser considerados na avaliação postural.

A Figura 2.5 ilustra melhor alguns pontos que devem ser observados durante a avaliação postural.

Atualmente, o mercado oferece uma série de programas que capacitam o profissional a inserir as fotografias do avaliado em um programa para que a avaliação postural também possa ser verificada de modo digital, além da tradicional, que consiste em observação e tato. Nesses programas, o profissional marca questões fechadas predefinidas, tendo ainda a possibilidade de relatar situações que os protocolos não apresentam, tornando essa avaliação completa e detalhada com vistas a uma prescrição mais segura e coerente de acordo com cada situação.

A Figura 2.6 ilustra melhor o que acabamos de descrever no parágrafo anterior.

Realizada a avaliação postural, preferencialmente por um fisioterapeuta, as prescrições de exercícios físicos e corretivos devem levar em consideração os resultados encontrados.

Antropometria

As medidas básicas que devem ser mensuradas na antropometria são: massa corporal, estatura e perímetros corporais. Em posse da massa corporal e da estatura, é possível calcular o índice de massa corporal (IMC), que serve como bom indicador de parâmetros de classificação de saúde. Entretanto, esse

CAPÍTULO 2 – PROTOCOLOS DE AVALIAÇÕES FÍSICAS E FUNCIONAIS 35

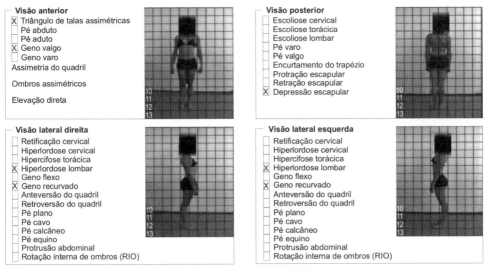

Figura 2.6 Avaliação postural global.

indicador apresenta uma limitação que deve ser considerada, ou seja, não difere massa muscular de massa gorda. Assim, indivíduos com grande massa corporal em virtude da musculatura podem ter uma classificação incoerente de acordo com esse procedimento, levando à recomendação de outros testes da composição corporal por meio de instrumentos como adipômetros e bioimpedâncias, dentre outros.

A Figura 2.7 ilustra como deve ser realizado o cálculo do IMC, bem como apresenta sua classificação.

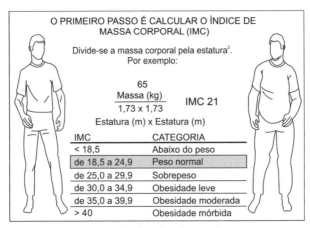

Figura 2.7 Cálculo e classificação do IMC.

36 Capítulo 2 – Protocolos de Avaliações Físicas e Funcionais

Quando os perímetros corporais passam a ser o foco da avaliação, devem ser considerados inúmeros pontos específicos para acompanhamento da evolução do cliente, bem como para comparação com tabelas padronizadas.

Para avaliação dos perímetros corporais, pontos anatômicos de referência devem ser utilizados para marcações específicas. Algumas precauções devem ser levadas em consideração durante a avaliação da perimetria, como:

- Marcar os pontos dos perímetros corretamente.
- Medir sempre no mesmo ponto.
- As medidas devem ser realizadas sempre com a pele nua.
- Utilizar trena antropométrica de qualidade.
- Não deixar o dedo entre a pele e a fita.
- Não promover pressão excessiva nem deixar a fita frouxa durante as medidas.
- Não medir o avaliado após qualquer atividade física.

Em seguida, são observadas as medidas básicas antropométricas descritas adiante:

- **Tórax masculino:** a fita passa em cima da cicatriz mamilar, acompanhando o plano horizontal.
- **Tórax feminino:** a fita passa por baixo das linhas axilares anteriores, seguindo o plano horizontal.
- **Tórax inspirado e expirado:** a diferença nessas mensurações é obtida solicitando-se ao avaliado que inspire e faça leve apneia para coleta da medida; logo em seguida, pede-se ao cliente que solte o ar para realização de nova medida.
- **Braço contraído:** maior circunferência com o ombro a 90 graus e cotovelo flexionado com contração máxima.
- **Braço relaxado:** ponto médio entre o acrômio e o rádio.
- **Antebraço:** maior circunferência.
- **Cintura:** menor circunferência em visão anteroposterior, normalmente abaixo da última costela.
- **Abdome:** em cima da cicatriz umbilical.
- **Quadril:** maior circunferência em visão de perfil com o avaliado em posição ortostática e com os pés unidos.
- **Coxa proximal:** 1cm abaixo da prega glútea com o avaliado em posição ortostática e com as pernas levemente afastadas.

- **Coxa medial:** média entre o trocanter maior do fêmur e o ponto tibial medial, conhecido como ponto mesofemoral.
- **Coxa distal:** há protocolos que sugerem medidas que variam entre 5 e 10cm acima da patela.
- **Perna:** maior circunferência com o avaliado em posição ortostática e com as pernas ligeiramente afastadas.

Ainda em relação às medidas antropométricas, algumas servem como bons indicadores para avaliação dos riscos cardiovasculares, como a medida da *circunferência da cintura* e a relação *cintura/quadril*. Adotamos particularmente a primeira medida por ser a mais rápida, de mais fácil mensuração e ter maior relação com a gordura visceral, a qual está diretamente ligada às doenças cardiovasculares.

A Figura 2.8 é seguida da tabela de classificação da circunferência da cintura, a qual está relacionada com risco cardiovascular aumentado e muito aumentado em homens e mulheres.

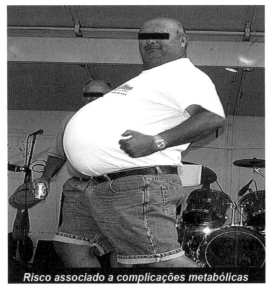

	Aumentado	Muito aumentado
Homens	≥ 94cm	≥ 102cm
Mulheres	≥ 80cm	≥ 88cm

Figura 2.8 Medidas padronizadas da circunferência da cintura. (Fonte: World Health Organization, 1997.)

Para avaliação da relação cintura/quadril (RCQ), já de posse dessas duas medidas, aplica-se a seguinte fórmula:

$$RCQ = \frac{Cintura}{Quadril}$$

Assim, os resultados podem ser interpretados de acordo com a seguinte tabela:

Sexo	Jovens	Idosos
Masculino	0,94	1,03
Feminino	0,82	0,90

Fonte: ACSM (2000).

Quando buscamos valores de referência mais precisos, de acordo com a faixa etária para fins de avaliação do risco coronariano, precisamos recorrer a tabelas para homens e mulheres, como as Tabelas 2.15 e 2.16.

Tabela 2.15 RCQ e risco para doença coronariana (homens)

Idade (anos)	Baixo	Moderado	Alto	Muito alto
até 29	< 0,83	0,83 a 0,88	0,89 a 0,94	> 0,94
30 a 39	< 0,84	0,84 a 0,91	0,92 a 0,96	> 0,96
40 a 49	< 0,88	0,88 a 0,95	0,96 a 1,00	> 1,00
50 a 59	< 0,90	0,90 a 0,96	0,97 a 1,02	> 1,02
≥ 60	< 0,91	0,91 a 0,98	0,99 a 1,03	> 1,03

Fonte: Bray & Gray (1988).

Tabela 2.16 RCQ e risco para doença coronariana (mulheres)

Idade (anos)	Baixo	Moderado	Alto	Muito alto
até 29	< 0,71	0,71 a 0,77	0,78 a 0,82	> 0,82
30 a 39	< 0,72	0,72 a 0,78	0,79 a 0,84	> 0,84
40 a 49	< 0,73	0,73 a 0,79	0,80 a 0,87	> 0,87
50 a 59	< 0,74	0,74 a 0,81	0,82 a 0,88	> 0,88
≥ 60	< 0,76	0,76 a 0,83	0,84 a 0,90	> 90

Fonte: Bray & Gray (1988).

Composição corporal

Inúmeras são as possibilidades de verificação da composição corporal, as quais podem variar desde os métodos diretos com dissecação de cadáveres, passando pelos métodos indiretos com equipamentos sofisticados, como a densitometria por dupla emissão de raios X (DEXA) e a plestimografia, até os duplamente indiretos, que são abordados nas intervenções práticas no dia a dia de grande parte das academias, clínicas e estúdios, dentre outros. Como nosso foco de trabalho é a avaliação dos grupos especiais de maneira mais prática, vamos nos deter na avaliação da composição corporal por meio dos métodos duplamente indiretos, com mais ênfase na bioimpedância e nas técnicas das medidas das dobras cutâneas.

Podemos verificar a popularização da bioimpedância nos últimos anos. Assim, quando buscamos entender seu real funcionamento, observamos que os componentes corporais oferecem uma resistência diferenciada à passagem da corrente elétrica. Os ossos e as gorduras, que contêm pequena quantidade de água, constituem um meio de baixa condutividade, ou seja, alta resistência à corrente elétrica. Por outro lado, a massa muscular e outros tecidos ricos em água e eletrólitos são bons condutores, permitindo mais facilmente a passagem de corrente elétrica.

Dentro desta premissa, a suposição metodológica é de que a massa isenta de gordura torna-se a principal responsável pela condutibilidade da corrente elétrica por conter grande parte da água e dos eletrólitos do organismo. Assim, o aparelho identifica os níveis de resistência e reactância do organismo à corrente elétrica, avaliando a quantidade total de água no organismo e predizendo, a partir dessa quantidade de água, a quantidade de gordura corporal do indivíduo.

Esse aparelho é prático e muito útil nas avaliações, apresentando grande vantagem por sua facilidade de manuseio e a agilidade em coletar os resultados, enquanto sua maior limitação é o preço dos aparelhos de melhores qualidade e precisão.

Algumas recomendações são necessárias para a execução dos procedimentos de avaliação da composição corporal por meio da bioimpedância, como:

- Jejum de aproximadamente 4 horas antes do teste ou de acordo com algum protocolo específico.

- Evitar exercício físico intenso por 24 horas antes do teste.
- Realizar as atividades fisiológicas pelo menos 30 minutos antes do exame.
- Não ingerir bebidas alcoólicas pelo período de 48 horas antes do teste.
- Não ingerir diuréticos por pelo menos 7 dias antes do teste.
- Ficar em repouso total por pelo menos 5 minutos antes do teste.

Quanto à avaliação da composição corporal por meio das dobras cutâneas, Heyward (2003) sugere que:

- O avaliador deve saber manusear o adipômetro.
- As medidas devem ser coletadas conforme a padronização que orienta sua realização no lado direito do avaliado.
- O protocolo a ser utilizado deve estar de acordo com o cliente.
- O avaliador deve conhecer os pontos anatômicos corretos para as devidas demarcações para a coleta de dados.
- São essenciais experiência, rapidez e precisão nas leituras.

Além disso, é importante deixar claro que os maiores benefícios provenientes da utilização da avaliação corporal por meio das dobras cutâneas estão relacionados com o baixo custo e com o fato de ser um procedimento rápido, de fácil mensuração e seguro, além de apresentar valores confiáveis.

Ao passar por essa etapa, o avaliador deve observar alguns procedimentos que não podem faltar durante a coleta de dados, como:

- O ponto deve ser previamente marcado.
- A dobra deve ser pinçada com os dedos polegar e indicador exatamente no ponto previamente marcado.
- A dobra deve permanecer pinçada durante a medida.
- O compasso deve trabalhar 1cm abaixo do ponto de pegada das dobras cutâneas.
- O compasso deve estar posicionado perpendicularmente à dobra.
- O tempo de leitura deve ser de, aproximadamente, 2 segundos.
- O compasso deve atuar na mesma profundidade do pinçamento realizado.
- Devem ser realizadas duas medidas de cada ponto, de maneira não consecutiva, além de uma terceira medida em caso de discrepância > 5%.
- A pegada das dobras cutâneas deve ser efetuada sobre a marcação com o compasso imediatamente abaixo.

Além disso, deve-se prestar muita atenção para evitar erros comuns, como:

- Destacar a dobra cutânea em ponto anatômico inadequado.
- Destacar a dobra cutânea em eixo corporal inadequado.
- Entrar com as extremidades do compasso muito próximas ou demasiadamente distantes dos dedos que a estão pinçando.
- Não entrar com o compasso perpendicularmente à dobra cutânea.
- Entrar com o compasso muito profundamente ou superficialmente à dobra cutânea.
- Pinçar outra estrutura que não a dobra cutânea.
- Esperar muito tempo, após o pinçamento da dobra cutânea, para realizar a leitura.
- Soltar a dobra cutânea ainda com o compasso no local do pinçamento para realizar a leitura.
- Realizar a medida logo após a prática de atividades físicas.
- Em uma reavaliação, usar equipamento diferente do utilizado na avaliação anterior.
- Utilizar equipamentos não calibrados.

Assim, devemos sempre escolher o protocolo e a equação mais próximos de nossa realidade, de acordo com o público-alvo, e seguir uma padronização específica, respeitando os protocolos e as formas de coleta de dados, além de considerarmos fatores como idade, sexo e raça para fins comparativos de acordo com tabelas específicas, os quais têm relação direta com as diferenças encontradas nos resultados da composição corporal.

Dobras cutâneas

- **Tríceps:** dobra vertical – ponto médio entre o acrômio e o rádio sobre o tríceps.
- **Bíceps:** dobra vertical – ponto médio entre o acrômio e o rádio sobre o bíceps.
- **Suprailíaca:** dobra oblíqua – 2cm acima da crista ilíaca anterossuperior, na altura da linha axilar média.
- **Tórax:** dobra oblíqua – nos homens, a medida deve ser realizada na distância média entre a linha axilar anterior e o mamilo, enquanto nas mulheres a coleta deve ser realizada no terço proximal do mesmo segmento.

42 Capítulo 2 – Protocolos de Avaliações Físicas e Funcionais

- **Axilar média:** dobra vertical – o ponto indicado é a linha ilioaxilar.
- **Abdome:** dobra vertical – 2cm à direita da cicatriz umbilical.
- **Coxa:** dobra vertical – ponto médio entre o ligamento inguinal e a borda superior da patela.
- **Subescapular:** dobra oblíqua – 2cm abaixo do ângulo inferior da escápula.
- **Perna:** dobra vertical – no ponto de maior circunferência da perna, na parte medial, com os joelhos flexionados a 90 graus.
- **Supraespinhal:** dobra oblíqua – no ponto de interseção da linha do ponto ilioespinhal com a linha axilar anterior. Situa-se de 5 a 7cm acima do ponto ilioespinhal.

Tabela 2.17 Tabela de classificação do percentual de gordura para homens

Percentual de gordura (G%) para homens					
Idade Classificação	18 a 25 anos	26 a 35 anos	36 a 45 anos	46 a 55 anos	55 a 65 anos
Excelente	4% a 6%	8% a 11%	10% a 14%	12% a 16%	13% a 18%
Bom	8% a 10%	12% a 15%	16% a 18%	18% a 20%	20% a 21%
Acima da média	12% a 13%	16% a 18%	19% a 21%	21% a 23%	22% a 23%
Média	14% a 16%	18% a 20%	21% a 23%	24% a 25%	24% a 25%
Abaixo da média	17% a 20%	22% a 24%	24% a 25%	26% a 27%	26% a 27%
Ruim	20% a 24%	24% a 27%	27% a 29%	28% a 30%	28% a 30%
Muito ruim	26% a 36%	28% a 36%	30% a 39%	32% a 38%	32% a 38%

Fonte: Pollock ML & Wilmore JH, citados por Fernandes Filho (1999).

Tabela 2.18 Tabela de classificação do percentual de gordura para mulheres

Percentual de gordura (G%) para mulheres					
Idade Classificação	18 a 25 anos	26 a 35 anos	36 a 45 anos	46 a 55 anos	55 a 65 anos
Excelente	13% a 16%	14% a 16%	16% a 19%	17% a 21%	18% a 22%
Bom	17% a 19%	18% a 20%	20% a 23%	23% a 25%	24% a 26%
Acima da média	20% a 22%	21% a 23%	24% a 26%	26% a 28%	27% a 29%
Média	23% a 25%	24% a 25%	27% a 29%	29% a 31%	30% a 32%
Abaixo da média	26% a 28%	27% a 29%	30% a 32%	32% a 34%	33% a 35%
Ruim	29% a 31%	31% a 33%	33% a 36%	35% a 38%	36% a 38%
Muito ruim	33% a 43%	36% a 49%	38% a 48%	39% a 50%	39% a 49%

Fonte: Pollock & Wilmore, citados por Fernandes Filho (1999).

CAPÍTULO 2 – PROTOCOLOS DE AVALIAÇÕES FÍSICAS E FUNCIONAIS 43

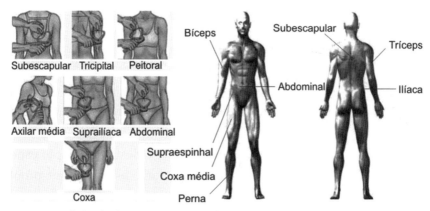

Figura 2.9 Imagens do local e do pinçamento das dobras cutâneas. (Fonte: Pollock & Wilmore, citados por Fernandes Filho, 1999.)

Entendidos os procedimentos para a avaliação da composição corporal (Tabelas 2.17 e 2.18 e Figura 2.9), e antes de entrarmos na avaliação dos componentes neuromusculares, como flexibilidade e força muscular, bem como na avaliação funcional, que engloba uma série de componentes da aptidão física, lembramos que alguns testes podem ser realizados de acordo com a avaliação desejada, com avaliação do somatotipo, dos diâmetros ósseos, do equilíbrio e da imagem corporal, dentre outros, os quais não serão abordados neste livro.

AVALIAÇÃO DA FLEXIBILIDADE

A flexibilidade pode ser definida como a capacidade de mover uma articulação através de sua completa amplitude articular (ACSM, 2000), além de ser um dos componentes da aptidão física orientada para realização do treinamento físico proposto pelo ACSM. Essa capacidade física é muito importante para a realização de atividades simples do dia a dia e está relacionada com a autonomia funcional, também cumprindo papel de destaque no desempenho esportivo.

Nesse sentido, a avaliação dessa variável é necessária no início dos exercícios físicos. Entretanto, vale destacar que existem alguns protocolos diferentes para a avaliação da flexibilidade e que apenas um desses, isoladamente, não é capaz de definir com precisão o quão flexível é o cliente em questão. Os testes mais conhecidos são:

- **Testes lineares:** sentar e alcançar (Wells & Dillon, 1952).
- **Testes angulares:** goniometria (Dantas et al., 1997).
- **Testes adimensionais:** flexiteste (Araújo, 1987).
- **Testes de autonomia funcional.**

A escolha do teste a ser utilizado baseia-se na anamnese previamente realizada, bem como no cliente que está sendo avaliado. Devemos levar em consideração todas as limitações relatadas pelo cliente e destinar atenção especial a casos de indivíduos que apresentem patologias como osteoporose e problemas ortopédicos, dentre outros.

Teste linear

Mais conhecido como teste de sentar e alcançar, proposto inicialmente por Wells & Dillon (1952), esse teste consiste em medir, em centímetros, a distância percorrida. Para sua realização é necessário um banco de madeira específico, medindo 30,5cm × 30,5cm × 30,5cm, com uma régua graduada com prolongamento de 26cm por fita métrica na superfície superior. A medida de 23cm deve coincidir com o zero da escala, local onde o avaliado estará apoiando seus pés. Esse instrumento, conhecido como *banco de Wells*, é a ferramenta utilizada nessa avaliação.

Para avaliação da flexibilidade com esse teste, o indivíduo deve ficar sentado com os pés unidos e estendidos, apoiados no banco, e com as mãos sobrepostas sobre a régua graduada. A um sinal previamente acordado, o avaliado deve percorrer a maior distância de maneira natural, a qual será registrada em centímetros (Figura 2.10). São oferecidas três tentativas ao avaliado e computada a maior distância.

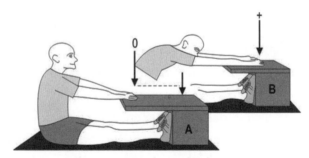

Figura 2.10 Teste de sentar e alcançar.

Embora rápido e de fácil mensuração, esse teste apresenta importantes limitações por enfatizar a musculatura da região paravertebral, os glúteos, as coxas e as pernas.

Tabelas de referência do teste de sentar e alcançar

Tabela 2.19 Sentar e alcançar – Masculino – com banco (em centímetros)

Idade / Classificação	15 a 19 anos	20 a 29 anos	30 a 39 anos	40 a 49 anos	50 a 59 anos	60 a 69 anos
Excelente	> 39	> 40	> 38	> 35	> 35	> 33
Acima da média	34 a 38	34 a 39	35 a 37	29 a 34	28 a 34	25 a 32
Média	29 a 33	30 a 33	28 a 32	24 a 28	24 a 27	20 a 24
Abaixo da média	24 a 28	25 a 29	23 a 27	18 a 23	16 a 23	15 a 19
Ruim	< 23	< 24	< 22	< 17	< 15	< 14

Fonte: Canadian Standardized Test of Fitness (CSTF).

Tabela 2.20 Sentar e alcançar – Feminino – com banco (em centímetros)

Idade / Classificação	15 a 19 anos	20 a 29 anos	30 a 39 anos	40 a 49 anos	50 a 59 anos	60 a 69 anos
Excelente	> 43	> 41	> 41	> 38	> 39	> 35
Acima da média	38 a 42	37 a 40	36 a 40	34 a 37	33 a 38	31 a 34
Média	34 a 37	33 a 36	32 a 35	30 a 33	30 a 32	27 a 30
Abaixo da média	29 a 33	28 a 32	27 a 31	25 a 29	25 a 29	23 a 26
Ruim	< 28	< 27	< 26	< 24	< 24	< 22

Fonte: Canadian Standardized Test of Fitness (CSTF).

Tabela 2.21 Sentar e alcançar – com banco (em centímetros) – Masculino e feminino

Excelente	22 ou mais
Bom	entre 19 e 21
Médio	entre 14 e 18
Regular	entre 12 e 13
Fraco	11 ou menos

Fonte: Pollock & Wilmore (1993).

Testes angulares

Os testes angulares oferecem a oportunidade de avaliação de um número maior de articulações, bem como têm seus resultados computados em graus e se utilizam do goniômetro como instrumento avaliativo.

46 Capítulo 2 – Protocolos de Avaliações Físicas e Funcionais

Um protocolo validado e conhecido na literatura foi elaborado por Dantas et al. (1997) e é conhecido como *protocolo de Labifie*. Esse protocolo contém 17 movimentos padronizados. Alguns critérios devem ser considerados para realização dessa avaliação:

- As medidas devem ser mensuradas sempre na mesma hora do dia.
- O avaliado não deverá ter realizado atividade física na hora anterior ao teste.
- O avaliado deverá estar com a pele limpa e seca.
- O avaliado deverá ser informado sobre os procedimentos para realização do teste, permanecendo com o mínimo de roupas e com os cabelos presos.
- Demarcam-se com lápis dermatográfico os pontos específicos de referência.
- O avaliado deverá estar calmo e relaxado.
- As medidas serão aferidas sempre do lado direito, exceto as dos membros, que serão bilaterais.
- O goniômetro deverá ser segurado firmemente por sua haste, evitando que saia do ponto marcado.
- Cada movimento deverá ser levado até o máximo do arco articular, sem ajuda ou resistência por parte do avaliado.

As medidas padronizadas para realização desse teste são:

- Rotação da coluna cervical.
- Flexão horizontal da articulação do ombro.
- Extensão horizontal da articulação do ombro.
- Abdução da articulação do ombro.
- Flexão da articulação do ombro.
- Rotação interna e rotação externa da articulação do ombro.
- Flexão da articulação do cotovelo.
- Flexão e extensão da articulação do punho.
- Flexão da coluna lombar.
- Flexão da articulação do quadril.
- Extensão da articulação do quadril.
- Abdução de membros inferiores.
- Flexão da articulação do joelho.
- Flexão plantar e flexão dorsal da articulação do tornozelo.

CAPÍTULO 2 – PROTOCOLOS DE AVALIAÇÕES FÍSICAS E FUNCIONAIS **47**

Tabela 2.22 Amplitudes médias em graus de movimentos articulares

Articulação	Movimento	American Academy of Orthopaedic Surgeons	Kendall & McCreary	Hoppenfeld	American Medical Association
Ombro	Flexão	0 a 180	0 a 180	0 a 90	0 a 150
	Extensão	0 a 60	0 a 54	0 a 45	0 a 50
	Abdução	0 a 180	0 a 180	0 a 180	0 a 180
	Rotação medial	0 a 70	0 a 70	0 a 55	0 a 90
	Rotação lateral	0 a 90	0 a 90	0 a 45	0 a 90
Cotovelo	Flexão	0 a 150	0 a 154	0 a 150	0 a 140
Antebraço	Pronação	0 a 80	0 a 90	0 a 90	0 a 80
	Supinação	0 a 80	0 a 90	0 a 90	0 a 80
Punho	Extensão	0 a 70	0 a 70	0 a 70	0 a 60
	Flexão	0 a 80	0 a 80	0 a 80	0 a 60
	Desvio radial	0 a 20	0 a 20	0 a 20	0 a 20
	Desvio ulnar	0 a 30	0 a 35	0 a 30	0 a 30
Quadril	Flexão	0 a 120	0 a 125	0 a 135	0 a 100
	Extensão	0 a 30	0 a 10	0 a 30	0 a 30
	Abdução	0 a 45	0 a 45	0 a 50	0 a 40
	Adução	0 a 30	0 a 10	0 a 30	0 a 20
	Rotação lateral	0 a 45	0 a 45	0 a 45	0 a 40
	Rotação medial	0 a 45	0 a 45	0 a 35	0 a 50
Joelho	Flexão	0 a 135	0 a 140	0 a 135	0 a 150
Tornozelo	Flexão dorsal	0 a 20	0 a 20	0 a 20	0 a 20
	Flexão plantar	0 a 50	0 a 45	0 a 50	0 a 40
	Inversão	0 a 35	0 a 35	–	0 a 30
	Eversão	0 a 15	0 a 20	–	0 a 20
Coluna cervical	Flexão	0 a 45	0 a 45	0 a 45	0 a 60
	Extensão	0 a 45	0 a 45	–	0 a 75
	Flexão lateral	0 a 60	–	–	0 a 80
	Rotação	–	–	–	–
Coluna lombar e torácica	Flexão	0 a 80	–	–	–
	Extensão	0 a 25	–	–	–
	Flexão lateral	0 a 45	–	–	–

Fonte: adaptada de Norkin & White (1995).

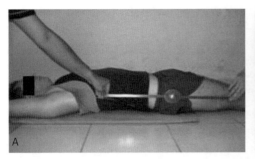
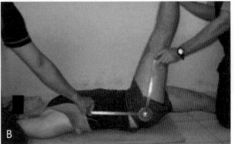

Figura 2.11 A e B Avaliação da flexão do quadril.

A Figura 2.11 apresenta uma imagem da avaliação da flexão do quadril para ilustrar como o instrumento deve ser usado na prática. Cabe ressaltar que todos os movimentos têm pontos e técnicas específicos para a avaliação da flexibilidade.

Testes adimensionais

Os testes adimensionais são aqueles que não se utilizam de medidas específicas, como ângulos ou centímetros, para a classificação de seus resultados. Adotam escores baseados em imagens preestabelecidas e não necessitam de nenhum tipo de aparelho específico. Como referência clássica temos o *flexiteste* elaborado por Araújo (1987), que traz em seu protocolo 20 testes padronizados, os quais devem ser realizados com variações na classificação que vão de 0 a 4 de acordo com a observação. Após a realização de todos os movimentos, é efetuado um somatório desses valores para classificação do indivíduo de acordo com seu nível de flexibilidade.

A Figura 2.12 apresenta os movimentos sugeridos por esse protocolo com as respectivas variações de flexibilidade (0 a 4).

Araújo (1987) sugere uma tabela de classificação da flexibilidade (Tabela 2.23).

Tabela 2.23 Classificação da flexibilidade

Classificação	Somatório dos 20 movimentos
Deficiente	< 20
Fraco	21 a 30
Médio (–)	31 a 40
Médio (+)	41 a 50
Bom	51 a 60
Excelente	> 61

Fonte: Araújo (1987).

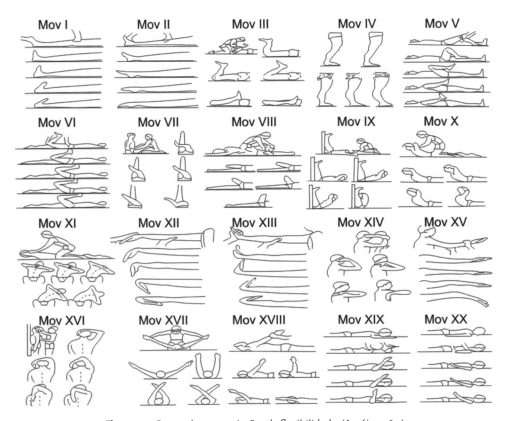

Figura 2.12 Protocolo com variações de flexibilidade. (Araújo, 1987.)

Embora existam na literatura algumas sugestões de adaptação para a realização do flexiteste, para efeito de economia de tempo e especificidade os autores que criaram esse instrumento não recomendam essas adaptações com menos movimentos no protocolo.

Avaliação da força muscular

Força muscular é a quantidade máxima de força que um músculo ou grupamento muscular produz para vencer uma resistência em um padrão, velocidade, ângulo articular e contração específica de movimento.

Algumas formas de avaliação da força muscular incluem a dinamometria, teste simples e objetivo que busca aferir a força isométrica máxima voluntária de preensão manual com a utilização de um dinamômetro e um cronômetro para marcar o tempo necessário em que se fará a isometria (p. ex., executar a máxima força de preensão manual e sustentar por 5 segundos).

Outros testes também podem ser utilizados para avaliação da força muscular, como o teste de 1RM, no qual o indivíduo, em um único movimento, levanta a maior quantidade de carga possível nas fases concêntrica e excêntrica.

Existem variações desse teste, como o teste de 8RM, 10RM e outras repetições máximas estipuladas, que o avaliador escolherá de acordo com seus objetivos. Nessas variações, é importante solicitar ao avaliado que realize o máximo de repetições possíveis, não devendo o avaliador pedir para o aluno executar um número de repetições específicas, pois, nesse caso, os resultados do teste poderão ser mascarados. Interrupções serão necessárias de acordo com os erros de técnica ou de carga. Se for programado o teste de 10RM, o avaliado deverá chegar à décima repetição com dificuldade, conseguindo realizá-la sem, no entanto, conseguir executar a décima primeira.

O teste de 1 a 10RM também é utilizado na literatura. A alta correlação de força e resistência muscular ($r \geq 0,90$) levou Baechle (1994) a propor a seguinte tabela de conversão dos valores:

Repetições completadas	Fator de correção
1	1,00
2	1,07
3	1,10
4	1,13
5	1,16
6	1,20
7	1,23
8	1,27
9	1,32
10	1,36

Fonte: Baechle (1994).

O teste de 12 a 15RM é muito utilizado por indivíduos menos treinados e idosos, entre outros. No teste, uma carga é selecionada de acordo com a intuição do avaliador e avaliada em anamnese prévia com a finalidade de selecionar movimentos que fiquem dentro dessa faixa. Caso as repetições não cheguem a

12, a carga deverá ser reduzida, de acordo com critérios e valores específicos, ou aumentada, se as repetições passarem de 15.

Outros testes muito utilizados para avaliação da força de resistência são o teste de flexão de tronco (resistência abdominal), no qual o avaliado realiza o máximo de repetições durante 1 minuto em amplitude de movimento máxima, e o teste de flexão de braços, em que o avaliado deve fazer o máximo de repetições possíveis, sem tempo programado. A diferença do teste de flexão de braços reside no apoio dos joelhos das mulheres no solo. Outro teste que poderá ser realizado é o da barra fixa supinada ou pronada, no qual o avaliado executa a flexão do cotovelo, elevando seu corpo até que o queixo ultrapasse a barra.

Outra forma de avaliação da força muscular consiste na utilização da ação muscular máxima voluntária (AMMV) (Fleck & Kraemer, 2004). Os procedimentos consistem em aquecimento prévio e na escolha de uma carga na faixa entre 1 e 15 repetições máximas, sendo registrados o número de repetições realizadas e o peso levantado para cálculo com a seguinte fórmula:

$$100\% \text{ AMMV} = \frac{\text{Peso levantado} \times 100}{102,78 - (2,78 \times \text{repetições})}$$

Independentemente do teste a ser realizado, alguns critérios e cuidados devem ser levados em consideração de acordo com o ACSM (2000), como:

- Especificidade do movimento.
- Tipo de contração muscular (estático ou dinâmico).
- Velocidade da contração muscular (lenta ou rápida).
- Ângulo da articulação testada.
- Familiarização com os procedimentos.
- Motivação.
- Medidas de segurança a serem adotadas.
- Oferecer aos avaliados instruções padronizadas antes da realização dos procedimentos do teste.
- Verificação da técnica do movimento.
- Realização de aquecimento global e específico antes do teste.
- Realizar o teste através do procedimento crescente ou decrescente de acordo com as cargas.

- O avaliado deve ter passado anteriormente pela fase de adaptação neural.
- Alternar os grupos musculares a serem testados.
- O número máximo de tentativas não poderá exceder a cinco. Sugerem-se até três tentativas, preferencialmente.
- O intervalo para recuperação deverá ser de 3 a 5 minutos, dependendo do teste.
- Considerar os resultados aproximados e ajustar de acordo com as necessidades nas prescrições.

Assim, após a realização dos testes, o avaliado estará preparado para iniciar seu programa de treinamento resistido com maior controle das variáveis volume e intensidade, cabendo ao profissional a escolha da melhor prescrição quanto aos objetivos individuais que podem estar associados à saúde (foco de nosso livro), à estética ou ao rendimento.

O programa de treinamento resistido, conhecido popularmente como musculação, pode ser definido como exercícios que visam ao desenvolvimento da capacidade física e da força muscular, ao aumento da secção transversa do músculo (hipertrofia) e à diminuição do percentual de gordura por meio de exercícios contra resistência que se utilizam de recursos como anilhas, halteres, elásticos, barras e equipamentos específicos de musculação, dentre outros.

Os inúmeros benefícios relacionados com a saúde e o desempenho são comprovados na literatura, podendo ser citados aumento da massa muscular, da massa óssea e da taxa metabólica basal e diminuição da gordura corporal, auxiliando o processo de emagrecimento e a melhora da autonomia funcional, dentre outros aspectos (Mazini Filho et al., 2006).

AVALIAÇÃO DA AUTONOMIA FUNCIONAL

A autonomia funcional pode ser definida como a possibilidade de idosos ou pessoas dependentes realizarem atividades cotidianas de modo satisfatório, como atividades de higiene pessoal, além das atividades da vida diária, como carregar sacolas, caminhar pequenas distâncias, pegar objetos e realizar atividades de lazer, dentre outras.

Assim, com intuito de avaliar a autonomia funcional de idosos, inúmeros protocolos encontram-se disponíveis na literatura, como o Índice de Barthel

(Mahoney & Barthel, 1965), o Índice de Katz (Katz et al., 1963), a Medida de Independência Funcional (MIF ou escala FIM) (Putten et al., 1999), a Escala de Atividades Instrumentais da Vida Diária (AIVD) de Lawton (Lawton et al., 1969), o protocolo de GDLAM (Vale et al., 2004), o teste de Andreotti & Okuma (Andreotti & Okuma, 1999), além do protocolo de Rikli & Jones (Rikli & Jones, 1999), considerado o padrão-ouro para avaliação da autonomia funcional e que apresentaremos nesta obra.

O protocolo de Rikli & Jones avalia os parâmetros força muscular, resistência muscular, capacidade aeróbica, flexibilidade e mobilidade física (agilidade, velocidade e equilíbrio dinâmico) e contém seis testes para avaliação desses parâmetros (Figura 2.13).

Testes de aptidão física de Rikli & Jones

1 – Força e resistência muscular de membros inferiores (Figura 2.14):

- **Objetivo:** avaliar a força e a resistência muscular dos membros inferiores.
- **Equipamentos:** cronômetro e cadeira com encosto (sem braços) com altura de assento de aproximadamente 43cm. Por motivos de segurança, a cadeira deve estar apoiada na parede, evitando que se mova durante o teste.
- **Protocolo:** o teste inicia com o avaliado sentado na cadeira, de costas eretas e com os pés afastados na largura dos ombros e totalmente apoiados no solo. Os braços deverão estar cruzados sobre o peito. Ao sinal sonoro previamente acordado, o avaliado deverá levantar, realizando extensão máxima e retornando imediatamente à posição inicial. Essas ações são repetidas por

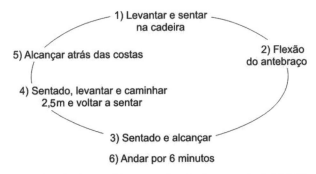

Figura 2.13 Sequência sugerida para realização do protocolo de Rikli & Jones.

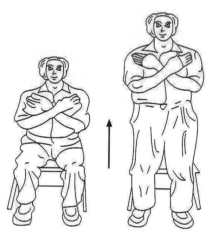

Figura 2.14 Levantar e sentar na cadeira.

um período de 30 segundos. O avaliador deverá contar quantas repetições o avaliado conseguiu realizar com o teste, bem como orientar correções técnicas sempre que se fizerem necessárias.

2 – Força e resistência muscular de membros superiores (Figura 2.15):

- **Objetivo:** avaliar a força e a resistência muscular dos membros superiores.
- **Equipamentos:** cronômetro, cadeira com encosto (sem braços) e halteres de mão de 2,5kg para mulheres e 3,5kg para homens.

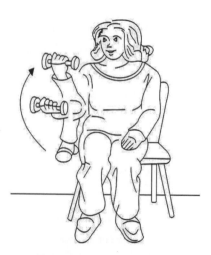

Figura 2.15 Flexão do cotovelo.

- **Protocolo:** o avaliado deverá estar sentado na cadeira com as costas eretas e apoiadas no encosto da cadeira e os pés totalmente apoiados no solo. O halter deverá ser segurado com a mão dominante. O teste inicia com o sinal sonoro previamente acordado, com o avaliado segurando o halter com o cotovelo totalmente estendido, devendo realizar a flexão do cotovelo pelo período de 30 segundos, até o máximo de repetições possíveis. O avaliador deverá auxiliar o avaliado sempre que necessário, orientando os procedimentos e corrigindo técnicas erradas.

3 – **Flexibilidade dos membros inferiores (Figura 2.16):**
- **Objetivo:** avaliar a flexibilidade dos membros inferiores.
- **Equipamentos:** cadeira com encosto (sem braços) com 43cm de altura do assento para o solo e uma régua de 45cm. Por motivos de segurança, a cadeira deverá estar apoiada na parede, evitando que se mova durante a realização do teste.
- **Protocolo:** o avaliado deverá estar sentado na cadeira e avançar seu corpo até chegar à extremidade frontal da cadeira. Nesse momento, o avaliador solicitará ao avaliado que mantenha sua perna dominante estendida com o pé em flexão dorsal e a perna não dominante flexionada com o pé apoiado no solo. Nesse momento, o avaliado deve realizar a flexão de tronco, levando as mãos apoiadas uma sobre a outra em direção ao pé da perna que está estendida,

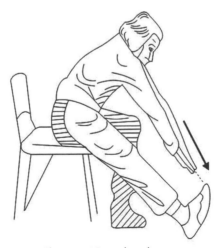

Figura 2.16 Sentado e alcançar.

tentando tocar os dedos do pé e permanecer por 2 segundos nessa posição, com a coluna na posição mais correta possível e sem realizar movimentos bruscos.

A pontuação desse teste é registrada em centímetros, e o avaliado obtém nota 0 quando os dedos tocam o hálux (dedo maior) do pé. Quando a distância percorrida passa desse ponto, os registros são marcados positivamente. Caso contrário, a flexibilidade é computada como negativa.

4 – Mobilidade física (Figura 2.17):

- **Objetivo:** avaliar mobilidade física, velocidade, agilidade e equilíbrio dinâmico.
- **Equipamento:** cronômetro, fita métrica, cone (ou outro marcador) e cadeira com encosto de 43cm de assento para o solo (sem braços).
- **Protocolo:** a cadeira deve estar apoiada na parede para dar segurança. Deve estar também em uma zona desobstruída, em frente a um cone, à distância de 2,5m (medida desde a ponta da cadeira até a parte anterior do marcador). Deverá haver, pelo menos, 1,20m de distância livre em torno do cone, permitindo ao participante contorná-lo livremente.

O teste é iniciado com o participante sentado na cadeira, as mãos nas coxas e os pés totalmente apoiados no solo. Ao sinal de partida previamente

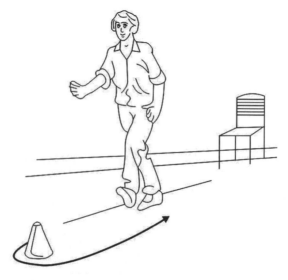

Figura 2.17 Sentado e caminhar 2,5m e voltar a sentar.

acordado, o avaliado levanta-se da cadeira, caminha o mais rápido possível em torno do cone, por qualquer um dos lados, e retorna à cadeira. Esse teste é computado por tempo, sendo o avaliado instruído a percorrer essa distância o mais rápido possível, sem correr.

5 – Flexibilidade dos membros superiores (Figura 2.18):

- **Objetivo:** avaliar a flexibilidade dos membros superiores (ombros).
- **Equipamento:** régua de 45cm.
- **Protocolo:** posicionado de pé, o avaliado coloca a mão dominante por cima do ombro e alcança a maior distância possível em direção ao meio das costas, com a palma da mão para baixo e os dedos estendidos (o cotovelo apontado para cima). A outra mão é colocada por baixo e atrás, com a palma virada para cima, tentando alcançar o mais distante possível e tocar ou se sobrepor aos dedos médios de ambas as mãos.

O avaliador deve explicar previamente os procedimentos ao avaliado, bem como orientá-lo a não entrelaçar os dedos e puxá-los para melhorar o desempenho.

A pontuação se baseia na distância da sobreposição, ou na distância entre as pontas dos dedos médios, que é considerado o ponto zero. Os resultados negativos representam a distância mais curta entre os dedos médios, ou

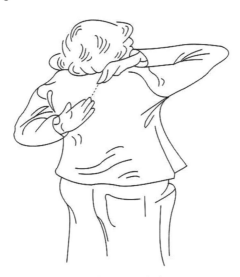

Figura 2.18 Alcançar atrás das costas.

seja, eles não se tocaram (verificar a distância), e os resultados positivos representam a medida da sobreposição dos dedos médios, onde estes passaram da linha de encontro.

6 – Aptidão cardiorrespiratória (Figura 2.19):
- **Objetivo:** avaliar a resistência aeróbica.
- **Equipamento:** cronômetro, fita métrica comprida, cones, pequenos bastões, giz e marcador. Por motivos de segurança, as cadeiras colocadas para descanso dos avaliados, se necessário, devem ser posicionadas fora do trajeto.
- **Protocolo:** o teste envolve a medição da distância, que consiste em caminhada durante 6 minutos, ao longo de um percurso de 50m, sendo demarcados segmentos a cada 5m. Os participantes caminham continuamente em torno do percurso marcado, durante o período de 6 minutos, tentando percorrer a maior distância possível. O perímetro interno da distância medida deve ser delimitado por cones, e os segmentos de 5m, com marcador ou giz. A área de percurso deve estar bem iluminada, e a superfície não deve ser deslizante nem lisa. Se necessário, o teste poderá ser realizado em uma área retangular demarcada por segmentos de 5m.

Para facilitar o processo de contagem das voltas do percurso, o participante pode receber um bastão (ou objeto similar) ao final de cada volta ou o avaliador pode registrar em uma ficha de registro sempre que uma volta é terminada.

Ao sinal de "partida", os participantes iniciam a caminhada o mais rápido possível, sem correr. Se necessário, os participantes podem parar e descansar, sentando-se nas cadeiras disponíveis e retomando depois o percurso.

O avaliador deverá colocar-se dentro da área demarcada, após o avaliado ter iniciado o teste. Com o intuito de auxiliar a avaliação e motivar os

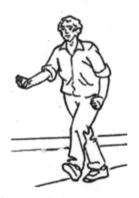

Figura 2.19 Andar por 6 minutos.

CAPÍTULO 2 – PROTOCOLOS DE AVALIAÇÕES FÍSICAS E FUNCIONAIS **59**

avaliados, o avaliador deve avisar o tempo que falta para o término do teste de minuto depois que a metade do teste foi concluída.

Ao final dos 6 minutos, os avaliados são instruídos a parar (quando o avaliador olhar para eles e disser "parar"), deslocando-se para a direita, onde um assistente registrará a distância percorrida.

- **Precauções:** o teste deve ser interrompido caso qualquer participante mostre sinais de tontura, dor, náusea ou fadiga.
- **Pontuação:** o resultado representa o número total de metros caminhados em 6 minutos. Para determinar a distância percorrida, o avaliador registra a marca mais próxima do local onde o executante parou, a qual é acrescentada ao número de bastões ou indicações registradas na ficha. Por exemplo, uma pessoa que tenha feito 10 voltas e em seguida alcançado a marcação de 35m terá percorrido 535m: 500m das 10 voltas percorridas no trajeto específico do percurso que contém 50 metros e os 35m da última volta que não foi completada.

Tabela 2.24 Tabela de referência do protocolo de Rikli & Jones (1999) para mulheres

Idade / Teste	60 a 64 anos	65 a 69 anos	70 a 74 anos	75 a 79 anos	80 a 84 anos	85 a 89 anos	90 a 94 anos
Teste de levantar da cadeira Nº rep.	12 a 17	11 a 16	10 a 15	10 a 15	9 a 14	8 a 13	4 a 11
Teste de flexão de braços Nº rep.	13 a 19	12 a 18	12 a 17	11 a 17	10 a 16	10 a 15	8 a 13
Teste de caminhada de 6 minutos Nº de metros	498 a 603	457 a 438	438 a 562	397 a 534	352 a 494	310 a 466	251 a 402
Teste de sentar e alcançar os pés Centímetros (+ ou −)	−1,2 a +12,7	−1,2 a +11,4	−2,5 a +10,1	−3,8 a +8,8	−5 a +7,6	−6,3 a +6,3	−11,4 a +2,5
Teste de alcançar as costas Centímetros (+ ou −)	−7,6 a +3,8	−8,8 a +3,8	−10,1 a +2,5	−12,7 a +1,2	−13,9 a 0	−17,7 a 2,5	−20,3 a −2,5
Teste de levantar e caminhar Segundos	6,0 a 4,4	6,4 a 4,8	7,1 a 4,9	7,4 a 5,2	8,7 a 5,7	9,6 a 6,2	11,5 a 7,3

60 Capítulo 2 – Protocolos de Avaliações Físicas e Funcionais

Tabela 2.25 Tabela de referência do protocolo de Ricki & Jones (1999) para homens

Idade / Teste	60 a 64 anos	65 a 69 anos	70 a 74 anos	75 a 79 anos	80 a 84 anos	85 a 89 anos	90 a 94 anos
Teste de levantar da cadeira Nº rep.	14 a 19	12 a 18	12 a 17	11 a 17	10 a 15	8 a 14	7 a 12
Teste de flexão de braços Nº rep.	16 a 22	15 a 21	14 a 21	13 a 19	13 a 19	11 a 17	10 a 14
Teste de caminhada de 6 minutos Nº de metros	557 a 672	512 a 640	498 a 621	429 a 585	406 a 553	347 a 521	278 a 457
Teste de sentar e alcançar os pés Centímetros (+ ou −)	−6,3 a + 10,1	−7,6 a + 7,6	−7,6 a + 7,6	−10,1 a + 5,0	−13,9 a + 3,8	−13,9 a + 1,2	−16,5 a −1,2
Teste de alcançar as costas Centímetros (+ ou −)	−16,5 a 0	−18 a − 2,5	−20,3 a − 2,5	−22,8 a − 5,0	−24,1 a − 5,0	−24,1 a − 7,6	−26,6 a − 10,1
Teste de levantar e caminhar Segundos	5,6 a 3,8	5,9 a 4,3	6,2 a 4,4	7,2 a 4,6	7,6 a 5,2	8,9 a 5,5	10,0 a 6,2

A partir das referências apresentadas nas Tabelas 2.24 e 2.25 poderemos classificar nossos avaliados e controlar sua evolução no treinamento físico, como observaremos ao longo desta obra.

Referências

ACSM. Guidelines for exercise testing and prescription. Baltimore: Lippincott Wiliams e Wilkins, 2000.

ACSM. Resource manual for guidelines for exercise testing and prescription, Baltimore: Lippincott Williams Wilkins, 2001.

ACSM. Manual do ACSM para avaliação da aptidão física relacionada a saúde. Rio de Janeiro: Revinter, 2006.

American College of Sport Medicine. Guideline for graded exercise testing and exercise prescrition. Philadelphia: Lea & Febiger, 1980.

Araújo CGS. Medida e avaliação da flexibilidade: da teoria à prática [tese]. Rio de Janeiro: Instituto de Biofísica da Universidade Federal do Rio de Janeiro, 1987.

Baechle TR, Earle RW. Essentials of strength training and conditioning. 2. ed. Champaign, IL: Human Kinetics, 1994.

Borg GAV, Noble BJ. Perceived exertion. In: Wilmore JH, ed. Exercise and sport sciences reviews. Vol. 2. New York: Academic Press, 1974:131-53.

Bray GA, Gray DS. Obesity: Part 1 – Pathogenesis. West J Med 1988; 149:429-41.

Canadian Standardized Test of Fitness (CSTF) Operations Manual, 3rd edn, Fitness and Amateur Sport, Ottawa: Minister of State; 1986.

Chisholm DM, Collis ML, Kulak LL, Davenport W, Gruber N. Physical activity readiness. Br Col Med J 1975; 17:375-8.

Cooper KN. The aerobics program for total well-being. Bantam Books: Toronto, New York, London, Sydney, Aucland 1982.

Dantas EHM, Carvalho JLT, Fonseca RM. O protocolo LABIFIE de goniometria. Revista Treinamento Desportivo, jul./dez., 1997; 2(3):21-34.

Fernandes Filho J. A prática da avaliação física. Rio de Janeiro: SHAPE, 1999.

Fleck S, Kraemer W. Designing resistance training programs. USA: Human Kinetics, 2004.

Grigoletto da Silva ME, Viana-Montaner BH, Hall JR et al. Validação do rating em escala subjetiva de esforço OMNI-GSE para controlar as sessões gerais de intensidade múltiplos alvos em pessoas mais velhas. Kronos. Universidade Europeia de Madrid, 2013.

Heyward. Avaliação da composição corporal aplicada. São Paulo: Ed. Manole, 2003.

Lagally KM, Robertson RJ. Construct validity of the Omni resistance exercise scale. J Strength Cond Res 2006; 20:252-6.

Matsudo S, Araujo T, Matsudo V et al. Questionário Internacional de Atividade Física (IPAQ): estudo de validade e reprodutibilidade no Brasil. Rev Bras Ativ Fis e Saúde 2001; 6(2):5-18.

Mazini Filho ML, Ferreira RW, Cézar EP. Os benefícios do treinamento de força na autonomia funcional do indivíduo idoso. Revista de Educação Física. Escola de Educação Física do Exército, Rio de Janeiro-Brasil, 2006; 134:57-68.

Norkin CC, White DJ. Medida da amplitude de movimento articular: um guia para a goniometria. 2. ed. Philadelphia: FA Davis Co, 1995.

Novaes GS, Mansur H, Nunes RAM. Grupos especiais: avaliação, prescrição e emergências clínicas em atividades físicas. São Paulo: Ed. Ícone. V. 1, 2011.

Pollock ML, Wilmore JH. Exercícios na saúde e na doença: avaliação e prescrição para prevenção e reabilitação. Rio de Janeiro: Medsi 1993:233-362.

Rikli RE, Jones CJ. Development and validation of a functional fitness test for community residing older adults. Journal of Aging and Physical Activity 1999; 7:129-61.

Verderi E. A importância da avaliação postural. EFDeportes.com, Buenos Aires, ano 8, n. 57, fevereiro, 2003.

VI Diretrizes Brasileiras de Hipertensão. Arq Bras Cardiol 2010; 95(1 supl.1):1-51.

Wells KF, Dillon EK. The sit and reach – a test of back and leg flexibity. Res Quart 1952; 23:115-8.

WHO – World Health Organization. Obesity: preventing and managing the global epidemic report of a WHO consultation on obesity. Geneva: WHO, 1997.

Wilmore JH, Costill DL. Basic energy systems. In: Wilmore JH, Costill DL. Physiology of sport and exercise. Champaign: Human Kinetics, 1994:92-121.

Yazbek JRP, Battistella LR. Condicionamento físico do atleta ao transplantado – aspectos multidisciplinares na prevenção e reabilitação cardíaca. São Paulo: Ed. Sarvier/Associação Paulista de Medicina, 1994.

Capítulo 3

ATIVIDADE FÍSICA E ENVELHECIMENTO

Mauro Lúcio Mazini Filho
Rafael Pedroza Savoia
Anderson Amaral
Felipe José Aidar
Gabriela Rezende de Oliveira Venturini

Introdução

Atualmente, o envelhecimento da população é um tema recorrente no meio científico. Muito se tem discutido sobre esse processo à guisa de construção de aporte teórico e técnico para conhecimento e intervenção na terceira idade (Lexell, 1995; Porter et al., 1995). O avanço científico carreia a possibilidade de tratamento de doenças antes mortais e oferece instrumental para atuar no incentivo a hábitos de vida saudáveis. Como consequência, observa-se o aumento da expectativa de vida em virtude de inúmeros fatores, como os avanços tecnológicos, a evolução dos recursos ligados à área da saúde, bem como todo um contexto multidisciplinar (ACSM, 2009; Andreotti & Okuma, 1999; Mazini Filho et al., 2006; Nóbrega et al., 1999).

O envelhecimento é um processo fisiológico normal e não deve ser encarado como patologia, mas como parte de um ciclo natural da vida que se caracteriza pela perda progressiva das capacidades física e fisiológica e da autonomia funcional devido à apoptose, somada, muitas vezes, ao sedentarismo, o que vem acelerar esse processo (Robergs & Roberts, 1997). Desse modo, verificamos inúmeras patologias, como as dislipidemias, as cardiopatias, o *diabetes mellitus*, a

64 Capítulo 3 – Atividade Física e Envelhecimento

hipertensão arterial, o mal de Alzheimer, a doença de Parkinson, a osteoporose e alguns tipos de câncer, que surgem com o processo deletério da senescência. Vale ressaltar que a atividade física surge como ferramenta para o combate contra a hipocinesia, ajudando a controlar o peso corporal e, consequentemente, diversas patologias relacionadas. Cabe destacar que a atividade física funciona como estratégia *sine qua non*, ou seja, consiste em atividades essenciais para manutenção e melhora da autonomia funcional tão sonhada pela população da terceira idade.

Assim, neste capítulo serão discutidas algumas temáticas relacionadas com os processos deletérios do envelhecimento e propostas atividades físicas que possam orientar os profissionais da educação física nas prescrições para essa população que cresce a cada dia.

Envelhecer

Nas últimas três décadas, o aumento etário da população tomou enormes proporções, o que em países em desenvolvimento, como o Brasil, é ainda mais evidente (Zanela et al., 2010). Segundo as projeções estatísticas da Organização Mundial da Saúde (WHO, 2004) e do Instituto Brasileiro de Geografia e Estatística (IBGE, 2004), entre 1950 e 2025 (em 75 anos) a população de pessoas com mais de 60 anos de idade aumentará 16 vezes, enquanto a população total crescerá cinco vezes. O Brasil será o sexto país em número de idosos (Zanela et al., 2010).

Entendendo essa nova tendência mundial, podemos visualizar que o formato anterior da pirâmide populacional, com base alargada, está cedendo lugar a uma pirâmide populacional com base mais estreita e de vértice mais largo, característica de uma sociedade em acelerado processo de envelhecimento, como demonstra a Figura 3.1 (Ministério da Saúde, 2010).

Assim, podemos definir o idoso, de acordo com o Estatuto do Idoso (Brasil, 2004), como uma pessoa com idade superior a 60 anos e que apresenta declínio significativo em suas funções físicas, emocionais e intelectuais. Em 1930, afirmava-se que o termo idoso aplicava-se ao grupo de pessoas com mais de 50 anos de idade. Em países desenvolvidos, vale frisar, o termo idoso aplica-se a indivíduos com idade igual ou superior a 65 anos. A divisão das faixas etárias

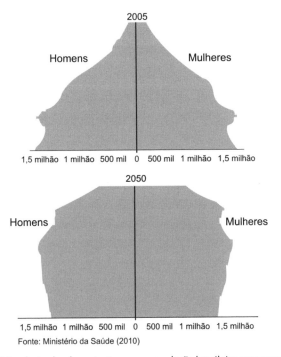

Figura 3.1 Pirâmides etárias derivadas da projeção para a população brasileira em 2005 e 2050. (IBGE/Diretoria de Pesquisas. Coordenação de População e Indicadores Sociais. Gerência de Estudos e Análises da Dinâmica Demográfica. Projeção da População do Brasil por Sexo e Idade para o Período 1980-2050 – Revisão 2008.)

pode ser definida da seguinte maneira de acordo com a Organização Mundial da Saúde (WHO, 2004):

45 a 59 anos	MEIA-IDADE
60 a 74 anos	IDOSO
75 a 85 anos	VELHICE
> 86 anos	VELHICE AVANÇADA

O crescimento dessa faixa etária demanda a disponibilidade de serviços específicos e profissionais capacitados ao atendimento da população idosa. Muitos idosos envelhecem com baixa capacidade funcional, o que representa um grande problema para eles próprios, suas famílias, para os planos de saúde e para os cofres públicos. Assim, entendemos que a intervenção mediante a prática sistematizada de exercício físico faz-se necessária para melhorar os parâmetros físicos e fisiológicos dos indivíduos senescentes.

66 Capítulo 3 – Atividade Física e Envelhecimento

Algumas investigações (Marques, 1999; Matsudo et al., 2001) têm demonstrado que, com o passar dos anos, é natural a perda de capacidades físicas como a força, a flexibilidade e a potência aeróbica, além da redução na massa óssea e na massa muscular, principalmente em virtude do acometimento das fibras do tipo IIb. Nessa fase, percebem-se o aumento da gordura corporal e o aparecimento de várias patologias decorrentes das mudanças citadas, como descrito anteriormente. Essas alterações associadas à inatividade física geralmente levam o idoso a uma condição degenerativa crescente de suas capacidades físicas e fisiológicas, fazendo com que surjam problemas como a perda de equilíbrio (ataxia), o comprometimento da marcha e problemas psicológicos, como a baixa autoestima e a depressão (Matsudo et al., 2001; Mazini Filho et al., 2006). As transformações inerentes a esse processo ocorrem de maneira diversificada em cada um dos indivíduos. Assim, a literatura sugere que grande parte desses aspectos deletérios pode ser amenizada com a prática de exercícios físicos regulares e a aquisição de hábitos de vida mais saudáveis (Matsudo et al., 2000; Mazini Filho et al., 2011, 2013).

O processo de envelhecer é uma fase complexa e envolve muitas variáveis que interagem entre si, influenciando muito a maneira como se envelhece (Mota & Gobbi, 2000). Normalmente ocorrem transformações nos parâmetros sociais e ambientais, levando o idoso a experimentar dificuldades quanto à segurança e à adequação do ambiente em que vive (Mazini Filho et al., 2006; Meirelles, 2000). Consequentemente, ele acaba constatando que se torna dependente de terceiros, o que ocasiona o comprometimento de suas atividades cotidianas em razão da sensação de medo ou por se sentir impotente ante algumas tarefas que até então pareciam banais no dia a dia. Com essas transformações, os idosos acabam por diminuir ainda mais os níveis de atividade física que desempenhavam normalmente, e isso faz com que essas perdas se acelerem, tornando-se cada vez mais progressivas, o que termina por colocar a população da terceira idade em um ciclo vicioso que, resumidamente, pode ser definido como envelhecimento--sedentarismo-problemas físicos e emocionais-envelhecimento (Nóbrega et al., 1999). A Figura 3.2 ilustra com mais precisão o que discutimos neste parágrafo.

Com o aumento da população idosa ou geronte mundial, uma das grandes preocupações refere-se à incapacidade dos idosos e aos possíveis custos que isso poderia acarretar, pois, com o envelhecimento, é natural o aumento da

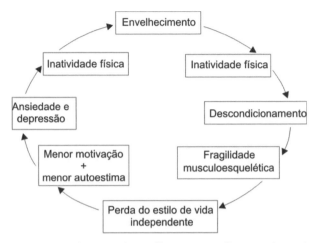

Figura 3.2 O ciclo vicioso do envelhecimento. (Nóbrega et al., 1999.)

dependência (Smith, 2001). Por isso, manter essa população ativa com a prática de hábitos de vida saudáveis, como alimentação balanceada, exercícios regulares e atividades sociais, pode ser eficaz na diminuição dos gastos dos cofres públicos e planos de saúde e, consequentemente, na melhoria da saúde dessa população que aumentou sua expectativa de vida e também deve ter sua qualidade de vida acompanhada na mesma proporção (Matsudo et al., 2001; Mazini Filho et al. 2011, 2013).

AUTONOMIA FUNCIONAL E ATIVIDADES DA VIDA DIÁRIA (AVD)

A expressão *capacidade funcional* tem aparecido muito frequentemente como uma variável importante na definição do paradigma em que se constitui a saúde (Lima Costa et al., 2003; Ramos, 2003). Definimos a capacidade funcional do idoso pela ausência de dificuldades no desempenho de certos gestos e de certas atividades da vida diária (AVD), que são aquelas tarefas que precisam ser executadas ao longo da rotina diária, como subir e descer escadas, tarefas de casa (passar pano no chão, varrer a casa), escovar os dentes e tomar banho, entre outras (Andreotti & Okuma, 1999).

Os processos decorrentes do avanço etário provocam prejuízos nas AVD, principalmente em razão da diminuição de aspectos como desempenho motor, força, flexibilidade e resistência aeróbica, entre outras capacidades (Aniansson et al., 1980; Mendes et al., 1996; Seeman et al., 1996).

Mazini Filho et al. (2006) observaram em sua investigação alterações estruturais e funcionais no sistema neuromuscular promovidas ao longo da vida dos indivíduos, principalmente a degeneração do sistema nervoso, verificada após os 60 anos de idade, que fatalmente ocasionará problemas para se ter uma vida autônoma e independente. A hipocinesia e as fisiopatologias inerentes ao processo natural de envelhecimento levam à ocorrência de sarcopenia (perda de massa muscular); desse modo, verificamos que as fibras de contração rápida são as mais acometidas (Kamel, 2003), as quais são as mais solicitadas para a realização de tarefas que exijam força e velocidade de contração muscular, prejudicando a capacidade de executar atividades que exijam força muscular.

Em relação à habilidade de execução das atividades, os idosos podem ser classificados em seis níveis de acordo com sua capacidade funcional (Reuben et al., 1990; Spirduso, 1995). Classifica-se como fisicamente incapaz o indivíduo que não consegue realizar nenhuma AVD e tem total dependência dos outros. Fisicamente dependente é aquele idoso que realiza algumas atividades básicas da vida diária (ABVD), que caminha pouco, consegue se banhar, se veste, se alimenta e se transfere de um local para o outro, porém necessita dos cuidados de terceiros (Reuben et al., 1990). Fisicamente frágil é o idoso que executa tarefas domésticas leves (por exemplo, consegue preparar a comida, realiza compras leves, pode executar algumas atividades intermediárias/instrumentais [AIVD] e todas as ABVD) (Reuben et al., 1990). Fisicamente independente é aquele indivíduo capaz de realizar todas as AIVD, bem como trabalhos físicos leves, pode cuidar da casa e exercitar *hobbies*, além de estar apto a realizar atividades que demandem baixo gasto de energia (caminhada, jardinagem, dança social, viagens, dentre outras). Os indivíduos fisicamente aptos/ativos conseguem realizar atividades físicas moderadas, esportes de resistência e jogos competitivos e são capazes de executar todas as AVD. A maioria tem aparência física mais jovem do que seus pares de mesma idade (Reuben et al., 1990). Por fim, os atletas representam uma pequena minoria dessa população, mas são capazes de realizar todas as atividades sem auxílio de terceiros e ainda competem em esportes.

Segundo Andreotti & Okuma (1999), as avaliações físicas direcionadas à verificação da capacidade funcional de idosos são predominantemente dirigidas a pessoas com baixa condição física e com dificuldades na execução das AVD. Os instrumentos mais conhecidos para avaliação da autonomia funcional são os Índices de Barthel (Mahoney & Barthel, 1965), o Índice de Katz (Katz, 1963), a

Medida de Independência Funcional (Putten et al., 1999), a Escala de Atividades Instrumentais da Vida Diária (AIVD) de Lawton (Lawton & Brody, 1969), a bateria de testes de Rikli & Jones (Rikli & Jones, 1999), considerada padrão-ouro na avaliação da autonomia funcional de idosos, o teste de Andreotti & Okuma (1999) e o protocolo de Grupo de Desenvolvimento Latino-Americano para Maturidade (GDLAM), que consiste em uma bateria de testes para avaliação da autonomia funcional, o qual foi validado em mulheres idosas brasileiras (Vale et al., 2004).

ENVELHECIMENTO E ALTERAÇÕES ANTROPOMÉTRICAS

Com o envelhecimento estão implícitas modificações na estrutura corporal. Considerando as variáveis antropométricas, são observáveis perdas nas capacidades físicas de força, flexibilidade e resistência aeróbica, além da perda de massa óssea e de massa muscular, principalmente em virtude do acometimento das fibras musculares do tipo IIb (Matsudo et al., 2000). Por volta dos 75 anos de idade o indivíduo pode chegar a ter uma composição típica de 8% de osso, 15% de músculo e 40% de tecido adiposo, o que compromete significativamente sua autonomia funcional.

Se por um lado temos uma sociedade que vive mais, por outro percebemos que um número maior de indivíduos está sendo acometido pelas doenças ligadas ao envelhecimento (Mazini Filho et al., 2006). Nesse processo, verificamos o aumento da gordura corporal em decorrência das mudanças supracitadas e, consequentemente, o surgimento de diversas patologias, como hipertensão arterial sistêmica (HAS), *diabetes mellitus* e cardiopatias, dentre outras (Mazini Filho et al., 2006, 2011, 2013).

Vários são os fatores que interferem nesse processo, como a herança genética, o estilo de vida (sedentarismo e alimentação inadequada, promovendo efeitos negativos), fatores ambientais, agentes físicos (radiação), agentes químicos (tabaco, álcool e drogas), além das doenças crônico-degenerativas (Zanella et al., 2010). Por isso, a adoção de bons hábitos de vida torna-se essencial ao longo dos anos e não apenas na terceira idade.

Com o envelhecimento ocorrem mudanças nas dimensões corporais, principalmente na estatura, no peso e na composição corporal. Há diminuição na estatura em razão da compressão vertebral, do estreitamento dos discos e do aumento da cifose (Matsudo et al., 2001). O peso corporal começa a sofrer alterações a partir dos 35 anos de idade, estabilizando-se por volta dos 70 anos, momento em que

70 Capítulo 3 – Atividade Física e Envelhecimento

começa a declinar. A perda de peso está associada em maior escala à diminuição da massa muscular e da massa óssea (Matsudo et al., 2001).

Por meio do método antropométrico é possível mensurar a gordura corporal através da medida de massa corpórea, estatura, perímetros corporais e de espessura das dobras cutâneas. Entendem-se por composição corporal a forma, a estrutura, o tamanho e a proporção do corpo humano (Monteiro & Fernandes Filho, 2002). O índice de massa corporal (IMC) é utilizado muito frequentemente na prática para quantificar a associação de massa corporal ao risco cardiovascular. No entanto, essa medida apresenta limitações, pois não possibilita a distinção entre massa gorda e massa magra (Deuremberg et al., 1998; Willett et al., 1999), além de não refletir a distribuição de gordura corporal (Lemieux et al., 1993). Esse índice é usado para estimar o sobrepeso e a obesidade e monitorar as mudanças no peso. Vale destacar que as tabelas usualmente aplicadas na maior faixa da população apresentam pequenas diferenças quanto a valores, se comparada à população idosa.

As Tabelas 3.1 a 3.3 apresentam o IMC para adultos e para indivíduos idosos com mais de 65 anos de idade dos sexos masculino e feminino.

Tabela 3.1 IMC de adultos

IMC	Classificação
< 18,4	Subnutrido ou abaixo do peso
Entre 18,5 e 24,9	Peso ideal
Entre 25 e 29,9	Sobrepeso
Entre 30 e 34,9	Primeiro grau de obesidade
Entre 35 e 39,9	Segundo grau de obesidade
> 40	Obesidade mórbida

Fonte: OMS (1995).

Tabela 3.2 IMC de idosos (feminino)

IMC	Classificação
< 21,9	Subnutrido ou abaixo do peso
Entre 22,0 e 27,0	Peso ideal
Entre 27,1 e 32,0	Sobrepeso
Entre 32,1 e 37,0	Primeiro grau de obesidade
Entre 37,1 e 41,9	Segundo grau de obesidade
> 42	Obesidade mórbida

Fonte: OMS (1995).

Tabela 3.3 IMC de idosos (masculino)

IMC	Classificação
< 21,9	Subnutrido ou abaixo do peso
Entre 22,0 e 27,0	Peso ideal
Entre 27,1 e 30,0	Sobrepeso
Entre 30,1 e 35,0	Primeiro grau de obesidade
Entre 35,1 e 39,9	Segundo grau de obesidade
> 40	Obesidade mórbida

Fonte: OMS (1995).

Com o avançar da idade há tendência de que o peso corporal aumente, o que faz com que a tabela do IMC sofra pequenas alterações quanto à sua classificação. Os valores para homens e mulheres idosos são iguais na classificação de abaixo do peso e de peso ideal, e a partir daí a classificação da mulher idosa tem seus valores aumentados, enquanto a dos homens idosos praticamente se iguala ao IMC de adultos.

ENVELHECIMENTO E PRESSÃO ARTERIAL

A pressão arterial (PA) é o resultado do débito cardíaco multiplicado pela resistência periférica, ou seja, contabiliza a pressão exercida pelo sangue nas paredes dos vasos sanguíneos (Costill & Wilmore, 1994). A PA é definida por dois valores distintos: a pressão arterial sistólica e a pressão arterial diastólica. A PA sistólica tem o valor mais alto mensurado nas artérias e corresponde à sístole ventricular (ponto máximo de expulsão do sangue pelo ventrículo) do coração. O menor valor refere-se à PA diastólica e representa a reação das paredes arteriais sobre o sangue, que corresponde à diástole ventricular (IV Diretrizes Brasileiras de Hipertensão Arterial, 2002).

Com o passar dos anos as alterações cardiovasculares são inevitáveis. Com o envelhecimento a principal alteração no sistema cardiovascular é o enrijecimento das artérias centrais; consequentemente, ocorrem arteriosclerose e aumento da PA, diminuição da distensibilidade da aorta e das grandes artérias, comprometimento da condução cardíaca e redução na função barorreceptora (Zaslavsk & Gus, 2002). As alterações da estrutura e função das pequenas artérias de resistência, em resposta ao aumento de tensão na parede da artéria, incluem espessamento arterial, diminuição do lúmen e vasoconstrição aumentada. As grandes artérias que apresentam capacidade de condução e de amortecimento respondem ao aumento de pressão com aumento da rigidez e diminuição da distensibilidade, que piora com o envelhecimento. Outro importante problema para o aumento da PA é a aterosclerose, que consiste no acúmulo de placas de ateromas nas paredes das artérias que, por sua vez, leva ao aumento da PA. Uma boa alimentação e a atividade física regular são fundamentais para o combate a esse problema. Como descrito anteriormente, vale ressaltar que a arteriosclerose é o enrijecimento das artérias, causando hipertensão arterial, enquanto a aterosclerose consiste no acúmulo de placas de ateromas nas paredes das artérias, o que também aumenta a PA.

A hipertensão arterial é uma doença prevalente em indivíduos idosos, tornando-se fator determinante nas elevadas morbidade e mortalidade dessa população. É reconhecida como fator de risco maior para acidente vascular encefálico, doença arterial coronariana, insuficiência cardíaca e insuficiência renal. Sua prevalência é acentuada de maneira progressiva com o envelhecimento e acomete, em maior escala, os clientes/pacientes com mais de 70 anos de idade (Liberman, 2007). As principais manifestações clínicas das lesões vasculares da hipertensão arterial incluem a hipertensão maligna, a doença arterial periférica, o aneurisma e a dissecção da aorta (Borbolotto & Macedo, 2008). Um grande perigo relacionado com a hipertensão arterial é o fato de ela ser considerada uma doença silenciosa e, quando se manifesta, normalmente já apresenta alguns problemas, como os apontados anteriormente.

O exercício físico regular promove resultados satisfatórios na população idosa, como aumento do VO_2 máximo, diminuição da frequência cardíaca de repouso e redução da PA, evidenciando os potenciais benefícios do exercício para a saúde e a qualidade de vida de pessoas de idade avançada (Pouzas et al., 2007).

ENVELHECIMENTO E INDICADORES SANGUÍNEOS

Como mencionado anteriormente, o processo de envelhecimento se caracteriza por ser progressivo e inevitável, sendo definido pela diminuição das funções fisiológicas, incluindo os indicadores sanguíneos, e de todas as capacidades físicas. Ao avaliarem os fatores de risco clínicos e laboratoriais que acometem clientes/pacientes idosos e realizarem análise associativa dos fatores de risco que acometeram essa população por meio dos escores de Framingham e da classificação dos indivíduos em baixo, médio e alto risco para doença arterial coronariana, Bernardi et al. (2007) verificaram que os fatores de risco mais prevalentes foram hipertensão arterial sistêmica (HAS) e níveis alterados de colesterol total em ambos os sexos. Mais da metade dos homens (52%) apresentou alto risco, 37%, risco médio e 11%, baixo risco, enquanto nas mulheres os valores encontrados foram: 72% de baixo risco e 28% risco médio, não sendo observado alto risco. Os autores chegaram à conclusão de que, apesar de a idade avançada ser um fator de risco não modificável, pode-se diminuir o risco cardíaco na população idosa mediante o controle dos demais fatores, como HAS e colesterol total, que, nesse estudo, foram determinantes na estratificação de risco da população avaliada.

Mendonça & Forge (1997) realizaram um estudo sobre dislipidemias em populações saudáveis com idades superiores a 50 anos e as compararam com um grupo de controle de pessoas jovens, composto pelos filhos, em que foi feita dosagem do colesterol total (CT), HDL-c, triglicerídeos (TG), glicemia e funções hepática e renal. A média dos níveis de CT, TG, LDL-c e HDL-c foi significativamente maior no grupo estudado (226mg/dL, 166mg/dL, 150mg/dL e 45mg/dL, respectivamente) do que nos controles (180mg/dL, 126mg/dL, 106mg/dL e 41mg/dL, respectivamente). Os autores observaram, ainda, uma correlação positiva dos níveis de CT, LDL-c e TG em função da idade. A prevalência de níveis altos de CT foi de 34,4% nos indivíduos com mais de 50 anos de idade e de 5,2% nos controles. Consequentemente, os autores chegaram à conclusão de que a prevalência de dislipidemia em adultos com mais de 50 anos de idade é maior do que em grupos mais jovens, o que alerta para a necessidade de orientação dietética, objetivando diminuir o risco de doença arterial coronariana nessa faixa etária.

Mais uma vez, a atividade física, realizada com frequência, surge como ferramenta para o combate a possíveis problemas que ocorrem ao longo da vida e de modo mais acelerado na senescência. Funciona como recurso não medicamentoso na prevenção e no tratamento de algumas patologias, como as dislipidemias. Deve estar associada, também, a uma alimentação balanceada e,

ENVELHECIMENTO E OSTEOPOROSE

Com o avançar da idade ocorre um declínio não linear da capacidade funcional dos diversos sistemas. O sistema ósseo sofre grande influência das alterações hormonais impostas pela menopausa, resultando em um processo de reabsorção óssea maior do que o processo de formação, o que leva à diminuição fisiológica da massa óssea. Quando esse processo se torna mais intenso, pode resultar no aparecimento de osteoporose, caracterizada por baixa massa óssea e deterioração da microarquitetura, aumentando a fragilidade óssea (Ritson & Scott, 1996), sendo essa patologia reconhecida como um dos maiores problemas de saúde pública (Engermann et al., 2005). Atinge cerca de um terço das mulheres na pós-menopausa, tornando-se uma das doenças osteometabólicas mais comuns e sendo responsável por alto índice de morbidade e mortalidade entre os idosos com enormes repercussões sociais e econômicas. Provoca grande impacto na qualidade de vida e no grau de independência dos indivíduos acometidos (Forsbach & Santos, 1994), o que dificulta o desenvolvimento das atividades cotidianas e influencia o bem-estar e a qualidade de vida relacionada com a saúde dessa população (Aranha et al., 2006).

A osteoporose é o resultado do equilíbrio negativo entre a formação e a reabsorção óssea. Considerada um grande problema de saúde pública, é uma doença insidiosa que pode evoluir durante anos, podendo ou não apresentar sintomatologia na ausência de fraturas. Como medidas primárias de prevenção da doença, a ingestão de cálcio, a prática de exercícios físicos e a exposição à luz solar em períodos específicos são estratégias eficazes contra a evolução da patologia. Sexo, fatores hereditários, raça, dieta e exercícios físicos têm relação direta com o pico da massa óssea. Mulheres de pele clara e na pós-menopausa são as mais acometidas pela doença. Atividades que estimulem e aumentem a força e a massa óssea são estratégias interessantes na prevenção e no tratamento da doença.

Por conseguinte, são necessárias intervenções não medicamentosas, como a prática sistemática de exercícios físicos regulares (por exemplo, combate à hipocinesia e aos potenciais problemas relacionados com os idosos, uma vez que estes tendem a diminuir seus hábitos regulares de atividade física e são acometidos por essas patologias em decorrência da idade e do sedentarismo).

ATIVIDADE FÍSICA E ENVELHECIMENTO

Por atividades físicas compreendem-se todas as formas de movimento corporal que levem a um gasto energético acima dos níveis de repouso. Trata-se de um conceito amplo, que engloba o exercício físico e o esporte, mas também estão incluídos quaisquer deslocamentos, atividades laborais, afazeres domésticos e atividades de lazer (Caspersen et al., 1985; Nahas, 2001).

Segundo Matsudo et al. (2000), existem grandes evidências epidemiológicas que sustentam o efeito positivo de um estilo de vida ativo e/ou do envolvimento dos indivíduos em programas de atividade física e exercício na prevenção e minimização dos efeitos deletérios do envelhecimento. Os autores apontam que os benefícios à população geronte ocasionados pela prática regular de exercícios físicos transcendem os aspectos fisiológicos e contemplam o ser humano em sua globalidade, atendendo, também, a suas necessidades sociais e psicológicas. O programa de exercícios para pessoas com idades avançadas deve proporcionar benefícios em relação às capacidades motoras que apoiam a realização das AVD, melhorando a capacidade de trabalho e lazer e alterando a taxa de declínio do estado funcional (Mazini Filho et al., 2006).

Inúmeros são os benefícios provenientes da prática regular de exercícios físicos, como aumento do VO_2 máximo, maiores benefícios circulatórios periféricos, aumento da massa muscular, aumento da massa óssea, melhor controle da glicemia, melhora do perfil lipídico, redução do peso corporal, melhor controle da PA de repouso, melhora da função pulmonar, melhora do equilíbrio e da marcha, menor dependência para realização das AVD, melhora da autoestima e da autoconfiança, melhora significativa da qualidade de vida, além de diminuição da incidência de quedas, do risco de fraturas e da mortalidade em clientes/pacientes com doença de Parkinson (Nóbrega et al., 1999). Esses benefícios são extremamente importantes, pois, com o aumento da expectativa de vida, torna-se necessária a manutenção da saúde e da autonomia funcional nessa população.

Antes do início de qualquer programa de atividades físicas, os idosos devem procurar um médico para que façam os exames necessários e sejam liberados para essas práticas. A partir desse momento, a avaliação com um profissional de educação física passa a fazer parte dos pré-requisitos para o início das atividades. Anamnese e avaliação da capacidade física, da autonomia funcional e postural e antropométrica são essenciais para prescrições eficientes e o registro das evoluções.

Diante do aumento da expectativa de vida, um grande número de pessoas consegue realizar muitos de seus projetos de vida em razão do maior tempo disponível para isso (Okuma & Andreotti, 1995). Contudo, não há vantagem nesse fenômeno caso a velhice não possa ser vivida com qualidade. Nesse contexto, segundo Ramos (2003), cuidar de uma população de mais de 32 milhões de idosos, a maior parte pertencente a um nível socioeconômico baixo, diante da elevada prevalência de doenças crônicas não transmissíveis (DCNT), será o desafio do século XXI, e para isso os exercícios físicos regulares devem ser encorajados por todos os profissionais da área da saúde.

Algumas propostas de treinamento físico para a população idosa podem ser sugeridas, como treinamento de força, treinamento aeróbico, treinamento da flexibilidade e treinamento funcional, cada qual dentro de seu contexto e da periodização necessária. Atualmente, algumas pesquisas têm demonstrado os efeitos dessas atividades combinadas nas mesmas sessões de treino para a população da terceira idade e seus benefícios em parâmetros antropométricos, metabólicos, hemodinâmicos e funcionais (Mazini Filho et al., 2011, 2013), o que nos dá margem para estabelecermos sessões que contemplem ao máximo todas as capacidades dentro de uma mesma aula e trabalharmos cada sessão de treino de acordo com os objetivos, priorizando a programação do dia e controlando o volume e a intensidade, um assunto a ser discutido em um novo compêndio.

TREINAMENTO RESISTIDO PARA IDOSOS

Como discutido previamente, com o envelhecimento surgem inúmeros problemas referentes à saúde do ser humano mediante a redução da capacidade física e funcional.

A força muscular alcança a maturação plena entre os 20 e os 30 anos de idade (Mazini Filho et al., 2006). A partir dessa idade, começa a se deteriorar gradativamente, e esse processo se acelera de acordo com o passar das décadas. Por volta dos 60 anos de idade é observada diminuição de 30% a 40% na força máxima, o que significa uma perda de 6% por década a partir dos 35 até os 50 anos de idade; dessa idade em diante a perda chega a alcançar 10% (Ouriques & Fernandes, 1997). Consequentemente, no planejamento das prescrições de exercícios físicos, o treinamento resistido deve ser considerado uma atividade de suma importância para que sejam buscados resultados satisfatórios na diminuição desses efeitos deletérios e no aumento da força muscular, proporcionando a essa população uma melhor qualidade de vida com maior independência funcional.

No planejamento do treinamento resistido deve-se começar com o trabalho de resistência muscular localizada, adaptando os idosos a cargas mais pesadas em futuro próximo, fortalecendo seus músculos, tendões e ligamentos e favorecendo sua adaptação neural, criando uma base para o conhecimento específico do padrão dos movimentos realizados.

Com o passar do tempo e a assiduidade e a regularidade dos idosos no treinamento resistido o volume/intensidade passará a sofrer modificações de acordo com os objetivos dos diversos protocolos. É possível a realização de treinamento hipertrófico, de força pura e de potência muscular. Cabe ressaltar que, de acordo com o Posicionamento Oficial da Sociedade Brasileira de Geriatria e Gerontologia e do Colégio Americano de Medicina do Esporte (ACSM), um volume de 10 a 15 repetições é o mais indicado para essa faixa etária (ACSM, 2009; Nóbrega et al., 1999).

Devemos ter em mente que não podemos nos basear apenas em algum posicionamento específico, o qual deve dar aporte teórico e substrato crítico para que façamos nossas prescrições da melhor maneira possível, nos orientando pelo conhecimento adquirido, no sentido de buscar as melhores prescrições de acordo com os objetivos e fases de treinamento, dentre outros. Não se pode seguir um padrão para toda a população, como uma receita de bolo, mas pautando e verificando a melhor prescrição a ser recomendada, sempre respeitando os princípios do treinamento desportivo, os objetivos, as fases de condicionamento, o tempo que o idoso tem para o treinamento e os dias da semana disponíveis, dentre outras possibilidades.

78 Capítulo 3 – Atividade Física e Envelhecimento

O trabalho de potência muscular tem sido recomendado para a população envelhecida. Nos estudos consultados encontram-se recomendações para a adoção de velocidade rápida na fase concêntrica do movimento e lenta na fase excêntrica. A intensidade recomendada para o trabalho de potência ainda não é uma unanimidade entre os autores, mas é possível verificar na literatura que ela pode variar de 30% a 60% (a mais indicada) ou de 60% a 80% da força máxima (Fleck & Kraemer, 1999). Se a intensidade for muito elevada, a velocidade acabará comprometida e a proposta da potência muscular estará um pouco prejudicada. Por isso, acreditamos que as cargas devem variar entre 40% e 60%.

Outros experimentos referentes a treinamento de força de alta intensidade descritos na literatura apresentam ganhos significativos para essa população, como os estudos clássicos de Fiataroni (1990) sobre treinamento de força para pessoas idosas, que demonstram ganhos significativos de força muscular, de aproximadamente 174%, em uma população de 90 anos com 8 semanas de treinamento de alta intensidade, e os de Frontera (1988), que encontrou ganhos elevados de força (107% a 227%) após treinamento de força dinâmico durante 12 semanas, 3 dias por semana (3 8 repetições), oito exercícios com 2 minutos de descanso entre os *sets*, além de aumento de 11% na seção transversa dos músculos analisados por tomografia, sugerindo ganhos hipertróficos nessa população, o que derruba mais um mito e comprova que idosos conseguem aumentar a massa muscular, não na mesma proporção de indivíduos mais jovens, mas que também são beneficiados pelo treinamento resistido.

A saúde não é matemática, e com o passar dos anos paradigmas vão sendo derrubados por novas descobertas da ciência. Por isso, é necessária a leitura de bons livros e artigos de bons periódicos para que prescrições com fundamentação teórica deem suporte à realização de bons trabalhos sobre a intervenção prática do trabalho resistido para idosos. Apenas a título de ilustração, podemos demonstrar os potenciais benefícios que o treinamento resistido promove na população da terceira idade (Tabela 3.4). A Figura 3.3 mostra uma idosa treinando, devidamente acompanhada por seu *personal trainer* (professor de Educação Física).

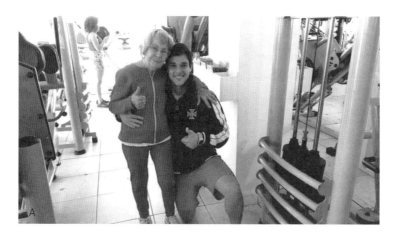
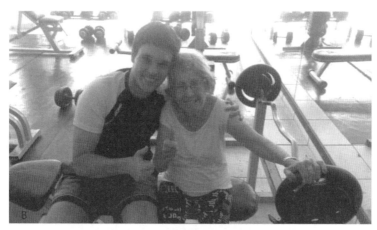
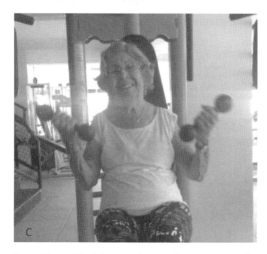

Figura 3.3A a **C** O professor Mauro Mazini e uma de suas alunas nonagenárias, Dona Jandira.

Tabela 3.4 Efeitos do envelhecimento e do treinamento de força nas capacidades físicas e funções fisiológicas

Capacidades físicas e funções fisiológicas	Envelhecimento	Treinamento de força
Força muscular	Diminui	Aumenta
Resistência muscular	Diminui	Aumenta
Massa muscular	Diminui	Aumenta
Capacidade de hipertrofia	Diminui	Aumenta
Capacidade metabólica do músculo	Diminui	Aumenta
Taxa metabólica do músculo em repouso	Diminui	Aumenta
Composição corporal de gordura	Aumenta	Diminui
Densidade mineral óssea	Diminui	Aumenta
Funções físicas	Diminui	Aumenta

Fonte: Fleck & Kraemer (1999).

EXERCÍCIOS AERÓBICOS

Normalmente, essas atividades são, por vários motivos, as mais praticadas e as preferidas pelos idosos. Em primeiro lugar, porque são as indicações médicas que normalmente orientam os idosos a praticarem caminhadas, hidroginástica e danças. Outro fator é a preferência dos idosos que, por apresentarem fibras do tipo II diminuídas, normalmente vão optar por atividades que exijam mais das fibras do tipo I, que são as de resistência, oxidativas e de menor intensidade para a realização dessas atividades, exigindo menos esforço. Outro fator está relacionado com a possibilidade de realização de aulas coletivas, o que acaba levando à escolha de atividades menos intensas.

Mudando um pouco o foco de nossa discussão, atividades aeróbicas são muito importantes para a saúde cardiovascular do idoso. Além de ajudá-lo a adquirir melhores condições cardiorrespiratórias para as AVD e as atividades esportivas, auxiliam a manutenção do peso corporal, ativam a circulação sanguínea e ajudam a controlar as dislipidemias e a PA, assim como outras patologias (Mazini Filho et al., 2011, 2013).

A intensidade da fase aeróbica pode ser determinada pelo percentual do consumo máximo de oxigênio ($VO_{2máx}$) ou da frequência cardíaca máxima ($FC_{máx}$), efetivamente estabelecidos em teste ergométrico ou estimados por meio de fórmulas específicas. O uso de medicamentos de ação cardiovascular pode alterar a relação entre a FC e a intensidade de esforço; nesse caso, pode-se utilizar a escala de percepção subjetiva do esforço (escala de Borg), uma excelente alternativa para qualquer indivíduo. Em geral, é recomendada uma intensidade moderada, como 40% a 75% do $VO_{2\,máx}$ ou 55% a 85% da $FC_{máx}$, o que corresponde de 3 a 5 ou de 12 a 13 na escala de Borg, conforme a escala preferida (0 a 10 ou 6 a 20, respectivamente). As sessões de alta intensidade podem estar associadas a risco maior de desistência, em caso de desconforto muscular, especialmente nas fases iniciais de um programa de exercícios (Nóbrega et al., 1999). No entanto, existem escalas que estabelecem a relação entre o uso de betabloqueadores do tipo propranolol e sua correção com a $FC_{máx}$, auxiliando ainda mais a prescrição do exercício.

A duração da atividade deve variar entre 30 e 90 minutos, guardando relação inversa com a intensidade. Os chamados "idosos frágeis" e indivíduos na fase inicial do programa de exercícios podem beneficiar-se de sessões de curta duração (5 a 10 minutos), realizadas em dois ou mais períodos do dia. O volume total de treinamento pode ser contínuo ou fracionado de acordo com a fase e a disponibilidade de tempo que os idosos têm para a prática. É importante deixar claro que exercícios com mais de 60 minutos podem não ser tão estimulantes o que, por sua vez, pode desmotivar o idoso e levá-lo a abandonar as atividades.

A prática das atividades deve compreender a maior parte dos dias da semana, se possível todos os dias, de modo a maximizar os gastos calóricos pretendidos e os benefícios para a saúde dessa população, mas o período de recuperação deve ser ainda maior, se comparado ao de indivíduos jovens que praticam exercícios em intensidades similares.

A periodização é uma excelente ferramenta com a qual podem ser controlados o volume e a intensidade das atividades, algumas delas alternadas, como caminhadas, cicloergômetro, hidroginástica e dança, dentre outras.

São muito importantes o processo de consciência corporal e a educação continuada no que se refere aos exercícios de idosos, o que promove maiores segurança e credibilidade. A partir desse momento, os idosos provavelmente continuarão a executar suas rotinas de exercícios e serão mais independentes em suas tarefas do dia a dia, realizando-as com mais disposição e tranquilidade.

Exercícios de flexibilidade

Exercícios de alongamento devem ser realizados sem movimentos balísticos, com movimentos graduais até o ponto de ligeiro desconforto, e devem acompanhar as sessões de exercícios aeróbicos e de força. É necessário um cuidado maior na execução dos movimentos, de modo a minimizar o risco de lesões.

Na literatura, podemos perceber divergências quanto ao tempo em que deve ser mantido cada movimento, variando de 10 a 60 segundos. Seguindo a linha de raciocínio de Matsudo (2009), esse tempo pode oscilar de 10 a 30 segundos, otimizando o tempo de treinamento. O ACSM (2009) sugere que o treinamento da flexibilidade seja realizado de duas a três vezes por semana, oscilando entre duas e quatro séries, envolvendo, pelo menos, de oito a 10 exercícios para os principais grupos musculares, com duração de 10 a 30 segundos, em exercícios estáticos ou dinâmicos que proporcionem desconforto médio e não dores insuportáveis.

No estudo de Matos et al. (2012), por exemplo, mais dias de treinamento promovem melhores resultados, quando comparados a menos dias. Nesse estudo, os autores compararam dois grupos de idosas que treinaram duas e três vezes, e o grupo que treinou mais vezes obteve melhores resultados, o que suscita a possibilidade de o treinamento da flexibilidade estar ligado também a essa variável. Assim, recomendamos que, se possível, exercícios de flexibilidade sejam realizados na maior quantidade possível de dias por semana com variações nos modos de treinamento e em sua intensidade.

Alguns testes, como sentar e alcançar, flexiteste e goniometria, são utilizados para mensuração dos níveis de flexibilidade. Além desses, há também testes específicos em protocolos de autonomia funcional, como o de Rikli & Jones (1999), que se constituem em excelente ferramenta para verificação dos níveis de flexibilidade da população envelhecida.

Exercícios de equilíbrio

A perda do equilíbrio ou instabilidade postural é uma das características do idoso frágil (Yamaguchi, 2005). Segundo Spirduso (2005), o equilíbrio consiste na capacidade de manter a posição do corpo sobre sua base de apoio, seja essa base estacionária ou móvel. O equilíbrio pode ser dividido em equilíbrio estático e equilíbrio dinâmico. Os sistemas sensoriais que permitem que o idoso se equilibre são o visual, o vestibular e o somatossensorial.

A perda do equilíbrio desencadeia problemas significativos na qualidade de vida, na funcionalidade e na saúde do idoso. O desequilíbrio e/ou a instabilidade postural estão associados a quedas e, consequentemente, a fraturas, internações, óbitos, exclusão social e depressão. Estima-se que a prevalência de queixas de equilíbrio na população idosa alcance 85% e esteja associada a várias etiologias, como degeneração dos sistemas sensoriais, déficits musculares esqueléticos (sarcopenia), hipotensão arterial, atrofia cerebelar e diminuição do mecanismo de atenção e tempo de reação, contribuindo para alterações do equilíbrio ao executar as AVD (Figueiredo et al., 2011).

Como sugestão para o treinamento do equilíbrio está indicado um volume que varie de uma a três séries. Respeitar o nível de capacidade funcional, as fases do aprendizado e a segurança do exercício são essenciais para o sucesso do programa. A progressão deve variar de acordo com cada indivíduo no ritmo lento/moderado.

A intensidade pode estar associada ao tempo, que pode oscilar de 10 a 60 segundos para cada movimento, ou pode estar ligada ainda ao número de repetições, que pode variar entre oito e 12. A progressão deve ser do mais fácil para o mais difícil. Um exemplo clássico consiste em solicitar que se realize o movimento com controle visual e, vencida essa etapa, que o mesmo movimento seja realizado sem controle visual.

Quanto à frequência, pode oscilar de três a seis vezes por semana, de acordo com o nível, os objetivos e a disponibilidade de cada cliente/paciente. O respeito ao nível da capacidade funcional, às fases do aprendizado e à segurança do exercício também deve ser mantido como nas fases anteriores.

Outras atividades têm sido recomendadas para melhoria da saúde geral da população idosa. Exercícios de coordenação motora, agilidade e lateralidade, dentre outros, contemplam o chamado treinamento funcional que, quando associado ao treinamento resistido, ao treinamento aeróbico e ao treinamento da flexibilidade, auxilia muito a manutenção e a melhora da saúde da população idosa.

84 Capítulo 3 – Atividade Física e Envelhecimento

Segundo Matsudo (2009), a recomendação de atividade física e saúde pública no idoso enfatiza quatro aspectos-chave para a promoção de um envelhecimento saudável:

1. **Atividades aeróbicas:** para promoção e manutenção da saúde, o idoso deve realizar atividades aeróbicas de intensidade moderada por, pelo menos, 30 minutos diários em 5 dias da semana. Essa recomendação tem sido adotada desde 1996 pelo Programa "Agita São Paulo".

2. **Fortalecimento muscular:** exercícios com peso realizados em uma série de 10 a 15 repetições, com oito a 10 exercícios que trabalhem os grandes grupos musculares, por 2 a 3 dias não consecutivos.

3. **Flexibilidade:** atividades de, pelo menos, 10 minutos com o maior número de grupos de músculos e tendões, por 10 a 30 segundos, em três a quatro séries de cada movimento estático, em todas as atividades aeróbicas e de fortalecimento.

4. **Equilíbrio:** exercícios de equilíbrio três vezes por semana.

Recomendações para o sucesso na prescrição de exercícios

- Durante as primeiras 8 semanas de treinamento, use a resistência mínima (30% a 50% de 1RM) para todos os exercícios.
- Instrua os idosos sobre o levantamento de peso apropriado e as técnicas de respiração.
- Supervisione atentamente a execução do programa.
- Prescreva exercícios de articulações múltiplas em vez de articulação única.
- Evite pesos livres. Dê preferência às máquinas para facilitar o aprendizado e priorizar a segurança em um primeiro momento. Com a evolução do treinamento, mescle as atividades com máquinas e pesos livres. Inclua o treinamento funcional nas prescrições.
- Estabilize a posição corporal dos idosos para realização das atividades propostas.
- Cada sessão de 20 a 30 minutos já promove efeitos benéficos; não prescreva programas que durem mais de 1 hora, o que pode desmotivar o treinamento e levar

ao abandono. Tenha bem definida a fase em que se encontra o idoso para obter sucesso quanto ao volume e à intensidade do treinamento.

- Utilize a escala de Borg com valores moderados (Percepção Subjetiva de Esforço [PSE] entre 12 e 13). Oscile se houver necessidade, de acordo com os objetivos propostos.
- Quarenta e oito horas de recuperação entre as sessões, no mínimo. Os idosos precisam de um período maior para recuperação muscular do que os indivíduos jovens. Três sessões semanais de exercícios de força muscular são uma indicação coerente. Se necessário, aumente ou diminua os dias de treinamento.
- Tenha cuidado com as prescrições para clientes com artrite, dores ou inflamações nas articulações. Nesse caso, a fisioterapia está indicada antes de um programa de treinamento com pesos. Outros cuidados devem ser levados em consideração de acordo com a anamnese inicial dos idosos e as possíveis patologias e medicamentos descritos por eles.
- Os retornos para treinamento devem ser planejados com cuidado. Não se deve recomeçar de onde o idoso parou em determinado momento. Volumes e intensidades devem ser readaptados para o reinício do treinamento.
- A realização dos exercícios só deverá ser recomendada quando os idosos estiverem se sentindo bem.
- As roupas e os calçados devem ser adequados à prática do treinamento.
- Oriente-os para que não utilizem sedativos e evitem beber e fumar.
- Sugira que não se exercitem em jejum e deem preferência ao consumo de carboidratos antes das atividades.
- Sempre respeite os limites pessoais, interrompendo as atividades em caso de dor ou desconforto que atrapalhe a continuidade dos exercícios de maneira não planejada.
- Evite a realização de atividades em extremos de temperatura e umidade.
- Inicie as atividades de maneira lenta e progrida gradativamente de modo a permitir adaptações.
- Enfatize a importância da hidratação antes, durante e após os exercícios.
- Cuidado com o excesso de desconforto nos exercícios de flexibilidade. Os idosos devem sentir um desconforto médio e não demasiado. Enfatize os alongamentos da musculatura dos isquiotibiais e paravertebrais.

86 Capítulo 3 – Atividade Física e Envelhecimento

- Alterne métodos estáticos e dinâmicos com as devidas precauções.
- Familiarize os idosos com as esteiras rolantes, cicloergômetros e outras atividades aeróbicas antes de solicitar que treinem. É muito importante que eles tenham confiança nos instrumentos e procedimentos a que serão submetidos.
- Controle a intensidade pela potência aeróbica e a frequência cardíaca. Utilize frequencímetros e a PSE para maior controle da intensidade.
- Execute o treinamento funcional, dando ênfase ao equilíbrio estático e dinâmico, à agilidade e à coordenação, entre outras capacidades, de acordo com as necessidades.
- Combine várias capacidades físicas em uma mesma sessão de treinamento, otimizando o tempo.
- Faça das periodizações a ferramenta para o sucesso de suas prescrições.
- Use sempre a literatura como aliada nas prescrições, somada a toda a experiência técnica adquirida. A relação teoria/prática é uma excelente ferramenta para o sucesso.

Considerações finais

A expectativa de vida vem aumentando rapidamente em todo o mundo, e o Brasil vem acompanhando esse crescimento sem estar preparado para oferecer à população idosa a qualidade que acompanhe essa expectativa.

Os efeitos deletérios do envelhecimento são conhecidos na literatura de maneira geral, bem como sua fisiopatologia. Com o aumento da idade podemos perceber que as funções físicas e fisiológicas são afetadas negativamente, e esses efeitos deletérios não deixarão de ocorrer com a prática sistematizada de atividades físicas, mas serão minimizados, desde que essa população realize atividades aeróbicas, de força muscular, de flexibilidade, de equilíbrio, com tempo de reação e movimentos reflexos, alcançando, assim, maiores patamares em termos de qualidade de vida.

Em consequência, aumentará o controle das patologias apresentadas, como hipertensão arterial e dislipidemias, e do peso corporal e, consequentemente, das alterações no IMC, além de melhorar a autonomia funcional, um dos grandes objetivos das pessoas idosas.

Vale ressaltar que as pessoas envelhecem de maneiras diferentes e que é forte a correlação entre os hábitos de vida e as condições degenerativas apresentadas pelos idosos. Por isso, a intervenção profissional é um recurso não medicamentoso que associa a prática de atividade física a dietas apropriadas, dentre outras possibilidades, e oferece aos idosos a possibilidade de aumentar a expectativa de vida associada à qualidade, tornando-os mais ativos, independentes e saudáveis.

Referências

American College of Sports Medicine. Progression models in resistance training for healthy adults. Rev Med & Science in Sports & Exerc 2009; 41(3):687-708.

Andreotti RA, Okuma SS. Validação de uma bateria de testes de atividades da vida diária para idosos fisicamente independentes. Revista Paulista de Educação Física 1999; 13(1):46-66.

Aniansson A, Rundgren A, Sperling L. Evaluation of functional capacity in activities of daily living in 70-year-old men and women. Scandinavian Journal of Rehability Medicine 1980; 12:145-54.

Aranha LLM, Canelo JAM, Sardón MA, Del Pino JM, González MCS. Qualidade de vida relacionada à saúde em espanholas com osteoporose. Rev Saúde Pública 2006; 40(2):298-303.

Bernardi GLM, Persuhn DC, Melo SS, Polesel MG. Análise de fatores de risco clínico-laboratoriais para aterosclerose em idosos segundo escore de Framingham. Rev Med Paraná 2007; 65(1):15-9.

Bortolotto LA, Macedo TA. Alterações vasculares da hipertensão arterial. Rev Soc Cardiol Estado de São Paulo 2008; 18(2):150-61.

Brasil. Estatuto do idoso. Lei n. 10.741, de 1 de outubro de 2003. Diário Oficial da República Federativa do Brasil, Brasília, DF, 1 de jan. 2004.

Caspersen CJ, Powell KE, Christensen GM. Physical activity, exercise and physical fitness: definitions anda distinctions for health-related research. Pub Health Rep 1985; 2:126-31.

Costill DL, Willmore JH. Physiology of sports and exercise. Ed. Human Kinetics, 2.ed, 1994.

Deurenberg P, Yap M, Van-Starveren WA. Body mass index and percent body fat: a meta-analysis among different ethnic groups. International Journal of Obesity London, 1998; 22:1164-71.

Engermann M, Schneider E, Evans CH, Baltzer AW. The potential of gene therapy for fracture healing in osteoporosis. Osteoporos Int 2005; 15(1):82-7.

Fiataroni MA, Marks EC, Ryan ND, Meredith CN, Lipsits LA, Evans WJ. High-intensity strength training in nonagenarians: effects on skeletal muscle. JAMA 1990; 13(263):3029-34.

Figueiredo LL, Pícoli TS, Borges APO, Patrizi LJ. Análise do equilíbrio no processo de envelhecimento. Fisoter Mov Curitiba, 2011; 24(3):401-7.

Fleck SJ, Kraemer WJ. Fundamentos do treinamento de força muscular. 2. ed. Porto Alegre: Artmed, 1999.

Forsbach G, Santos A. Densidad óssea y osteporosis: una opinion. Ginecol Obstet 1994; 62:201-3.

Frontera WR, Meredith CN, Oreilly KP, Knuttgen HG, Evans WJ. Strength conditioning in older men: skeletal muscle hypertrophy and improved function. The American Physiological Society, 1988:1038-44.

Instituto Brasileiro de Geografia e Estatística – IBGE. Projeção de população do Brasil por sexo e idade para o período de 1980-2050. Diretoria de Pesquisa. Coordenação de População e Indicadores Sociais. Rio de Janeiro: IBGE, 2004.

IV Diretrizes Brasileiras de Hipertensão Arterial. São Paulo: BG Cultural 2002:5.

Kamel HK. Sarcopenia and aging. Nutrition Reviews 2003; 61(5):157-67.

Katz S, Ford AB, Moskowitz RW, Jackson BA, Jaffe MW. Studies of illness in the aged. The index of ADL: a standardized measure of biological and psychosocial function. Journal of the American Medical Association 1963; 185:914-9.

Lawton MP, Brody EM. Assessment of older people: self-maintaining and instrumental activities of daily living. Gerontologist 1969; 9(3):179-86.

Lemieux S, Prud'Homme D, Bouchard C, Tremblay A, Despres JP. Sex differences in the relation of visceral adipose tissue accumulation to total body fatness. Am J Clin Nutr 1993; 58:463-7.

Lexell J. Human aging, muscle mass and fiber type composition. J Gerontol 1995; 50A (Special Issue):11-6.

Liberman A. Aspectos epidemiológicos e o impacto clínico da hipertensão no indivíduo idoso. Rev Bras Hipertens 2007; 14(1):17-20.

Lima-Costa MF, Barreto SM, Giatti L. Condições de saúde, capacidade funcional, uso de serviços de saúde e gastos com medicamentos da população idosa brasileira: um estudo descritivo baseado na Pesquisa Nacional por Amostra de Domicílios. Caderno de Saúde Pública, Rio de Janeiro 2003; 19(3):735-43.

Mahoney FI, Barthel DW. Functional evaluation: the barthel index. Maryland State Medical Journal 1965; 14:61-5.

Marques A. A prática de atividade física nos idosos: as questões pedagógicas. Horizonte, Portugal, 1999; 8:11-7.

Matos DG, Aidar FJ, Polito MD et al. Efeito de diferentes frequencias semanais de treinamento físico geral sobre a flexibilidade de mulheres de meia-idade. Rev Bras Cineantropom Desempenho Hum 2012; 14(5):582-91.

Matsudo SM. Envelhecimento, atividade física e saúde. Boletim do Instituto de Saúde. Envelhecimento e Saúde 2009; 47:76-8.

Matsudo SM, Matsudo VKR, Barros Neto TL. Impacto do envelhecimento nas variáveis antropométricas, neuromotoras e metabólicas da aptidão física. Rev Bras Atividade Física e Saúde 2000; 8:21-32.

Matsudo SM, Matsudo VR, Barros Neto TL. Atividade física e envelhecimento: aspectos epidemiológicos. Revista Brasileira de Medicina do Esporte 2001; 7(1):2-13.

Mazini Filho ML, Ferreira RW, Cezar EP. Os benefícios do treinamento de força na autonomia funcional do indivíduo idoso. Revista de Educação Física. Escola de Educação Física do Exército, Rio de Janeiro – Brasil, 2006; 134:57-68.

Mazini Filho ML, Matos DG, Rodrigues BM et al. Effects of 16 weeks of exercise in elderly women. International Sport Med Journal June 2013; 14(2):86-93.

Mazini Filho ML, Rodrigues BM, Aidar FJ et al. Influência dos exercícios aeróbio e resistido sobre o perfil hemodinâmico e lipídico em idosas hipertensas. Rev Bras Ci e Mov 2011; 19(4):15-22.

Meirelles MEA. Atividade física na terceira idade. Rio de Janeiro: Ed Sprint, 2000.

Mendes de Leon CF, Seeman TE, Baker DI, Richardson ED, Tinetti M. Self efficacy, physical decline, and change in functioning in community-living elders: a prospective study. Journal of Gerontology: Social Sciences 1996; 5(4):183-90.

Mendonça SCL, Forge PT. Prevalência de dislipidemia em uma população com mais de 50 anos. Arq Bras Endocrinol Metab 1997; 41(4):183-7.

Monteiro AB, Fernandes Filho J. Análise da composição corporal: uma revisão de métodos. Revista Brasileira de Cineantropometria & Desempenho Humano 2002; 4(1):80-2.

Mota GR, Gobbi S. Efeitos do envelhecimento e do treinamento físico sobre a capacidade de reserva em homens treinados. Rev Bras Ciênc Exerc 2000; 2:29-46.

Nahas MV. Atividade física, saúde e qualidade de vida: conceitos e sugestões para um estilo de vida ativo. Londrina: Midiograf, 2001.

Nóbrega ACL, Freitas EV, Oliveira MAB et al. Posicionamento oficial da Sociedade Brasileira de Medicina do Esporte e da Sociedade Brasileira de Geriatria e Gerontologia: atividade física e saúde no idoso. Rev Bras Med Esporte 1999; 5(6):207-11.

Okuma SS, Andreotti RA, Lara ARF, Miranda ML, Suckow L. Implantação do programa de atividade física para autonomia para pessoas idosas. São Paulo, Departamento de Pedagogia do Movimento do Corpo Humano/EEFEUSP, 1995.

OMS (Organização Mundial da Saúde) Physical status: the us and interpretation of anthropometry. (Technical Report Series, 854). Genebra: OMS.

Ouriques EPM, Fernandes JA. Atividade física na terceira idade: uma forma de prevenir a osteoporose? Revista Brasileira de atividade física e saúde 1997; 2:53-9.

Porter MM, Vandervoort AA, Lexell J. Ageing of human muscle: structure, junction and adaptability. Scand J Med Sci Sports 1995; 5:129-42.

Pouzas FA, Rodrigues AS, Duarte IA, Bispo AS. Estudo comparativo das alterações na aptidão cardiovascular em idosas praticantes e não praticantes de caminhada em Alvarenga, MG. O Mundo da Saúde, São Paulo, 2007; 31(4):489-93.

Putten JMFV, Hobart JC, Freeman JA, Tompson AJ. Measuring changing disability after inpatient rehabilitation: comparison of the responsiveness of the Barthel index and the Functional Independence Measure. J Neurol Neurosurg Psychiatry 1999; 66:480-4.

Ramos LR. Fatores determinantes do envelhecimento saudável em idosos residentes em centro urbano: Projeto Epidoso, São Paulo. Cad Saúde Pública, Rio de Janeiro, 2003; 19(3):793-8.

Reuben DB, Laliberte L, Hiris J, Mor V. A hierarchical exercise scale to measure function at the advanced activities of daily living (AADL) level. Journal of the American Geriatrics Society 1990; 38(8):855-61.

Rikli RE, Jones CJ. Development and validation of a functional fitness test for communityresiding older adults. Journal of Aging and Physical Activity 1999; 7:129-61.

Ritson F, Scott S. Physiotherapy for osteoporosis: a pilot study comparing practice and knowledge in Scotland and Sweden. Physiotherapy 1996; 82(7):1390-4.

Robergs RA, Roberts SO. Exercise physiology: exercise performance and clinical applications. St. Louis: Mosby, 1997.

Seeman TE, Bruce ML, McAvay GJ. Social network characteristics and onset ADL disability: McArthur studies of successful aging. Journal of Gerontology 1996; 51:191-200.

Smith J. Well-being and health from age 70 to 100: findings the Berlin Aging Study. European Reviews 2001; 9:461-77.

Spirduso W. Physical dimensions of aging. Champaign: Human Kinetics, 1995.

Vale RGS, Pernambuco CS, Dantas EHM. Protocolo GDLAM de Avaliação da Autonomia Funcional. Fit & Perf J 2004; 3:175-83.

Willett WC, Dietz WH, Colditz GA. Guidelines for healthy weight. N Engl J Med 1999; 341:427-34.

World Health Organization. Health Evidence Network. What are the main risk factors for disability in old age and how can disability be prevented. Copenhagen: WHO Regional Office for Europe 2004.

Yamaguchi AM. Avaliação global do idoso: manual da liga GAMIA. São Paulo: Atheneu 2005:111-15.

Zanella AL, Moreira LR, Marinho PS et al. Processo do envelhecimento humano. Revista Brasileira de Fisiologia do Exercício 2010; 9(2):100-6.

Zaslavsk C, Gus I. Idoso – doença cardíaca e comorbidades. Arq Bras Cardiol 2002; 79(6):635-9.

Capítulo 4

CARDIOPATIAS

Mauro Lúcio Mazini Filho
Rafael Pedroza Savoia
Saulo de Paula Costa
Carlos Gonçalves Tavares

Introdução

Não é novidade que as cardiopatias sejam consideradas as principais causas de óbito entre as pessoas, o que se encontra bem documentado na literatura. As doenças mais frequentes são: angina de peito, infarto agudo do miocárdio (IAM), acidente vascular encefálico (AVE), aterosclerose e hipertensão arterial.

Um dos principais responsáveis pelos problemas cardiovasculares é o *sedentarismo*, que está diretamente ligado à mudança comportamental da sociedade no último século. Antes, para a execução das atividades de subsistência e laborais a atividade física era considerada um componente essencial. Aos poucos, com o avanço da tecnologia, a atividade física foi sendo deixada de lado e, como consequência, surgiram as doenças crônicas não transmissíveis (DCNT), ocasionadas pelo sedentarismo e os maus estilos de vida, como a alimentação desequilibrada e o consumo de álcool e tabaco, dentre outros.

As DCNT passaram a ser determinantes nas mudanças do padrão demográfico, no perfil de doenças e na mortalidade das populações, cujas modificações mais enfáticas ocorreram a partir da segunda metade do século XX. A partir da década de 1980, as DCNT passaram a receber mais atenção, pois começaram a ser associadas a maiores taxas de morbidade e mortalidade em comparação a períodos anteriores ou às doenças infecciosas e parasitárias. Outra causa para o aumento das DCNT é o aumento da expectativa de vida, uma vez que, quanto maior o número de pessoas idosas, maiores os problemas de saúde associados.

Assim, dentro dessa nova realidade, a Organização Mundial da Saúde (OMS) sugere mudanças para a adoção de um estilo de vida saudável com a inserção da prática do exercício físico, bem como uma alimentação saudável, além de descanso e lazer, em associação aos componentes anteriormente descritos, com vistas à melhora da saúde e da qualidade de vida.

Mesmo com essas recomendações bem traçadas e contando com o auxílio da mídia para sua divulgação, as pessoas não têm conseguido acatar as recomendações atuais para a prática de atividades físicas, o que tem ocasionado comorbidades e problemas de saúde e funcionais. Como já bem documentado, a prática de exercício por 150 minutos semanais pode ser interessante para manutenção da saúde cardiovascular (Nahas, 2003). Esse tempo de exercício pode compreender a prática de atividades físicas contínuas ou acumuladas. Todavia, para otimizar a perda de peso, 200 minutos de exercícios podem promover maiores benefícios. Exercícios de força e flexibilidade também têm sido sugeridos como ferramentas para melhorar a qualidade de vida, uma vez que indivíduos ativos têm chance reduzida de desenvolver problemas cardiovasculares e morrer quando comparados a sedentários.

Quanto à intensidade, a cada ano inúmeros estudos divulgam novidades. Entretanto, as atividades moderadas ainda são as mais discutidas em razão de sua relação custo/benefício, uma vez que os efeitos da prática do exercício estão relacionados com a adesão e a segurança, dentre outras variáveis. Mesmo que amplamente recomendadas, isso não significa que sejam as mais eficazes. A periodização do treinamento, visando atingir os objetivos individuais, deve ser o foco principal de uma prescrição segura e efetiva.

Este capítulo traz informações acerca das cardiopatias, suas complicações e orientações quanto à prática do exercício físico voltada para a população.

Lipoproteínas

As lipoproteínas, compostas por lípides e proteínas, denominadas apoproteínas, são divididas em classes que se diferenciam pelo tamanho, pela densidade e composição tanto lipídica como apoproteica: quilomícrons (Qm), lipoproteínas de muito baixa densidade (VLDL), lipoproteínas de densidade intermediária (IDL), lipoproteínas de baixa densidade (LDL) e lipoproteínas de alta densidade (HDL) (Forti, 2006).

As partículas de HDL são formadas no fígado, no intestino e na circulação e seu principal conteúdo proteico é representado pelas apoproteínas AI e AII. As HDL são constituídas por 50% de apoproteínas, 20% de colesterol livre (CL) e de colesterol esterificado (CE), 15% de fosfolípides e 5% de triglicérides (TG) (Diretriz Brasileira de Dislipidemias e Prevenção da Aterosclerose, 2013; Forti, 2006). Valores baixos de HDL são comumente associados a tabagismo, obesidade visceral, dieta muito pobre em gordura, hipertrigliceridemia e uso de alguns fármacos (Forti, 2006).

As LDL estão entre os maiores carreadores de colesterol no sangue. Quando uma pessoa tem grande quantidade de LDL-c circulante no sangue, a LDL pode lentamente se acumular na parede das artérias que nutrem o cérebro e o coração, podendo formar uma placa que futuramente irá entupir uma determinada artéria.

As IDL são um produto intermediário na formação da LDL. Em contato com a enzima lipoproteica, a VLDL pode dar origem à IDL; em seguida, a IDL sofre a ação da lipase hepática e forma a LDL (Sicchieri, 2012).

As VLDL são sintetizadas no fígado e sua principal função é o transporte para o plasma sanguíneo dos triglicérides produzidos no fígado. As VLDL contêm as seguintes apolipoproteínas: apoB-100, apoE e apoC. Quando em contato com a enzima lipase lipoproteica, as VLDL dão origem às IDL (Sicchieri, 2012).

Sintetizados pelas células intestinais, os quilomícrons (Qm) são responsáveis pelo transporte dos lípides da dieta absorvidos pelo intestino. A principal apolipoproteína presente nos Qm é a apoB-48. Os Qm contêm a mesma via metabólica das VLDL produzidas pelo fígado e, assim como estas, são submetidos à ação da enzima lipase lipoproteica na parede dos capilares (Sicchieri, 2012).

A Tabela 4.1 apresenta a classificação das lipoproteínas quanto às variáveis discutidas.

94 Capítulo 4 – Cardiopatias

Tabela 4.1 Classificação das lipoproteínas quanto a densidade, tamanho e apolipoproteína constituinte

Classificação	Densidade (g/mL)	Tamanho (nm)	Apolipoproteína principal	Outras apolipoproteínas
Quilomícrons	0,93	75 a 1.200	ApoB-48	A-I, A-IV, C-I, C-II, C-III
VLDL	0,930 a 1,006	30 a 80	ApoB-48	E, A-I, A-II, A-V, C-I, C-II, C-III
IDL	1,006 a 1,019	25 a 35	ApoB-100	E, C-I, C-II, C-III
LDL	1,019 a 1,063	18 a 25	ApoB-100	
HDL	1,063 a 1,210	05 a 12	ApoA-I	A-II, A-IV, E, C-III

Dando sequência ao tema, apresentamos na Tabela 4.2 os valores limites de colesterol total e frações e triglicérides de acordo com a Sociedade Brasileira de Cardiologia (SBC).

Tabela 4.2 Limites para os valores de colesterol total, HDL, LDL e triglicérides de acordo com a Sociedade Brasileira de Cardiologia

Colesterol total	< 200mg/L → desejável De 200 a 239mg/dL → limítrofe ≥ 240mg/dL → alto
HDL	< 40mg/dL → risco aumentado de doenças cardiovasculares De 40 a 59mg/dL → quanto maior, melhor ≥ 60mg/dL → considerado fator de proteção contra doenças cardiovasculares
LDL	< 100mg/dL → nível ideal De 100 a 129mg/dL → nível próximo do ideal De 130 a 159mg/dL → limítrofe De 160 a 189mg/dL → alto ≥ 190mg/dL → muito alto
Triglicérides (TG)	< 150mg/dL → normal De 150 a 199mg/dL → limítrofe De 200 a 499mg/dL → alto ≥ 500mg/dL → muito alto

Fatores de prevenção contra cardiopatias

Eliminação do tabagismo

Há no mundo mais de 1 bilhão de fumantes, 80% dos quais vivem em países de baixa e média renda. Estima-se que os fumantes consumam cerca de 6 trilhões de cigarros todos os anos. O risco relativo de infarto do miocárdio está aumentado duas vezes entre os fumantes com idade superior a 60 anos e cinco vezes entre aqueles com idade inferior a 50 anos, se comparados aos não fumantes (WHO, 2010).

Dieta, suplementos e vitaminas

Os carotenoides constituem uma classe de mais de 600 compostos, responsáveis pelos pigmentos amarelo, vermelho e laranja em plantas, sendo o α-caroteno, o β-caroteno, a β-criptoxantina, o licopeno, a luteína e a zeaxantina os mais frequentemente encontrados nos alimentos. Conhecidos principalmente como precursores de vitamina A, os carotenoides também são importantes supressores de radicais livres e agem como potentes antioxidantes (Simão, 2013).

Principal antioxidante solúvel em gordura no corpo humano, a vitamina E está presente em um complexo de quatro isômeros (α, β, γ e δ-tocoferol). O benefício potencial da vitamina E quanto ao risco de doenças cardiovasculares (DCV) foi relacionado com sua capacidade antioxidante e a hipótese da modificação da lipoproteína de baixa densidade oxidada (LDL-ox), particularmente envolvida na aterogênese (Simão, 2013).

A vitamina D é um nutriente solúvel em gordura que desempenha diversas funções no organismo, principalmente no metabolismo ósseo (Simão, 2013). Zittermanne (2011) resumiu os mecanismos subjacentes para um possível papel da vitamina D na prevenção de doença coronariana. Estes incluem a inibição da proliferação do músculo liso vascular, a supressão da calcificação vascular, a regulação negativa de citocinas pró-inflamatórias, a regulação aumentada de citocinas anti-inflamatórias e a ação da vitamina D como regulador negativo endócrino do sistema renina-angiotensina.

Vitamina B e folato

As evidências de uma ligação entre a vitamina B e DCV foram demonstradas em razão do efeito dessas vitaminas na diminuição da homocisteína. A homocisteína, um aminoácido contendo enxofre, é um metabólito produzido indiretamente na desmetilação de metionina (Simão, 2013).

Ácidos graxos poli-insaturados ômega-3 de origem marinha – docosaexaenoico (DHA) e eicosapentaenoico (EPA)

Estudos clínicos mostram que a suplementação com 2 a 4g de EPA/DHA ao dia pode diminuir os níveis de TG em até 25% a 30%, aumentar discretamente os de HDL-c (1% a 3%) e elevar os de LDL-c em até 5% a 10%. A capacidade de redução dos níveis de TG depende da dose, com uma redução aproximada de 5% a 10% para cada 1g de EPA/DHA consumido ao dia, sendo maior nos indivíduos com níveis basais mais elevados de TG. Em uma metanálise de 36 ensaios clínicos randomizados, a suplementação com óleo de peixe (dose mediana de 3,7g/dia) mostrou reduzir a pressão arterial sistólica em 3,5mmHg e a diastólica em 2,4mmHg. A redução do tônus adrenérgico e da resistência vascular sistêmica é um mecanismo proposto. Como a maioria dos estudos avaliou EPA e DHA de maneira combinada, até o momento não há evidências suficientes para que se estabeleçam recomendações separadas para cada um desses ácidos graxos. Não se recomenda a suplementação de EPA e DHA para prevenção de DCV (Simão, 2013).

Ácidos graxos poli-insaturados ômega-3 de origem vegetal

O ácido graxo alfalinolênico (ALA) tem efeitos inconsistentes sobre os níveis lipídicos. Em revisão sistemática e metanálise de 14 ensaios randomizados e controlados com suplementação de ALA, não se observou influência significativa sobre CT, LDL-c ou TG, encontrando-se um efeito mínimo sobre o HDL-c (redução de 0,4mg/dL) (Simão, 2013).

Glicose

À medida que as DCV foram se tornando a principal causa de morbidade e mortalidade nos países desenvolvidos, no transcorrer do século XX, a resistência à insulina tem como mais importante contribuinte o excesso de ácidos graxos livres (AGL) circulantes, os quais se originam do tecido adiposo e das lipoproteínas ricas em TG. No fígado, os ácidos graxos livres aumentam a produção de glicose, TG e LDL, associando-se à redução do colesterol contido na HDL e ao aumento da densidade das LDL. O aumento da glicose circulante e a liberação de AGL elevam a secreção de insulina do pâncreas, resultando em hiperinsuline-mia, a qual pode levar à retenção de sódio e ao aumento da atividade simpática, que contribuem para a hipertensão (Machado, 2006).

Hipertensão arterial

Para manter a pressão arterial elevada, o coração aumenta sua carga de trabalho, o que ocasiona a hipertrofia do músculo cardíaco, que se dilata e fica mais fraco com o tempo, aumentando os riscos de um ataque. A elevação da pressão também aumenta o risco de AVE, lesão nos rins e insuficiência cardíaca. O risco de ataque em um hipertenso aumenta várias vezes (Skoog, 1996).

Sedentarismo

Exercícios, mesmo que em graus moderados, têm efeito protetor contra a doença arterial coronariana e todas as causas de mortalidade, além de uma série de outros benefícios, como elevação do HDL-c, redução da hipertensão arterial sistêmica e auxílio na redução do peso corporal (Powell et al., 1987).

AVALIAÇÃO E CONDUTA ESPORTIVA PARA CARDIOPATAS

Avaliação e conduta para praticantes de atividade física

O ideal é que todo indivíduo candidato à prática de exercícios ou espor-tes em intensidade moderada e elevada seja submetido, obrigatoriamente, a um exame médico que possibilite a detecção de fatores de risco, sinais e sintomas sugestivos de DCV e doenças pulmonares, metabólicas ou do aparelho locomo-tor para uma prescrição segura e efetiva.

Assim, durante a anamnese e a avaliação física/funcional, recomendam--se alguns procedimentos (Sociedade Brasileira de Medicina do Esporte [SBME], 2013):

- Questionário de Prontidão para Atividade Física (PAR-Q).
- Avaliação da composição corporal a partir das dobras cutâneas.

- Teste de esforço de 12 minutos.
- Exames complementares:
  - Hemograma completo.
  - Glicemia de jejum.
  - Ureia e creatinina.
  - Lipidograma completo.
  - Ácido úrico.
  - Exame de urina.
  - Exame parasitológico de fezes.
  - Exames do fígado.
  - Exames hormonais.

Avaliação e conduta para o grupo de portadores de cardiomiopatias e miocardites

A cardiomiopatia hipertrófica é uma doença autossômica dominante caracterizada por desarranjo miofibrilar dos miócitos, acompanhado de hipercontratilidade, hipodiastolia e hipertrofia septal assimétrica, com ou sem obstrução da via de saída do ventrículo esquerdo. Essa doença é a principal causa de morte súbita relacionada com o exercício e o esporte em indivíduos de 30 a 35 anos ou menos na América do Norte, enquanto na Europa a displasia arritmogênica do ventrículo direito prevalece como principal causa de morte súbita nessa faixa etária (SBME, 2013).

Os exames sugeridos para essa população são:

- ECG.
- Teste ergométrico.
- Teste cardiopulmonar.
- Ecocardiograma.

Recomendações para atletas com diagnóstico de cardiomiopatia hipertrófica

Atletas com diagnóstico provável ou inequívoco de cardiomiopatia hipertrófica devem ser excluídos da maior parte dos esportes competitivos, com a possível exceção daqueles com baixo componente dinâmico e estático. Essa recomendação independe de idade, sexo, aparência fenotípica do atleta, presença ou não de sintomas, obstrução da via de saída do ventrículo esquerdo, tratamento medicamentoso, ablação septal, uso de marca-passo ou desfibrilador implantado (SBME, 2013).

Avaliação e conduta para o grupo de portadores de displasia arritmogênica do ventrículo direito (DAVD) ou cardiomiopatia de VD

A DAVD consiste em uma alteração do músculo cardíaco de causa genética por alteração na formação dos desmossomos e é caracterizada por substituição fibrogordurosa patológica do miocárdio ventricular direito, podendo acometer também o ventrículo esquerdo (VE). Essa enfermidade é uma importante causa de morte súbita em jovens e atletas (SBME, 2013).

São recomendados os seguintes exames:

- ECG de alta resolução.
- Ecocardiograma.
- Estimulação elétrica programada.
- Ressonância magnética.
- Holter de 24 horas.
- Teste ergométrico.

Avaliação e conduta para o grupo de portadores de miocardite

A miocardite é uma enfermidade associada a um perfil clínico heterogêneo, sendo a provável causa da morte súbita em alguns atletas. Em geral, a miocardite é resultado de uma infecção, mas pode ser associada ao uso excessivo de álcool ou drogas. A morte súbita pode ocorrer em sua fase ativa ou, até mesmo, quando já há uma cicatriz no miocárdio, sendo consequência de arritmias complexas deflagradas a partir de um substrato elétrico de instabilidade (SBME, 2013).

Avaliação e conduta para o grupo de portadores de doença arterial coronariana

As doenças coronarianas são distúrbios que envolvem a circulação das artérias coronarianas e, consequentemente, afetam a irrigação do miocárdio (SBME, 2013). Esses distúrbios se caracterizam pelo estreitamento progressivo, agudo ou crônico, em virtude do depósito de substâncias gordurosas na parede dessas artérias.

Atividade física para prevenção de doença arterial coronariana

Na última década, a prática de atividades físicas passou a ser recomendada como intervenção primária e secundária para prevenção de doença arterial coronariana estável por proporcionar melhora na capacidade funcional, atenuando a angina em repouso, com redução da gravidade da isquemia induzida pelo esforço, além da redução de alguns fatores de risco cardiovasculares. Assim, apresentamos algumas variáveis do exercício que devem ser muito bem planejadas e entendidas para uma prescrição segura e efetiva:

- **Tipo de exercício:** programas de exercícios aeróbicos são os que promovem melhores benefícios para o sistema cardiovascular e para o controle dos fatores de risco, embora outras correntes defendam veementemente o exercício resistido. Em nossa visão, a associação de ambos proporciona os melhores resultados.

- **Frequência do exercício:** a frequência de exercícios físicos recomendada é de três a cinco vezes por semana; em alguns grupos (hipertensos e obesos), a frequência pode ser de até sete vezes por semana.

- **Intensidade do exercício:** a melhor maneira de se mensurar a intensidade física do exercício é por meio do $VO_{2máx}$ e determinada por teste ergométrico máximo. A FC de treinamento deve se situar entre 70% e 85% da FC máxima ($FC_{máx}$) obtida no teste de esforço, podendo ser utilizada a fórmula de Karvonen ($FC_{treino} = [FC_{máx} - FC_{rep}] \times$ % da FC_{res} recomendada + FC_{rep}) ou a frequência cardíaca correspondente entre o limiar anaeróbico e o ponto de compensação respiratória, avaliados pela ergoespirometria. Nos clientes/pacientes iniciantes, deverá ser usada a faixa de 50% a 60% da FC de reserva e, para os condicionados, 60% a 80% da FC de reserva. Nos clientes/pacientes em uso de β-bloqueador, deve-se associar a FC de treinamento com a sensação subjetiva de esforço pela escala de Borg (SBME, 2013).

- **Exercícios resistidos:** as seguintes variáveis de treinamento devem ser observadas para prescrições seguras e eficientes:

  - **Intensidade:** devem ser usados 40% a 60% da contração voluntária máxima (baixa a moderada intensidade) com oito a 15 repetições, de uma a três séries.

– **Frequência do exercício:** a frequência de exercícios físicos recomendada é de três a cinco vezes por semana.

Todavia, esses valores servem apenas como uma referência para as prescrições. Por isso, os profissionais devem se apropriar de mais conhecimentos sobre as outras formas de prescrição que levem em conta todas as variáveis possíveis relacionadas com o cliente/paciente.

Angina de peito

Segundo Serrano (2009), a angina de peito é o sintoma mais comum e característico da isquemia miocárdica. É, em geral, a consequência do desequilíbrio entre a oferta e a demanda de oxigênio para o miocárdio, levando ao acúmulo de metabólitos e à acidose local. Com isso, terminações nervosas no interstício são estimuladas, ocasionando a sensação de dor ou desconforto torácico. Denomina-se *angina típica* a dor ou desconforto subesternal ou precordial tipo opressiva (em aperto, peso ou pressão) ou queimação, que pode irradiar-se caracteristicamente para o membro superior esquerdo, em geral para a face ulnar, e/ou para a mandíbula. Por vezes, irradia-se para ambos os membros superiores ou apenas para o direito ou para o dorso.

Angina estável

DEFINIÇÃO

A angina estável é a manifestação clínica da doença isquêmica crônica do miocárdio. Sua apresentação típica, por definição, deve incluir os seguintes aspectos:

- Dor tipo opressiva ou em queimação com duração de 2 a 15 minutos.
- Provocada por esforço físico ou estresse emocional.
- Aliviada pelo repouso ou pelo uso de nitrato sublingual.

FISIOPATOLOGIA

A patogênese da angina crônica estável envolve, basicamente, uma incompatibilidade entre a oferta e a demanda de oxigênio no miocárdio e equivale à "isquemia miocárdica estresse-induzida". Para explicar essa expressão é necessário compreender alguns conceitos:

102 Capítulo 4 – Cardiopatias

- **Reserva coronariana:** o músculo cardíaco é o único tecido do corpo que atinge taxa quase máxima de extração de oxigênio no repouso (cerca de 75% do O_2 arterial). Por isso, perante o aumento da demanda metabólica do miocárdio (MVO_2), a única maneira de aumentar a oferta de O_2 é aumentando o fluxo sanguíneo nas artérias coronárias, já que não há como elevar proporcionalmente a taxa de extração de O_2, que já é muito alta.

  A reserva coronariana consiste na capacidade fisiológica de dilatação do leito arteriolar miocárdico proporcionalmente ao aumento da MVO_2. Em indivíduos normais, essa reserva pode aumentar o fluxo sanguíneo em até seis vezes. Portanto, na angina estável, o grande problema é o esgotamento dessa reserva coronariana, uma vez que existe uma disfunção endotelial somada à lesão estenótica dessas artérias.

- **Estenose coronariana fixa:** a causa mais comum de estenose fixa é a placa aterosclerótica. Quando a obstrução é leve, não há repercussão na perfusão miocárdica. No entanto, obstruções acima de 50% podem comprometer significativamente a reserva coronariana para determinada região do músculo cardíaco. Assim, no repouso, o fluxo coronariano seria suficiente para perfundir o miocárdio, mas, durante esforço físico ou metabólico, levaria à isquemia estresse-induzida em determinada região.

- **Estenose coronariana variável:** em virtude da disfunção endotelial, o segmento comprometido pela placa aterosclerótica se torna mais propenso à vasoconstrição, geralmente desencadeada por estímulos como frio, fumo e estresse físico e emocional. Nessas situações, a obstrução se agravaria ainda mais, diminuindo transitoriamente (por isso, "variável") o "limiar anginoso".

- **Limiar anginoso:** consiste na quantidade de esforço necessária para desencadear a angina. Em alguns clientes/pacientes, esse limiar é mais "fixo", ou seja, a angina é sempre desencadeada pelo mesmo grau de esforço (correlaciona-se com a estenose fixa). Entretanto, na maioria dos casos, o limiar é "variável", sendo a angina desencadeada ora por esforços maiores, ora por esforços menores, dependendo do dia, da hora e de vários outros fatores (correlaciona-se com a estenose variável). Ambos os mecanismos patogenéticos principais podem resultar em isquemia e angina no cenário crônico: o primeiro (de limiar fixo) pode ser chamado de *angina de demanda*, em que a angina ocorre como consequência de aumento da MVO_2 durante estresse físico ou emocional, febre, tireotoxicose, anemia ou hipoglicemia, entre outras. O segundo (de limiar variável) pode ser chamado de *angina de fornecimento ou abastecimento*, que pode ocorrer na angina instável ou na angina estável por reduções transitórias na entrega de O_2 para o miocárdio devido à vasoconstrição coronariana dinâmica, estimulada pelos fatores já citados.

Exercício físico para portadores de angina de peito

É importante salientar que indivíduos com alto risco de doenças coronarianas devem adiar a prática de atividades físicas até que as condições ideais sejam restabelecidas. Entre as doenças coronarianas, podem ser citadas as seguintes: angina instável, estenose aórtica grave, arritmias cardíacas não controladas, insuficiência cardíaca congestiva descompensada ou outras condições clínicas que possam ser agravadas pelo exercício, como miocardite aguda ou doenças infecciosas (Fletcher et al., 1990)

O exercício físico está positivamente indicado para indivíduos com *angina de peito*, pois aumenta o limiar de isquemia em clientes/pacientes com os sintomas dessa doença, principalmente em razão do poderoso efeito vasodilatador do exercício físico aeróbico. Para a prática do *personal training* com esse público, é importante lembrar a importância de alguns fatores, como:

- Verificar a autorização médica para a prática do exercício físico.
- Avaliar a possibilidade de morte súbita durante o exercício físico.
- Conhecimento adequado da fisiopatologia e do efeito do exercício físico nessa população.
- Dispor de acesso rápido ao atendimento médico em caso de urgência (recomenda-se a certificação em suporte básico de vida – BLS na sigla em inglês).
- Avaliar constantemente sinais como cansaço, alteração de comportamento, sintomas correlacionados e alterações hemodinâmicas durante o exercício físico.

O treinamento resistido para alunos com *angina de peito* está indicado nas seguintes situações:

- O avaliado apresenta boa condição ventricular esquerda e boa condição cardiorrespiratória (> 5 a 6 METS).

- Uso correto da medicação prescrita pelo médico.

- Pressão arterial controlada.

O treinamento aeróbico para indivíduos com angina de peito deve ser prescrito com intensidades variando entre 40% e 60% do $VO_{2máx}$ ou de 50% a 70% da FC de reserva, devendo ser mantida a percepção subjetiva de esforço entre 12 e 13 pela escala de Borg.

Sempre que se mencionam os exercícios resistidos para grupos especiais, surgem o medo e o preconceito de várias correntes e também dos próprios clientes acometidos por cardiopatias, mas vários estudos demonstram a eficácia desse tipo de intervenção (Moraes, 2005; Williams et al., 2007). Não obstante a falta de uso da força nas AVD, vários problemas para o portador de cardiopatia estão associados à ausência dessa capacidade física. Assim, recomenda-se o treinamento resistido para a promoção de benefícios, como otimizar a resposta do condicionamento aeróbico, aumentar a densidade mineral óssea, aprimorar o tecido conjuntivo, aumentar ou manter o peso corporal magro, reduzir o risco de osteoporose e diabetes e controlar a hipertensão arterial (Moraes, 2005; Vincent & Vincent, 2006; Williams et al., 2007).

Diante do exposto, a prescrição do exercício resistido deve obedecer às seguintes normas: seis a 10 tipos diferentes de exercícios, envolvendo a maioria dos grupos musculares de membros superiores e inferiores; três séries; 10 a 15 repetições; intensidade de carga entre 60% e 75% de 1RM; execução das repetições de maneira ritmada e controlada em até 2 segundos para cada fase (concêntrica e excêntrica); e, no mínimo, frequência de duas vezes por semana com 4 semanas de treinamento (Gonçalves et al., 2012).

Hipertensão arterial

A hipertensão arterial sistêmica é uma síndrome multicausal e multifatorial caracterizada pela presença de níveis tensionais elevados e normalmente associada a distúrbios metabólicos e hormonais e à hipertrofia cardíaca e vascular (Negrão & Barreto, 2005).

A Tabela 4.3 apresenta a classificação dos valores pressóricos de acordo com a V Diretriz Brasileira de Hipertensão Arterial (2006).

Tabela 4.3 Classificação da pressão arterial segundo a V Diretriz Brasileira de Hipertensão Arterial (2006)

Classificação brasileira 2006	Pressão sistólica (mmHg)	Pressão diastólica (mmHg)
Ótima	< 120	< 80
Normal	120 a 129	80 a 84
Limítrofe	130 a 139	85 a 89
Hipertensão estágio 1 (leve)	140 a 159	90 a 99
Hipertensão estágio 2 (moderada)	160 a 179	100 a 109
Hipertensão estágio 3 (grave)	> 180	> 110
Sistólica isolada	> 140	< 90

A hipertensão arterial, na maioria dos casos, é influenciada por fatores genéticos, dieta com altos teores de sódio, obesidade, sedentarismo, estresse e a combinação desses fatores, os quais são considerados modificáveis (Pollock, 1993; Powers & Howley, 2000).

A Tabela 4.4 relaciona o controle dessas variáveis com o estilo de vida segundo o VII Joint National Committee (2003).

Tabela 4.4 Estilo de vida e suas variantes segundo o VII Joint National Committee (2003)

Modificação	Recomendação	Redução aproximada
Controle de peso	Manter o IMC entre 18,5 e 24,9kg/m²	5 a 20mmHg para cada 10kg de redução do peso
Padrão alimentar	Dieta rica em frutas, vegetais e alimentos de baixa caloria e gordura saturada total	8 a 14mmHg
Consumo de sal	Reduzir ingestão de sódio para não mais que 2g (5g de sal/dia), ou seja, no máximo 3 colheres rasas de café ou 3g + 2g de sal dos próprios alimentos	2 a 8mmHg
Consumo de álcool	30g/dia de etanol para homens e 15g/dia para mulheres	2 a 4mmHg
Atividade física	Hábito de atividade física aeróbica pelo menos três a cinco vezes por semana	4 a 9mmHg

Segundo Dantas (2007), o cenário de hipertensão arterial no Brasil é assustador, com prevalência de cerca de 15% a 44% de adultos brasileiros hipertensos, o que onera o Estado. Além disso, a hipertensão arterial é um dos fatores de risco mais preponderantes para DCV (40% das mortes por AVE e 27% por doenças coronarianas).

Hipertensão e exercícios aeróbicos

De acordo com recomendações do American College of Sport Medicine (ACMS, 2007), os exercícios aeróbicos devem ser restritos aos hipertensos leves e moderados. Ainda não há evidências claras e seguras de que hipertensos graves apresentem valores ideais para a prática de atividade física devido ao aumento gradual e linear que acontece com a resposta pressórica ao exercício, sendo considerado um importante fator de risco.

As recomendações para o treinamento aeróbico são as seguintes: frequência semanal de três a sete vezes, com duração de 30 minutos, e intensidade de 40% a 60% do VO_2 de reserva ou 50% a 70% da $FC_{máx}$.

Para o cálculo da $FC_{máx}$ pode ser utilizada a fórmula de Karvonen (220 – idade); entretanto, Novaes & Vianna (2003) acreditam que, para maior fidedignidade, a fórmula de Bruce et al. (1974) seria a mais recomendável, uma vez que foi desenvolvida para clientes/pacientes hipertensos:

$$FC_{máx} = 204 - 1,07 \times idade$$

O efeito hipotensor, ou hipotensão pós-exercício (HPE), está entre os benefícios proporcionados pelos exercícios aeróbicos para hipertensos (Halliwill, 2001). Conforme comprovado em vários estudos, quanto maior o nível pressórico pós-atividade, maior será a HPE (Fagard, 2001; Pescatello & Kulikowich, 2001). A intensidade máxima de 40% a 80% do exercício apresenta melhores resultados pressóricos pós-exercício (Forjaz et al., 1998), ao passo que atividades com duração de 20 a 60 minutos apresentam melhores resultados (Halliwill, 2001).

Hipertensão e exercícios resistidos

Como mencionado anteriormente, sempre que pensamos em treinamento com pesos para cardiopatas, hipertensos, diabéticos, idosos ou crianças estamos lidando com uma proposta muito perigosa; entretanto, várias questões relacionadas com o tema foram estudadas e revelaram a eficácia desse tipo de intervenção no controle da pressão arterial (Moraes, 2005; Vincent & Vincent, 2006; Williams et al., 2007).

Desde o ano 2000, o ACSM e a American Heart Association (AHA) recomendam o uso do trabalho de força para hipertensos. A Diretriz Brasileira de Reabilitação Cardíaca e o ACSM (2007) relatam que a força muscular é fundamental para a saúde, para a manutenção de boa capacidade funcional e para uma qualidade de vida satisfatória.

A inclusão do treinamento de força em programas de reabilitação cardíaca produz efeitos favoráveis no bem-estar geral, pois auxilia a melhora da força e resistência muscular, do metabolismo e da função cardiovascular, evidenciada a partir do aumento do consumo máximo de oxigênio e da melhora do débito cardíaco, e redução significativa da percepção do esforço para atividades submáximas (ACSM, 2007; Adams et al., 2006; Moraes, 2005; Vincent & Vincent, 2006).

O receio de prescrever exercícios resistidos a hipertensos ainda é grande, apesar de vários estudos afirmarem o contrário. Esse raciocínio foi originado da ideia de que os maiores aumentos pressóricos associados ao exercício resistido (em razão de seu maior componente isométrico) acarretariam a elevação crônica da pressão arterial (PA) (Gonçalves et al., 2012).

A eficácia do treinamento aeróbico para o controle da PA foi citada anteriormente. Alguns estudos demonstram que a diminuição da pressão arterial sistólica (PAS) e diastólica (PAD) acontece a longo e curto prazo (cerca de 4% e 2%, respectivamente) com exercícios resistidos prescritos tanto da maneira convencional como em circuito (Cornelissen & Fagard, 2005; Kelley & Kelley, 2000). Embora esses valores absolutos sejam baixos, é importante ressaltar os baixos índices de doenças coronarianas e de AVE em termos populacionais (Whelton et al., 2002).

Outro importante comportamento alterado pelos exercícios aeróbicos é a HPE, que também é muito influenciada pelos exercícios resistidos. Bermudes et al. (2004) não encontraram diminuição da PA imediatamente após o treino, mas detectaram redução bastante significativa no período do sono.

No exercício resistido, a HPE é mais marcante durante o período de recuperação (aproximadamente 90 minutos após a sessão) e tende a voltar aos níveis basais nas horas subsequentes. Mesmo que esse efeito tenha sido constatado em indivíduos normotensos e hipertensos (Mediano et al., 2005; Melo et al., 2006), ainda existem controvérsias especialmente relacionadas com a intensidade do exercício. Alguns autores documentaram redução da PAS após sessões com utilização de grandes cargas (Rezk et al., 2006; Simão et al., 2005); em outros estudos, entretanto, protocolos com altas intensidades de carga não foram eficazes em promover quedas pressóricas significativas (O'Connor, et al., 1993; Raglin et al.,1993).

Rezk et al. (2006) demonstraram que sessões a 40% e 80% da carga máxima foram seguidas de redução da PAS no período de recuperação ($-6 \pm 1mmHg$ e $-8 \pm 1mmHg$, $p < 0,05$, respectivamente), enquanto a PAD esteve reduzida somente após a sessão de menor intensidade (40% da carga máxima). De acordo com os autores, a hipotensão gerada por ambos os protocolos foi mediada pelo menor débito cardíaco, sendo observadas apenas modestas elevações tanto na resistência vascular sistêmica como na FC pós-esforço. O ACSM (2007) afirma que acontece redução em torno de 3mmHg e aconselha o treinamento contra resistência como medida secundária. As recomendações são as seguintes:

- **Frequência semanal:** duas a três vezes por semana.
- **Duração:** 30 a 50 minutos/sessão.
- **Repetições:** de 10 a 15 repetições.
- **Intensidade:** de 40% a 60% de 1RM.
- **Método:** preferencialmente em circuito.

Infarto agudo do miocárdio (IAM)

As cardiopatias respondem por 76% dos óbitos registrados no mundo (Berry & Cunha, 2010). No Brasil, a doença arterial coronariana é a segunda causa principal de morte e o IAM é a principal causa isolada de morte entre as doenças não transmissíveis (Berry & Cunha, 2010). O IAM é causado por interrupção súbita do fluxo sanguíneo coronariano devido à formação de um trombo oclusivo sobre uma placa aterosclerótica de uma artéria subepicárdica, determinando isquemia aguda, grave e prolongada com o desenvolvimento de lesão tecidual, necrose de cardiomiócitos e disfunção ventricular (Antman & Braunwald, 2007).

A cardiopatia pode evoluir em gravidade em virtude dos sinais e sintomas e de fatores de risco, como história familiar de doença coronariana, angina, hipertensão arterial, insuficiência valvar, IAM, tabagismo, estilo de vida sedentário, estresse, obesidade e *diabetes mellitus* (Santos-Filho, 2010). A alta incidência de doença coronariana vem se tornando questão relevante para a saúde pública mundial, e a comunidade científica aponta que as estimativas de óbitos para o ano 2020 superam os 40 milhões (Berry & Cunha, 2010; Castinheiras-Neto et al., 2008; Santos-Filho, 2010).

De acordo com a Diretriz de Reabilitação Cardiopulmonar e Metabólica preconizada pela Sociedade Brasileira de Cardiologia (2006), a reabilitação acontece em quatro fases: a fase I abrange o período de hospitalização; a fase II se inicia após a alta hospitalar e tem duração de 3 a 6 meses; a fase III tem a duração de 6 meses a 1 ano, e na fase IV a duração é indefinida por ter como objetivo a manutenção da atividade física.

O sedentarismo é uma das principais causas do IAM; entretanto, segundo Adams et al. (2006), após o evento cardíaco os clientes/pacientes recebem orientações de médicos que implicam restrições excessivas e limitantes à prática de exercício resistido, o que aumenta a insegurança e a falta de motivação para o retorno às atividades rotineiras. No entanto, força e resistência muscular são importantes capacidades físicas que garantem ao indivíduo o retorno seguro e eficaz à execução das atividades de vida diária e laborais. Assim, os clientes/pacientes com evolução não complicada após infarto estão aptos a retornar ao trabalho dentro de 4 semanas, e a prática do exercício de resistência na fase II da reabilitação cardíaca é fundamental para essa readaptação.

Os programas de reabilitação cardíaca em clientes/pacientes cardiopatas envolvem atividade aeróbica e exercícios de resistência, relaxamento e flexibilidade. Esses exercícios são distribuídos em sessões semanais de 50 minutos com aplicação de protocolos proporcionais às condições e às fases clínicas apresentadas pelos cardiopatas (Meirelles et al., 2006; Muela, Bassan & Serra, 2011).

Intervenção em caso de IAM

Os benefícios dos exercícios para os cardiopatas foram ressaltados inúmeras vezes neste capítulo, e os mesmos efeitos são pertinentes ao IAM.

Em estudo randomizado com 28 coronariopatas, divididos em grupo de controle (n = 6) e experimental (n = 22), Meirelles et al. (2006) observaram melhora importante em parâmetros como capacidade funcional, duração do exercício, consumo de oxigênio e aptidão cardiorrespiratória no grupo experimental, em relação ao de controle, após programa de reabilitação cardíaca com treino aeróbico, resistido e de flexibilidade, corroborando os resultados relatados por Muela, Bassan & Araújo (2011).

Nos clientes/pacientes após IAM, Berry & Cunha (2010), Benetti, Araújo & Santos (2010) e Hiss et al. (2012) observaram melhora nas condições físicas, bioquímicas e funcionais dos clientes/pacientes avaliados. Berry & Cunha (2010) e Benetti, Araújo & Santos (2010) aplicaram protocolos semelhantes, em que utilizaram exercícios aeróbicos, de resistência e de flexibilidade, enquanto Hiss et al. (2012) utilizaram exercícios respiratórios de padrão diafragmático e de baixa intensidade, uma vez que avaliaram clientes/pacientes pós-infarto na fase aguda (em média, 24 horas após o evento cardíaco).

O treinamento aeróbico para indivíduos com IAM deve ser prescrito com intensidades variando entre 40% e 60% do $VO_{2máx}$ ou 50% a 70% da FC de reserva.

O ACSM (2007) caracteriza o exercício especificamente como resistido quando realizado com carga entre 50% e 100% da carga máxima atingida no teste de repetição máxima (1RM). Para clientes/pacientes cardiopatas, pós-IAM, recomendam-se de oito a 10 tipos diferentes de exercícios que envolvam os principais grupos musculares e uma série de 10 a 15 repetições, sempre respeitando os valores de 11 a 13 da escala de Borg. Além disso, o duplo produto alcançado durante o treinamento não pode ser superior ao obtido com a atividade física aeróbica prescrita de acordo com a estratificação de risco cardiovascular do cliente/paciente. Durante a execução dos exercícios, o ritmo das repetições deverá ser controlado para que sejam lentas, e a manobra de Valsalva deve ser evitada. Para iniciar a atividade é sugerido o uso de halteres leves com carga entre 990 e 2.270g para os membros superiores e entre 2.270 e 4.500g para os membros inferiores.

O estudo de Lamotte et al. (2005) sugere que o treinamento resistido deva ser iniciado a partir de duas a três séries de oito a 10 repetições com pesos correspondentes a 30% a 40% de 1RM, o que deve aumentar a autoconfiança dos clientes/pacientes no treinamento, e que a sobrecarga seja aumentada de maneira progressiva e gradual, preferencialmente aumentando o percentual da intensidade de carga e o número de séries, em vez do número de repetições, até alcançar o máximo de 70% da força de contração voluntária máxima previamente avaliada.

Corroboram-se as recomendações da Diretriz Brasileira de Reabilitação Cardiovascular (2005) e da revisão de autoria de Vincent & Vincent (2006), as quais definem que a sobrecarga do esforço deve ser aplicada a partir da evolução do peso do componente estático, de maneira gradual e progressiva. Contudo, eles diferem na maneira pela qual deve ser realizado esse incremento: a diretriz sugere o aumento pelo percentual da carga máxima obtida no teste prévio e apresenta limite de intensidade entre 50% e 60% de RM, enquanto a revisão sugere aumentos de 1 a 3kg por semana, controlados a partir dos valores limites determinados na escala de Borg ou dos valores de duplo produto cardíaco.

Síndrome metabólica

A inatividade física e o nível baixo de condicionamento físico têm sido considerados fatores de risco para mortalidade prematura tão importantes quanto o fumo, a dislipidemia e a hipertensão arterial (Blair et al., 1996). Estudos epidemiológicos têm demonstrado forte relação entre inatividade física e presença de fatores de risco cardiovasculares, como hipertensão arterial, resistência à insulina, diabetes, dislipidemia e obesidade (Lakka et al., 2003; Rennie et al., 2003). Por outro lado, a prática regular de atividade física tem sido recomendada para prevenção e tratamento de doenças cardiovasculares, seus fatores de risco e outras doenças crônicas (ACSM, 2007; Pate et al., 1995).

Segundo a OMS, entre 1,6% e 15% da população apresentam síndrome metabólica. Em alguns estudos, a prevalência mostrou-se maior em homens (Schimidt et al., 1996); em outros, as mulheres aparecem na dianteira (Ford et al., 2002). A idade também tem demonstrado ser um importante agravante: após os 60 anos de idade encontra-se o maior grupo de portadores da síndrome (Ford et al., 2002).

A síndrome metabólica é caracterizada pelo agrupamento de fatores de risco cardiovasculares, como hipertensão arterial, resistência à insulina, hiperinsulinemia, intolerância à glicose/diabetes do tipo 2, obesidade central e dislipidemia (LDL-c alto, TG altos e HDL-c baixo) (Lakka et al., 2003; Rennie et al., 2003).

Síndrome metabólica: papel do exercício físico

A mudança no estilo de vida parece ser um dos principais fatores no controle e no combate à síndrome, e essa mudança passa indubitavelmente pela prática de exercícios físicos orientados (Younis & Soran, 2004).

Estudos de Rennie et al. (2003), Lakka et al. (2003) e Gustat et al. (2002) têm demonstrado forte associação entre obesidade e inatividade física, assim como tem sido relatada associação inversa entre atividade física, índice de massa corporal (IMC), razão cintura-quadril (RCQ) e circunferência da cintura.

Para o tratamento da obesidade é necessário que o gasto energético seja maior do que o consumo energético diário, o que nos faz pensar que seria suficiente uma simples redução no consumo alimentar por meio de dieta. No entanto, isso não é tão simples. Tem sido demonstrado que a mudança no estilo de vida por meio do aumento na quantidade de atividade física praticada e da reeducação alimentar é o melhor tratamento (ACSM, 2001). No entanto, surgem controvérsias bastante relevantes, como podemos perceber no livro de Gentil (2011), no que tange ao emagrecimento e aos exercícios intervalados, contradizendo a prescrição, na maioria das vezes, de exercícios aeróbicos contínuos. Essas informações mais atuais devem ser consideradas na prescrição e adaptadas da melhor maneira possível ao público-alvo.

O *diabetes mellitus* (DM) é uma das grandes síndromes crônicas que, cada vez mais, acometem a população mundial, com previsão de atingir 7,2% da população brasileira em 2025. Conceitua-se DM como um grupo de doenças metabólicas caracterizado pela hiperglicemia resultante do defeito da secreção e/ou ação da insulina (ADA, 2004). Segundo a Sociedade Brasileira de Diabetes, o diagnóstico da DM é estabelecido a partir de parâmetros laboratoriais, os quais são avaliados de acordo com os valores glicêmicos indicados na Tabela 4.5.

Tabela 4.5 Valores glicêmicos segundo a Sociedade Brasileira de Diabetes

Categorias	Glicemia de jejum (mg/dL)	Glicemia pós-prandial* (mg/dL)	Glicemia casual (mg/dL)
Normal		< 140	–
Alterada	>100 e <126	< 140	–
Tolerância diminuída à glicose	< 126	>140 e < 200	–
Diabetes	>126	> 200	> 200 + sintomas clássicos

*A glicemia pós-prandial é mensurada 2 horas após a ingesta de 75g de glicose via oral.

As recomendações do ACSM (2007) para a prática da atividade física por portadores de DM são:

- **Frequência semanal:** todos os dias, preferencialmente.
- **Duração:** 20 a 60 minutos/dia.
- **Intensidade:** de 60% a 90% da $FC_{máx}$ ou de 50% a 85% do $VO_{2máx}$.
- **Tipo:** aeróbico (de modo a não ocasionar traumatismo nos pés).

Quanto ao treinamento de força para diabéticos, o ACSM (2001) recomenda o treinamento duas vezes por semana, com oito a 10 exercícios envolvendo grupamentos musculares grandes e no mínimo uma série de 10 a 15 repetições próximo à fadiga. A ADA (2001) preconiza a utilização de cargas leves e alto número de repetições para o aumento da força em todos os clientes/pacientes com DM2. O treinamento de força com intensidade entre 60% e 100% de 1RM envolve mudanças estruturais funcionais e metabólicas nos músculos, e intensidades maiores provocam adaptações também maiores (Boule et al., 2001).

O treinamento de força melhora a taxa de eliminação de glicose, aumenta a capacidade de estoque de glicogênio, os receptores GLUT4 no músculo e a sensibilidade à insulina e normaliza a tolerância à glicose (Castaneda et al., 2002).

Os efeitos da atividade física sobre os perfis lipídico e lipoproteico são bem conhecidos. Indivíduos fisicamente ativos apresentam níveis maiores de

HDL-c e menores de TG, LDL-c e VLDL-c, quando comparados a indivíduos sedentários. Além disso, ocorre melhora do perfil lipídico com a prática de exercício físico (Durstine & Haskell, 1994).

A atividade física demonstra eficiência em diminuir o nível de VLDL-c em indivíduos com DM2; entretanto, com algumas exceções, a maioria dos estudos não demonstrou melhora significativa nos níveis de HDL-c e LDL-c nessa população, talvez devido à baixa intensidade de exercício ou a limitações nos estudos (ADA, 2003).

Em relação aos exercícios aeróbicos, tem sido recomendada sua realização de três a seis vezes por semana, com intensidade de 40% a 85% da frequência cardíaca de reserva (40% a 85% do $VO_{2máx}$ ou 55% a 90% da $FC_{máx}$ ou nível 12 a 16 da escala de Borg) e duração de 20 a 60 minutos (ACSM, 1998; Fletcher et al., 2001). Como a maior intensidade dos exercícios está associada a aumento do risco cardiovascular e de lesão ortopédica e à menor aderência aos programas de atividade física (Mazzeo et al., 1998), recomenda-se que programas direcionados para indivíduos sedentários e com fatores de risco para DCV enfatizem uma intensidade moderada (50% a 70% da FCR e níveis 12 a 13 da escala de Borg) e duração prolongada (30 a 60 minutos) (Department of Health and Human Service, 1996).

Quanto ao treinamento de força para dislipidemia, os estudos revelam algumas controvérsias. Probhakaran et al. (1999) realizaram um estudo com mulheres na pré-menopausa (n = 24), durante 14 semanas, em sessões de treinamento com 45 a 50 minutos de duração a 85% de 1RM. Os resultados evidenciaram diminuição de 14% do LDL-c, melhorando a relação LDL-c/HDL-c. Não houve mudança no perfil lipoproteico no grupo de controle.

Elliot et al. (2002) estudaram os efeitos de 8 semanas de treinamento de força de baixa intensidade no perfil lipídico de 15 mulheres sedentárias na pós-menopausa. O programa de treinamento consistiu em três séries com oito repetições de intensidade equivalente a 80% de 10RM. Os resultados não revelaram mudanças significativas no perfil lipídico após o treinamento.

Assim, é sempre interessante buscar as atualizações científicas que constantemente vêm sendo produzidas para o aprimoramento de nossas prescrições de modo seguro e efetivo. Os posicionamentos devem servir de base, associados a bons periódicos que contemplem essa temática.

Vale destacar, ainda, que exercícios físicos combinados que contemplem em uma mesma sessão de treinamento as capacidades físicas de força muscular, exercícios aeróbicos e exercícios de flexibilidade têm sido apontados como excelentes ferramentas no combate às dislipidemias, à hipertensão arterial e ao aumento do peso corporal e na melhoria da autonomia funcional, como apresentado pela investigação de Mazini Filho et al. (2013).

REFERÊNCIAS

Adams J, Cline M, Reed M, Masters A, Ehlke K, Hartman J. Importance of resistance training for patients after a cardiac event. Proc (Bayl Univ Med Cent) 2006; 10(3):246-8.

American College of Sports Medicine. ACSM position stand on the recommended quantity and quality of exercise for developing and maintaining cardiorespiratory and muscular fitness, and flexibility in healthy adults. Med Sci Sports Exerc 1998; 30 (6):915-91.

American College of Sports Medicine. Appropriate intervention strategies for weight loss and prevention of regain for adults. Med Sci Sports Exerc 2001; 33(12):2145-56.

American College of Sports Medicine. Manual de pesquisa das diretrizes do ACSM para os testes de esforço e sua prescrição. 6. ed. Rio de Janeiro: Guanabara Koogan, 2007.

American Diabetes Association. Diabetes mellitus and exercise (Position Statement). Diabetes Care, 2001.

Antman EM, Braunwald E. St-elevation myocardial infarction: pathology, pathophysiology and clinical features. In: Braunwald E. Heart disease: a textbook of cardiovascular medicine. 8. ed. Philadelphia,2007.

Batlouni M. Hipótese oxidativa da aterosclerose e emprego dos antioxidantes na doença arterial coronária. Arquivos Brasileiros de Cardiologia 1997; 68(1).

Benetti M, Araújo CLP, Santos RZ. Aptidão cardiorrespiratória e qualidade de vida pós-infarto em diferentes intensidades de exercício. Arquivos Brasileiros de Cardiologia, Rio de Janeiro, 2010; 95(3):399-404.

Berry JRS, Cunha AB. Avaliação dos efeitos da reabilitação cardíaca em pacientes pós-infarto do miocárdio. Arquivos Brasileiros de Cardiologia, Rio de Janeiro, 2010; 23(2):101-10.

Blair SN, Kampert JB, Kohl III HW et al. Influences of cardiorespiratory fitness and other precursors on cardiovascular disease and all-cause mortality in men and women. JAMA 1996; 276(3):205-10.

Boule NG, Haddad E, Kenny GP, Wells GA, Sigal RJ. Effects of exercise on glycemic control and body mass in type 2 diabetes mellitus. JAMA 2001; 286(10):1218-27.

Castaneda C, Layne JE, Munoz-Orianz L et al. A randomized controlled trial of resistance exercise training to improve glycemic control in older with type 2 diabetes. Diabetes Care, 2002; 25(12):2335-41.

116 Capítulo 4 – Cardiopatias

Castinheiras-Neto AG, Turco VM, Venturim FO, Farinatti PTU. et al. Reabilitação cardíaca após alta hospitalar no Sistema Público de Saúde do Município do Rio de Janeiro. Revista da SOCERJ, Rio de Janeiro, 2008.

Cornelissen VA, Fagard RH. Effect of resistance training on resting blood pressure: a meta-analysis of randomized controlled trials. J Hypertens 2005; 23(2):251-9.

Dantas EH. Obesidade e emagrecimento. Rio de Janeiro: Shape, 2007.

Department of Health and Human Services. Physical activity and health: a report of Surgeon General. Atlanta: U.S. Department of Health and Human Services, Centers for Disease Control and Prevention, National Center for Chronic Disease Prevention and Health Promotion, 1996.

Elliott KJ, Sale C, Cable NT. Effects of resistance training and detraining on muscle strength and blood lipid profiles in postmenopausal women. Br J Sports Med 2002; 36(5):340-4.

Fagard RH. Exercise characteristics and the blood pressure response to dynamic physical training. Med Sci Sports Exercise 2001; 36(65uppl):5484-92; discussion 5413.

Fletcher GF, Balady GJ, Amsterdam EA et al. Exercise standards for testing and training: a statement for healthcare professionals from the American Heart Association. Circulation 2001; 104(14):1694-740.

Fletcher GF, Froelicher VF, Hartley H, Haskell WL, Pollock ML. Exercise standards: a statement for health professionals from the American Heart Association. Circulation 1990; 82(6):2286-322.

Forjaz CL et al. Post-exercise changes in blood pressure, heart hate hate pressure product at different exercise intensities in normotensive humans. Braz J Med Bio Res, 1998;31(10):1247-55.

Forti N, Diament J. Lipoproteínas de alta densidade: aspectos metabólicos, clínicos, epidemiológicos e de intervenção terapêutica. Atualização Clínicos OS par. Arq Bras Cardiol 2006; 87:671-9.

Gentil P. Emagrecimento: quebrando mitos e mudando paradigmas. 2. ed. São Paulo: Sprint, 2011.

Ghorayeb N, Costa RVC, Castro I et al. Diretriz em cardiologia do esporte e do exercício da Sociedade Brasileira de Cardiologia e da Sociedade Brasileira de Medicina do Esporte. Arq Bras Cardiol 2013; 100(1sup.2):1-41.

Gonçalves AC, Pastre CM, Camargo Filho JC, Vanderlei LC. Exercício resistido no cardiopata: revisão sistemática. Fisioter Mov 2012; 25(1):195-205.

Gustat J, Srinivasan SR, Elkasabany A, Berenson GS. Relation of self-rated measures of physical activity to multiple risk factors of insulin resistance syndrome in young adults: the Bogalusa Heart study. J Clin Epidemiol 2002; 55(10):997-1006.

Halliwill JR. Mechanisms and clinical implicationso of post-exercise hypotension in humans. Exerc Sports Sci Rev 2001; 29(2):65-70.

Haykowsky M, Taylor D, Teo K, Quinney A, Humen D. Left ventricular wall stress during leg-press exercise perfomed with a brief Valsalva maneuver. Chest 2001; 119(1):150-4.

Hiss MDBS et al. Segurança da intervenção fisioterápica precoce após o infarto agudo do miocárdio. Revista Fisioterapia em Movimento, Curitiba, 2012; 25(1):153-163.

Katch FI, Mcardle WD. Nutrição, exercício e saúde. 4. ed. Rio de Janeiro: Medsi, 1996.

Kelley GA, Kelley KS. Progressive resistance exercise and resting blood pressure: a meta-analysis of randomized controlled trials. Hypertension 2000; 35(3):838-43.

Lakka TA, Laaksonem DE, Laaka HM, Mänuikdö N, Niskanen LK et al. Sedentary life style, poor cardiorespiratory fitness, and the metabolic syndrome. Med Sci Sports Exerc 2003; 35(8):1279-86.

Lamotte M, Niset G, Borne P VAN DE. The effect of different intensity modalities of resistance training on beat-to-beat blood pressure in cardiac patients. Eur J Cardiovasc Prev Rehabil 2005; 12(1):12-7.

MacDoughall JD, McKelvie RS, Moroz DE et al. Factors affecting blood pressure during heavy weight lifting and static contractions. J Appl Physiology 1992; 73(4):1590-7.

Machado UF, Schaan BD, Serafim PM. Transportadores de glicose na síndrome metabólica. Arq Bras Endocrinol Metab, São Paulo, 2006; 50(2):177-89.

Mazini Filho ML, Matos DG, Rodrigues BM et al The effects of 16 weeks of exercise on metabolic parameters, blood pressure, body mass index and functional autonomy in elderly women International Sport Med Journal June 2013; 14(2):86-93.

Mazzeo RS, Cavanagh P, Evans WJ et al. Exercício e atividade física para pessoas idosas: posicionamento oficial do American College of Sports Medicine. Rev Bras Ativ Física e Saúde 1998.

Mediano MFF, Paravidino V, Simão R, Pontes FL, Polito MD. Subacute behaviour of the blood pressure after power training in controlled hypertensive individuals. Braz J Sport Med 2005; 11(6):307-9.

Meirelles LR et al. Efeito da atividade física supervisionada após 6 meses de reabilitação cardíaca: experiência inicial. Revista da SOCERJ, Rio de Janeiro, 2006.

Melo CM, Alencar Filho AC, Tinucci T, Mion Jr. D, Forjaz CL. Postexercise hypotension induced by low-intensity resistance exercise in hypertensive women receiving captopril. Blood Press Monit, 2006; 11(4):183-9.

Moraes RS (eds.). Diretriz de reabilitação cardíaca. Arq Bras Cardiol. 2005; 84(5):431-40.

Muela HCS, Bassan R, Serra SM. Avaliação dos benefícios funcionais de um programa de reabilitação cardíaca. Arq Bras Cardiol, 2011; 24(4):241-50.

Nahas MV. Atividade física, saúde e qualidade de vida. 3. ed. Londrina: Midiograf, 2003.

Negrão CE, Barreto AC. Cardiologia do exercício: do atleta ao cardiopata. São Paulo: Manole, 2005.

Novaes JS, Vianna JM. Personal trainning e condicionamento físico em academia. 2. ed. Rio de Janeiro: Shape, 2003.

O'Connor PJ, Bryant CX, Veltri JP, Gebhardt SM. State anxiety and ambulatory blood pressure following resistance exercise in females. Med Sci Sports Exerc 1993; 25(4):516-21.

Pate RR, Pratt M, Blair SN et al. Physical activity and public health: a recommendation from the Centers for Disease Control and Prevention and the American College of Sports Medicine. JAMA 1995; 273(5):402-7.

Pescatello LS, Kulikowich JN. The after effects of dynamic exercise on ambulatory blood pressure. Med Sci Sport Exerc 2001; 33(11):1855-61.

Pollock M, Wilmore M. Exercícios na saúde e na doença. Rio de Janeiro: Medsi, 1993.

Powell KE, Thompson PD, Caspersen CJ, Kendrick JS. Physical activity and the incidence of coronary heart disease. Annu Rev Public Health 1987; 8:253-87.

Powers SK, Howley ET. Fisiologia do exercício: teoria e aplicação ao condicionamento físico e desempenho. São Paulo: Manole, 2000.

Prabhakaran B, Dowling EA, Brancch JD, Swain DP, Leutholtz BC. Effect 14 week of resistance training on lipid profile and body fat percentage in premenopausal women. Br J Sports Med 1999, 33(3):190-5.

Raglin JS, Turner PE, Eksten F. State anxiety and blood pressure following 30 min of leg ergometry or weight training. Med Sci Sports Exerc 1993; 25(9):1044-8.

Rennie KL, McCarthy N, Yazdgerdi S, Marmot M, Brunner E. Association of metabolic syndrome with both vigorous and moderate physical activity. Int J Epidemiol 2003; 32(4):600-6.

Rezk CC, Marrache RC, Tinucci T, Mion Jr. D, Forjaz CL. Post-resistance exercise hypotension, hemodynamics, and heart rate variability: influence of exercise intensity. Eur J Appl Physiol 2006; 98(1):105-12.

Santos-Filho SD. Interesse científico em saúde cardiovascular e reabilitação cardíaca. Revista Ciência & Saúde 2010; 1(1):33-40.

Serrano JR, Carlos V, Stefanini E, Timerman A. Tratado de cardiologia da SOCESP. 2. ed. São Paulo: Manole, 2009.

Sicchieri LB. Caracterização da lipoproteína de baixa densidade (LDL) por meios espectroscópicos. 2012. 127f. Tese (Mestrado em Tecnologia Nuclear), Universidade de São Paulo, São Paulo, 2012.

Simão AF, Précoma DB, Andrade JP et al. Sociedade Brasileira de Cardiologia. I Diretriz Brasileira de Prevenção Cardiovascular. Arq Bras Cardiol 2013; 101(6) supl. 2.

Simao R, Fleck SJ, Polito M, Monteiro W, Farinatti P. Effects of resistance training intensity, volume, and session format on the postexercise hypotensive response. J Strength Cond Res 2005; 19(4):853-8.

Skoog I, Lernfelt B Landahl S et al. 15-year longitudinal study of blood pressure and dementia. Lancet 1996; 347:1141-5.

Vincent KR, Vincent HK. Resistance training for individuals with cardiovascular disease. J Cardiopulm Rehabil 2006; 26(4):207-16.

Whelton PK, HE J, Appel LJ et al. Primary prevention of hypertension: clinical and public health advisory from The National High Blood Pressure Education Program. JAMA 2002; 288(15):1882-8.

Williams MA, Haskell WL, Ades PA et al. Resistance exercise in individuals with and without cardiovascular disease: 2007 Update – A scientific statement from the American Heart Association council on clinical cardiology and council on nutrition, physical activity, and metabolism. Circulation 2007; 116(5):572-84.

World Health Organization (WHO). Global status report on noncommunicable diseases, 2010. Acesso em: 21/10/2013. Disponível em: http://www.who.int/nmh/publications/ncd_report2010/.

Xavier HT, Izar MC, Faria Neto JR et al. Sociedade Brasileira de Cardiologia. V Diretriz Brasileira de Dislipidemias e Prevenção da Aterosclerose. Arq Bras Cardiol 2013; 101(4) supl. 1.

Younis M, Soran H. The prevention of type 2 diabetes mellitus recent advanced. Qjmed 2004; 97(7):451-5.

Zittermann A, Gummert JF, Börgermann J. The role of vitamin D in dyslipidemia and cardiovascular disease. Curr Pharm Des 2011; 17(9):933-42.

CAPÍTULO 5

ASPECTOS NUTRICIONAIS NO PÓS-OPERATÓRIO DE CLIENTES/PACIENTES SUBMETIDOS À CIRURGIA BARIÁTRICA E OBESOS

RAFAEL PEDROZA SAVOIA
MAURO LÚCIO MAZINI FILHO

INTRODUÇÃO

A cirurgia bariátrica é uma técnica invasiva que visa diminuir o peso corporal dos clientes/pacientes com obesidade (Bordalo et al., 2011). Portanto, é comum o cliente/paciente acreditar que a cirurgia bariátrica seja a solução para todos os problemas relacionados com a obesidade. Nesse sentido, este capítulo aborda algumas questões importantes acerca desse tema.

Segundo Ilias (2007), os clientes/pacientes com mais de 60 anos de idade submetidos à cirurgia bariátrica obtiveram queda no índice de massa corporal (IMC), que variou entre as médias de 46 e 33kg/m^2, com 51% de desaparecimento das comorbidades associadas à obesidade e melhora subjetiva de 89% quanto à satisfação do cliente/paciente. Nos clientes/pacientes com 18 anos de idade, o IMC médio caiu de 55 para 36kg/m^2 em 4 anos de seguimento, ou seja, está longe do ideal esperado, que é de 20 a 24,99kg/m^2.

Além disso, para a realização da intervenção cirúrgica o nutricionista deve ter à disposição informações mais robustas sobre o cliente/paciente, ou seja, é necessário um protocolo de avaliação dos clientes/pacientes de modo a obter informações sociodemográficas (nome completo, idade, sexo, profissão e data da cirurgia), história pregressa de patologia por meio do relato do cliente/paciente (dislipidemia, diabetes, apneia do sono e hipertensão), sintomas pós-cirúrgicos (edema, síndrome de *dumping*, anorexia, diarreia, constipação intestinal, náuseas, vômitos, estomatite, mucosite, pele ressecada, unhas quebradiças e enfraquecidas, cabelo quebradiço, dormência, ansiedade, fadiga, insônia, depressão e perda de memória) e história patológica atual (Gomes, 2005). Com todas essas informações em mãos, o tratamento de reeducação alimentar no pré e pós-operatório tende a ter mais sucesso, pois o acompanhamento se torna mais direcionado e individualizado.

A cirurgia é uma técnica eficiente, e para se submeter a essa técnica o cliente/paciente deve apresentar IMC > 40kg/m^2 (obesidade mórbida), dislipidemia ou condições relacionadas com a obesidade e ter tentado previamente o tratamento farmacológico, exercícios físicos e terapia comportamental (Waitzberg, 2001).

Obesidade

Definida pela Organização Mundial da Saúde (OMS, 2011) como acúmulo excessivo ou anormal de gordura, que pode resultar em danos à saúde do indivíduo, a obesidade é considerada um dos principais problemas de saúde pública. Em 2008, de acordo com a OMS, cerca de 1,5 bilhão de adultos apresentavam sobrepeso e, destes, mais de 200 milhões de homens e aproximadamente 300 milhões de mulheres eram obesos. Em comparação com a década de 1980, o aumento na prevalência de obesidade mais do que duplicou, e as projeções para os próximos anos indicam que em 2030 um número aproximado de 3,3 bilhões de pessoas, ou 57,8% da população adulta mundial, terá sobrepeso ou obesidade. No Brasil, cerca de metade da população adulta apresenta excesso de peso, enquanto 12,5% dos homens e 16,9% das mulheres apresentam obesidade. A partir de 1974, a prevalência de excesso de peso aumentou quase três vezes entre os homens adultos e quase duas vezes entre as mulheres adultas. No mesmo período, a prevalência de obesidade aumentou mais de quatro vezes no sexo masculino e mais de duas vezes no feminino (Kelly et al., 2008; Van de Sande-Lee & Velloso, 2012).

Etiologia da obesidade

A obesidade é multifatorial, e os alimentos calóricos e o sedentarismo podem ser classificados como os grandes vilões do aumento de peso. Não se pode esquecer da possível influência dos veículos de comunicação, que estimulam o consumo de alimentos gordurosos. As causas da obesidade são divididas em duas categorias:

Causas primárias

- **Fatores genéticos.**
- **Fatores psicológicos:** podem influenciar o hábito alimentar. Muitas pessoas comem em resposta a emoções negativas, como tristeza, raiva, tédio e ansiedade.
- **Fatores neuronais:**
  - **Neuropeptídeos orexígenos:** o neuropeptídeo Y (NPY) é um peptídeo de ácido 36-amino encontrado, principalmente, no cérebro. Tem sido associado a uma série de processos fisiológicos, incluindo regulação da energia, equilíbrio, memória e aprendizagem. O NPY é segregado pelo hipotálamo e, além do aumento do apetite, aumenta a proporção de energia armazenada na forma de gordura e os sinais enviados ao cérebro.
  - **Neuropeptídeos anorexígenos – pró-opiomelanocortina (POMC):** um dos principais papéis da leptina no sistema nervoso central (SNC) é ativar os neurônios do núcleo arqueado do hipotálamo que expressam a POMC. Esse pró-hormônio, sob a ação das convertases pró-hormônio, dá origem a peptídeos bioativos, incluindo a corticotrofina, as melanocortinas e a β-endorfina. A importância do sistema da melanocortina na homeostase energética foi revelada a partir da identificação do gene *agouti* e de seu mecanismo de ação. A POMC é expressa na hipófise, na pele, no sistema imunológico e no SNC. O receptor 1 da melanocortina (MC1R) é expresso, principalmente, na pele e nas células mediadoras da inflamação, como monócitos e neutrófilos. O receptor 2 da melanocortina (MC2R) é expresso no córtex das suprarrenais, sendo seu ligante o ACTH. Os receptores MC3R e MC4R estão implicados na regulação do peso corporal: o MC3R modula o gasto energético e o MCR4, a ingestão alimentar. O MC3R é expresso, principalmente, no SNC, mas também na placenta, no intestino, no timo e nos adipócitos.

O MC4R é densamente encontrado no hipotálamo, e a ativação desse receptor pelo hormônio estimulante dos melanócitos (MSH) reduz a ingestão alimentar. O MC5R parece ser importante para a secreção das glândulas exócrinas, para a produção de aldosterona na zona glomerulosa das suprarrenais e para a modulação imunológica (Catania et al., 2001; Clarck, 1998; Cone, 1999; Lu, Willard & Patel, 2004; Rodrigues, 2003; Stephenson, 1998; Valverde, 1999).

- **Fatores endócrinos:**
  - **Leptina:** a leptina é um polipeptídeo produzido pelo tecido adiposo branco e segregado na circulação em níveis proporcionais à massa desse tecido. Os principais alvos de ação da leptina no SNC são duas subpopulações de neurônios localizadas no núcleo arqueado do hipotálamo. A primeira expressa a pró-opiomelanocortina, que é clivada e dá origem ao MSH, que, por sua vez, age nos receptores 3 e 4 da melanocortina em neurônios hipotalâmicos de segunda ordem, em outras regiões do cérebro, produzindo efeitos catabólicos. Esses neurônios são estimulados pela leptina. A segunda subpopulação de neurônios, cuja atividade é suprimida pela leptina, exerce funções anabólicas, sintetizando dois peptídeos orexigênicos: a proteína relacionada com o *agouti* e o NPY (Van de Sande-Lee & Velloso, 2012).
  - **Insulina:** a insulina é produzida pelas células do pâncreas e segregada tonicamente, com incrementos durante as refeições, sendo os dois componentes (basal e estimulado) diretamente proporcionais à adiposidade. Como a leptina, a insulina é transportada através da barreira hematoencefálica e age em receptores expressos predominantemente em neurônios no núcleo arqueado do hipotálamo, mas também em outras regiões do cérebro. Após a ligação da insulina à subunidade extracelular de seu receptor, a subunidade intracelular, que exerce atividade tirosina cinase intrínseca, se autofosforila. Em seguida, a insulina promove o recrutamento e a fosforização em tirosina dos substratos do receptor de insulina. Entre os membros da família das proteínas IRS (substrato do receptor de insulina), o IRS-2 é o que apresenta maior expressão no núcleo arqueado e está implicado na mediação dos efeitos centrais da insulina. O IRS-2 fosforilado liga-se à subunidade regulatória (p85) da enzima fosfatidilinositol-3-cinase, ativando

a subunidade catalítica que, por sua vez, fosforila o fosfatidilinositol bifosfato (PIP2) para gerar o fosfatidilinositol trifosfato (PIP3). Além da função clássica na regulação do metabolismo da glicose, a insulina executa ações centrais no controle do balanço energético semelhantes às da leptina, ou seja, em contraste com seus efeitos anabólicos sobre tecidos periféricos, sua ação hipotalâmica produz efeitos catabólicos. Parece haver ainda uma inter-relação das vias de sinalização da leptina e da insulina, com a atividade da leptina no hipotálamo sendo modulada positivamente pela insulina, e vice-versa (Van de Sande-Lee & Velloso, 2012).

- **Fatores intestinais:**
  - **Colescistocinina:** hormônio gastrointestinal, a colecistocinina (CCK) age promovendo contrações da vesícula biliar e relaxando o esfíncter de Oddi. O principal efeito da CCK é a estimulação da secreção pancreática de enzimas.
  - **Peptídeo YY (PYY):** o peptídeo YY é um peptídeo de 36 aminoácidos pertencente à família PP, incluindo o polipeptídeo pancreático (PP). A sequência do PP se conserva entre as espécies, havendo apenas dois aminoácidos de diferença entre roedores e humanos. O PYY é produzido pelo intestino e liberado na circulação após a ingestão de nutrientes. Na circulação, o PYY existe sob duas formas moleculares: PYY 1-36 e PYY 3-36 (uma forma truncada N-terminal de PYY 1-36 através da ação da enzima dipeptidil peptidase). Estudos mais recentes mostraram que o PYY 3-36 diminui significativamente o apetite e reduz a ingestão alimentar em indivíduos normais e obesos. Desse modo, o sistema PYY 3-36 pode fornecer futuramente uma nova terapia para o tratamento da obesidade.
  - **Grelina:** a grelina é um peptídeo 28-aminoácido, descrito pela primeira vez em 1999 e que apresenta forte ação hormonal mediada pela ativação do receptor do hormônio de crescimento (Kojima et al., 1999). É segregada, principalmente, por células endócrinas presentes na mucosa oxíntica do estômago, que representam cerca de 80% dos níveis plasmáticos desse hormônio (Kojima, Hosada & Kangawa, 2001). A grelina também estimula o apetite e um balanço de energia positivo (Moreira & Barbosa, 2011).

- **Fatores ambientais:**
  - Alimentação.
  - Sedentarismo.

Causas secundárias

- **Medicamentos e causas endócrinas:** basicamente, é possível afirmar que existem fatores intrínsecos (genéticos) e fatores extrínsecos (comportamentais) para explicar a obesidade. Os segundos são responsáveis por cerca de 95% a 98% dos casos de obesidade, mostrando que o estilo de vida é a principal causa desse fenômeno. Mudanças nesses fatores podem auxiliar a prevenção, o tratamento e o controle dessa patologia. Exercícios físicos regulares, associados à alimentação balanceada, costumam ser uma ferramenta de sucesso na presença desse quadro.

Formas clínicas da obesidade

Existe uma nomenclatura específica associada à obesidade: ginoide, gluteofemoral ou em formato de pera, predominante em mulheres em idade reprodutiva, ou androide, centralizada (centrípeta) ou em formato de maçã, predominante em homens e em mulheres na pós-menopausa, como pode ser observado na Figura 5.1.

Diagnóstico da obesidade

O diagnóstico da obesidade é estabelecido a partir do parâmetro estipulado pela Organização Mundial da Saúde (WHO, 1998) obtido a partir da relação entre peso corpóreo (kg) e estatura (m^2) dos indivíduos. De acordo com esse parâmetro, são considerados obesos os indivíduos com IMC $\geq 30kg/m^2$. Valores que variam de 25 a 29,9kg/m^2 são classificados como sobrepeso, o que faz com que os indivíduos que se encontram nessa categoria devam mudar rapidamente seu estilo de vida para evitar aumento do peso e uma classificação superior, que os incluirá como obesos.

Vale ressaltar que o IMC é um bom preditor para classificação da obesidade em nível epidemiológico populacional; entretanto, essa ferramenta apresenta limitações, pois não diferencia a massa muscular do tecido adiposo. Avaliações que consistem na utilização de instrumentos como adipômetros, para o cálculo da densidade corporal e consequentemente do percentual de gordura, e a bioim-

CAPÍTULO 5 – ASPECTOS NUTRICIONAIS NO PÓS-OPERATÓRIO DE CIRURGIA BARIÁTRICA   127

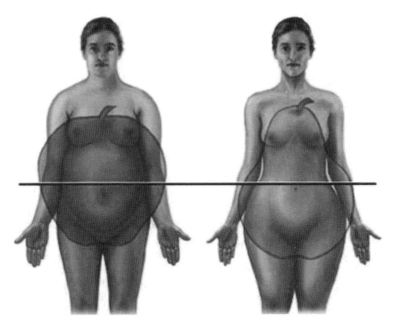

Figura 5.1 Formas clínicas da obesidade: ginoide e androide.

pedâncias são simples e práticas. Pesagem hidrostática DEXA (densintometria de dupla energia de raios X) e plestimografia são muito mais precisas, porém mais caras e de utilização mais complexa.

As Tabelas 5.1 a 5.4 apresentam valores que relacionam a obesidade com possíveis doenças cardiovasculares.

Tabela 5.1 Índice de massa corporal (WHO, 1998) – classificação do estado nutricional para adultos

Classificação	IMC	Risco de comorbidades
Baixo peso	< 18,5	Baixo
Peso normal	18,5 a 24,9	–
Sobrepeso	≥ 25	Médio
Pré-obeso	25 a 29,9	Aumentado
Obeso I	30 a 34,9	Moderado
Obeso II	35 a 39,9	Alto
Obeso III	≥ 40	Muito alto

Tabela 5.2 Circunferência da cintura (WHO, 1998) – classificação do risco de morbidades para adultos

Sexo	Risco aumentado	Risco muito aumentado
Homens	94 a 102cm	>102cm
Mulheres	80 a 88cm	>88cm

Tabela 5.3 Relação cintura-quadril (WHO, 1998) – classificação do risco de morbidades para adultos

Sexo	Risco aumentado
Homens	≥1,0
Mulheres	≥0,85

Tabela 5.4 Percentual de gordura corporal (WHO, 1998) – classificação do risco de morbidades associadas

Classificação	Gordura corporal (%)	
	Homens	Mulheres
Riscos de doenças associadas	≤5	≤8
Abaixo da média	6 a 14	9 a 22
Média	15	23
Acima da média	16 a 24	24 a 31
Riscos de doenças associadas	≥25	≥32

CIRURGIA BARIÁTRICA

Os tratamentos cirúrgicos costumam ter o mesmo objetivo e a mesma visão: o emagrecimento. Essas modalidades são divididas em restritivas, disabsortivas ou ambas, também conhecidas como mistas:

- **Restritivas:** baseiam-se na redução da capacidade gástrica, levando à diminuição da ingestão alimentar (por exemplo, gastroplastia vertical com bandagem, banda elástica ajustável e balão intragástrico).
- **Disabsortivas:** ressecção de parte do intestino delgado (por exemplo, derivação biliopancreática tipo Scopinaro – *duodenal switch*).
- **Mistas:** apresentam componentes de restrição e disabsorção variados e são as mais populares (por exemplo, *bypass* gástrico em Y de Roux).

Para Hydock (2005), a principal cirurgia é o *bypass* gástrico em Y de Roux, uma técnica mista por restringir o tamanho da cavidade gástrica, e consequentemente a quantidade consumida de alimentos, além de reduzir a superfície intestinal em contato com o alimento.

A redução de peso se deve à má absorção de nutrientes com o uso de técnicas disabsortivas. Com essa técnica, cerca de 25% de proteína e 72% de gordura deixam de ser absorvidos. Automaticamente, nutrientes que dependem da gordura dietética para sua absorção, como as vitaminas lipossolúveis e o zinco, são mais suscetíveis à má absorção nesse tipo de procedimento.

Independentemente da técnica utilizada, devem ser adotados critérios para a indicação do tratamento cirúrgico, como (ABESO, 2006):

- Clientes/pacientes com IMC ≥ 40kg/m.
- Clientes/pacientes com IMC entre 35 e 40kg/m com alto risco de comorbidades, como apneia do sono grave, hipoventilação, cardiomiopatia associada à obesidade, *diabetes mellitus* e problemas físicos que interfiram no estilo de vida.
- Fracasso de outros tratamentos.
- Risco cirúrgico aceitável.
- Idade entre 16 e 65 anos.
- Manutenção da obesidade por 5 anos.
- Garantia de acompanhamento do cliente/paciente a longo prazo.
- Ausência de alterações psiquiátricas, como depressão grave, esquizofrenia e alterações da personalidade e do comportamento alimentar.
- Ausência de quadros de alcoolismo e uso de drogas.

Para Garrido Jr. (2000), é desaconselhável a indicação cirúrgica em condições que tornem os riscos inaceitáveis ou impeçam a adaptação pós-operatória, como:

- Pneumopatias graves, como enfisema avançado ou embolias pulmonares repetidas.
- Insuficiência renal.
- Lesão acentuada do miocárdio.

130 Capítulo 5 – Aspectos Nutricionais no Pós-Operatório de Cirurgia Bariátrica

- Cirrose hepática.
- Distúrbios psiquiátricos ou dependência de álcool ou drogas.

Consequências fisiológicas, psicológicas e metabólicas da cirurgia bariátrica

- Alterações respiratórias, como redução de quase 90% dos casos de asma e apneia do sono (Mango & Frishman, 2006).
- Diminuição das pressões sistólica e diastólica com consequente diminuição do risco de hipertensão e infarto. Diminuição acentuada do colesterol total, dos triglicérides e do ácido úrico e aumento da fração HDL do colesterol (Mango & Frishman, 2006).
- Alterações endócrinas: nos clientes/pacientes submetidos à gastroplastia com redução de peso, há diminuição importante das taxas de diabetes e do risco de aparecimento da doença nos não diabéticos (Mango & Frishman, 2006).
- Alterações gastrointestinais: nos clientes/pacientes operados, as complicações gastrointestinais mais comumente encontradas são: estenose da gastrojejunostomia, úlcera gástrica, fístulas gastrogástricas, obstrução intestinal de delgado, *dumping*, diarreia e vômitos (Mango & Frishman, 2006).
- Alterações psiquiátricas: com a perda de peso, ocorre aumento da autoestima (Mango & Frishman, 2006).

Em síntese, são vários os benefícios da perda de peso para clientes/pacientes operados. A morbidade e a mortalidade causadas pela obesidade podem ser tratadas de maneira conveniente pela cirurgia bariátrica em clientes/pacientes corretamente selecionados (Ilias, 2007).

Conduta nutricional – pré-operatório

A conduta no pré-operatório consiste em conscientizar o cliente/paciente sobre o tratamento, detectar possíveis deficiências nutricionais e promover restrição calórica, visando à perda de peso (Garrido Jr., 1998).

Em geral, adotamos como prática de intervenção nutricional a indicação bimestral de dieta hipocalórica e hiperproteica e a suplementação com polivitamínicos, como mostra a Tabela 5.5.

Tabela 5.5 Sugestão de dieta para o pré-operatório

Refeição	Alimento	Substituição
Café da manhã	200mL de leite desnatado	Iogurte desnatado
Café da manhã	2 fatias de pão dietético	Torrada *light*
Café da manhã	2 colheres de sopa de queijo *cottage*	Queijo ricota
Café da manhã	Meio mamão-papaia	Banana ou maçã
Café da manhã	Polivitamínico	–
Colação da manhã	1 fruta	Suco de fruta ou água de coco
Almoço	Salada verde	Verdura refogada
Almoço	Azeite de oliva	–
Almoço	2 colheres de sopa de arroz	Purê de batata
Almoço	1 colher de sopa de feijão	Caldo de feijão e/ou grão de bico
Almoço	150g de bife de fígado	Carne vermelha ou branca
Almoço	Gelatina *diet*	Pudim *diet*
Colação da tarde	Gelatina *diet*	Pudim *diet*
Jantar	Salada verde	Verdura refogada
Jantar	Azeite de oliva	–
Jantar	150g de bife de fígado	Carne vermelha ou branca
Jantar	Gelatina *diet*	Pudim *diet*
Jantar	Polivitamínico	–
Ceia	Gelatina *diet*	Pudim *diet*

Conduta nutricional – pós-operatório

O cliente/paciente pós-operado deve entender que apenas o estômago e o intestino sofrerão modificações, ou seja, a boca continuará atuando exatamente como antes da cirurgia.

132 Capítulo 5 – Aspectos Nutricionais no Pós-Operatório de Cirurgia Bariátrica

Consequentemente, devemos nos preocupar com a seleção dos alimentos, ou seja, com o teor de resíduos, açúcares e gorduras, hidratação e alimentos fontes de vitaminas e minerais. A consistência da dieta também deve evoluir de acordo com a tolerância do cliente/paciente (Garrido Jr., 2000).

Dieta líquida restrita

A dieta restrita quanto ao conteúdo de resíduos pode consistir no consumo de chás, sucos coados e caldos de legumes, não devendo passar de 4 dias. As principais recomendações para essa dieta são: refeições fracionadas ao dia, pequenos e frequentes volumes, ingestão de líquidos somente entre as refeições, nunca durante, de preferência água ou água de coco, e parar de comer assim que se sentir satisfeito (Tabela 5.6).

Tabela 5.6 Dieta restrita a líquidos

Refeição	Alimento	Substituição
Café da manhã (7h)	30mL de bebida isotônica	Água de coco
(7h30)	30mL de água	–
(8h)	30mL de bebida isotônica	Água de coco
(8h30)	30mL de água	–
(9h)	30mL de bebida isotônica	Água de coco
(10h)	30mL de água	–
(10h30)	30mL de bebida isotônica	Água de coco
(11h)	30mL de água	–
Colação da manhã (11h30)	30mL de suco de fruta	–
Almoço (12h)	30mL de caldo de sopa	–
(12h30)	30mL de água	–
(13h)	30mL de bebida isotônica	Água de coco
(13h30)	30mL de água	–
(14h)	30mL de bebida isotônica	Água de coco
(14h30)	30mL de água	–
(15h)	30mL de bebida isotônica	Água de coco

(Continua)

Tabela 5.6 Dieta restrita a líquidos (*continuação*)

Refeição	Alimento	Substituição
Colação da tarde (16h)	30mL de suco de fruta	–
Jantar (17h)	30mL de caldo de sopa	–
(17h30)	30mL de água	–
(18h)	30mL de bebida isotônica	Água de coco
(18h30)	30mL de água	–
(19h)	30mL de bebida isotônica	Água de coco
(19h30)	30mL de água	–
(20h)	30mL de bebida isotônica	Água de coco
(20h30)	30mL de água	–
(21h)	30mL de bebida isotônica	Água de coco
(21h30)	30mL de água	–
Ceia (22h)	30mL suco de fruta	–

Dieta líquida completa

Na dieta líquida completa tem início a indicação de consumo de leite, iogurte e concentrados proteico-calóricos. Nessa fase deve-se, principalmente, ter cuidado com a velocidade da ingestão. As principais recomendações para essa dieta são: refeições fracionadas ao dia (pequenos e frequentes volumes), ingestão de líquidos somente entre as refeições, nunca durante, de preferência água ou água de coco, parar de comer assim que se sentir satisfeito e se preocupar com o volume (limitação de volume – 40 a 50mL/refeição). Essa dieta pode ser mantida por até 1 mês. A Tabela 5.7 apresenta um cardápio típico para essa fase.

Tabela 5.7 Exemplo de dieta líquida completa

Refeição	Alimento	Substituição
Café da manhã (7h)	40mL de leite	Leite de soja
(7h30)	40mL de suco de laranja coado	Água de coco
(8h)	40mL de água	–
(8h30)	40mL de leite	Leite de soja
(9h)	40mL de suco de laranja coado	Água de coco
(10h)	40mL de água	–
(10h30)	50mL de iogurte desnatado	50mL de iogurte de fruta
(11h)	40mL de água	–

(Continua)

134 Capítulo 5 – Aspectos Nutricionais no Pós-Operatório de Cirurgia Bariátrica

Tabela 5.7 Exemplo de dieta líquida completa (*continuação*)

Refeição	Alimento	Substituição
Colação da manhã (11h30)	50mL de iogurte desnatado	50mL de iogurte de fruta
Almoço (12h)	50mL de caldo de sopa	–
(12h30)	40mL de suco de laranja coado	Água de coco
(13h)	40mL de água	–
(13h30)	40mL de leite	Leite de soja
(14h)	40mL de suco de laranja coado	Água de coco
(14h30)	40mL de água	–
(15h)	50mL de iogurte desnatado	50mL de iogurte de fruta
Colação da tarde (16h)	40mL de suco de fruta	Água de coco
Jantar (17h)	50 mL de caldo de sopa	–
(17h30)	40mL de suco de laranja coado	Água de coco
(18h)	40mL de água	–
(18h30)	40mL de leite	Leite de soja
(19h)	40mL de suco de laranja coado	Água de coco
(19h30)	40mL de água	–
(20h)	50mL de iogurte desnatado	50mL de iogurte de fruta
(20h30)	50 mL de caldo de sopa	–
(21h)	40mL de suco de laranja coado	Água de coco
(21h30)	40mL de água	–
Ceia (22h)	50mL de caldo de sopa	–

Dieta pastosa

Terminado o mês em que se realiza a dieta líquida completa, inicia-se a dieta pastosa. Para isso é necessário elaborar uma dieta em que o cliente/paciente inicie com mastigação leve. Essa alimentação tem mais valor nutricional. A dieta também deve ser mantida por até 1 mês. Nesse momento, deve-se dar atenção à escolha dos alimentos.

A Tabela 5.8 apresenta um cardápio que serve de base para esse momento.

Tabela 5.8 Exemplo de dieta pastosa

Refeição	Alimento	Substituição
Café da manhã (7h)	50mL de leite	Leite de soja
(7h30)	50mL de suco de laranja coado	Água de coco
(8h)	50mL de água	–
(9h)	50mL de suco de laranja coado	Água de coco
(10h)	50mL de água	–
(11h)	50mL de isotônico	Água de coco
Colação da manhã (11h30)	50mL de iogurte desnatado	50mL de iogurte de fruta
Almoço (12h)	2 colheres de purê de batata com 100g de carne moída	2 colheres de arroz bem cozido com 100g de frango moído
(12h30)	50mL de suco de laranja coado	Água de coco
(13h)	50mL de água	–
(14h)	50mL de isotônico	Água de coco
(15h)	50mL de iogurte desnatado	50mL de iogurte de fruta
Colação da tarde (16h)	50mL suco de fruta	Água de coco
Jantar (17h)	2 colheres de purê de batata com 100g de carne moída	2 colheres de arroz bem cozido com 100g de frango moído

(Continua)

136 Capítulo 5 – Aspectos Nutricionais no Pós-Operatório de Cirurgia Bariátrica

Tabela 5.8 Exemplo de dieta pastosa (*continuação*)

Refeição	Alimento	Substituição
(17h30)	50mL de suco de laranja coado	Água de coco
(18h)	50mL de água	–
(19h)	50mL de suco de laranja coado	Água de coco
(20h)	50mL de iogurte desnatado	50mL de iogurte de fruta
(21h)	40mL de suco de laranja coado	Água de coco
Ceia (22h)	100mL – 30g de caseína	*Whey protein* com 6 ou 7 tipos de proteínas diferentes

Dieta branda

Nessa etapa da dieta serão oferecidos alimentos com consistência sólida, sobretudo se o cliente/paciente mantém dieta restritiva. O tempo de manutenção varia de acordo com a tolerância do cliente/paciente, sendo geralmente de cerca de 2 meses. Nesse momento, deve-se dar atenção à escolha dos alimentos e optar sempre por uma mastigação prolongada.

Um exemplo clássico pode ser visualizado na Tabela 5.9.

Tabela 5.9 Exemplo de dieta branda

Refeição	Alimento	Substituição
Café da manhã	200mL de leite desnatado	Iogurte desnatado
Café da manhã	1 fatia de pão dietético	Torrada *light*
Café da manhã	1 colher de sopa de queijo *cottage*	Queijo ricota
Café da manhã	Meio mamão-papaia	Banana ou maçã
Colação da manhã	1 fruta	Suco de fruta ou água de coco
Almoço	Batata	Batata-doce

(Continua)

Tabela 5.9 Exemplo de dieta branda (*continuação*)

Refeição	Alimento	Substituição
Almoço	Azeite de oliva	–
Almoço	1 colher de sopa de arroz	Purê de batata
Almoço	50g de bife de fígado moído	Carne branca
Almoço	Gelatina *diet*	Pudim *diet*
Colação da tarde	Gelatina *diet*	Pudim *diet*
Jantar	Batata	Batata-doce
Jantar	Azeite de oliva	–
Jantar	1 colher de sopa de arroz	Purê de batata
Jantar	50g de bife de fígado moído	Carne branca
Jantar	Gelatina *diet*	Pudim *diet*
Ceia	100mL – 30g de caseína	*Whey protein* com 6 ou 7 tipos de proteínas diferentes

Dieta livre

Com o término do período da dieta branda inicia-se a dieta normal, que envolve o consumo de fibras, proteínas, gorduras e carboidratos. Além disso, também estão indicados suplementos polivitamínicos e minerais, lembrando a necessidade de observar a tolerância do cliente/paciente a certos alimentos.

A Tabela 5.10 apresenta sugestões de dieta livre de acordo com o momento em que se encontra o cliente/paciente.

Tabela 5.10 Exemplo de dieta livre

Refeição	Alimento	Substituição
Café da manhã	200mL de leite desnatado	Iogurte desnatado
Café da manhã	2 fatias de pão dietético	Torrada *light*
Café da manhã	2 colheres de sopa de queijo *cottage*	Queijo ricota
Café da manhã	Meio mamão-papaia	Banana ou maçã
Café da manhã	Polivitamínico	–
Colação da manhã	1 fruta	Suco de fruta ou água de coco

(Continua)

Tabela 5.10 Exemplo de dieta livre (*continuação*)

Refeição	Alimento	Substituição
Almoço	Salada verde	Verdura refogada
Almoço	Azeite de oliva	–
Almoço	2 colheres de sopa de arroz	Purê de batata
Almoço	1 colher de sopa de feijão	Caldo de feijão e/ou grão de bico
Almoço	100g de bife de fígado	Carne vermelha ou branca
Almoço	Gelatina *diet*	Pudim *diet*
Colação da tarde	Gelatina *diet*	Pudim *diet*
Jantar	Salada verde	Verdura refogada
Jantar	Azeite de oliva	–
Jantar	100g de bife de fígado	Carne vermelha ou branca
Jantar	Gelatina *diet*	Pudim *diet*
Jantar	Polivitamínico	–
Ceia	100mL – 30g de caseína	*Whey protein* com 6 ou 7 tipos de proteínas diferentes

Benefícios após a cirurgia

Os benefícios da cirurgia no cliente/paciente obeso têm sido evidenciados por inúmeros estudos científicos (Bortolluzo, 2005; Cunha, Machado & Almeida, 2007; Madan et al., 2006; Metcalf et al., 2005; Sergi et al., 2003).

Rockenbach (2006 *apud* Waitzberg, 2000) afirma que a cirurgia bariátrica é uma maneira efetiva e sustentada de redução do peso, a qual é acompanhada de melhora das doenças associadas à obesidade. Quanto à avaliação do sucesso cirúrgico, 89% dos clientes/pacientes obtiveram resultado favorável com a intervenção cirúrgica e nenhum dos procedimentos realizados foi considerado um fracasso, uma vez que houve melhora satisfatória da qualidade de vida quanto à autoestima, à sociabilidade, às condições físicas, à disposição para o trabalho e à libido, além de perda considerável de peso. Esse resultado é inferior ao encontrado por Faria et al. (2002), que realizaram uma pesquisa com 160 clientes/pacientes submetidos a gastroplastia redutora com *bypass* gástrico em Y de Roux (Fobbi-Capella), indicando, por meio desse questionário, que 97,2% dos clientes/pacientes obtiveram sucesso com o procedimento cirúrgico.

Garrido Jr. (2000) ressalta que a perda ponderal deve ocorrer de modo gradativo, mas evolutivo:

- Após 3 meses: 17,1%.
- Após 6 meses: 26,6%.
- Após 12 meses: 42,3%.
- Após 18 meses: 40,9%.
- Após 24 meses: 42,1%.
- Após 30 meses: 41,5%.

Outros benefícios são apontados por Garrido Jr. (2000), como melhora da sensibilidade à insulina e do perfil glicêmico, redução da pressão arterial e melhora dos índices de apneia do sono.

Por outro lado, segundo o mesmo autor, pode haver complicações nutricionais geralmente associadas à perda acelerada de peso, entre elas:

- Desnutrição proteica.
- Queda de cabelo.
- Desidratação.
- Colelitíase.
- Vômitos, náuseas, disfagia.
- Síndrome de *dumping* (mal-estar, fadiga, diarreia).
- Deficiência de vitamina B_{12} (gastrectomia).
- Anemia ferropriva.
- Deficiência de vitaminas lipossolúveis (esteatorreia).
- Confusão mental.
- Redução da massa óssea.

Aspectos psicológicos do cliente/paciente submetido à cirurgia bariátrica

Pessoas obesas apresentam mais sintomas depressivos, ansiosos, alimentares e de transtornos de personalidade. No entanto, a presença de psicopatologia não é necessária para o aparecimento da obesidade, a qual pode ser encarada como a causadora e não como a consequência da psicopatologia (Khaodhiar & Blackburn, 2001).

O comer compulsivo pode estar associado a outros transtornos psiquiátricos de maior incidência na população obesa, sendo a ansiedade e a depressão os mais frequentes. O ato de comer é justificado pelos obesos como um modo de diminuir essa ansiedade, levando a um ganho de peso proporcional à frequência de episódios de ansiedade (Almeida, Zanatta & Rezende, 2012).

A cirurgia antiobesidade é um procedimento complexo e, assim como qualquer cirurgia de grande porte, apresenta riscos. Consequentemente, o cliente/paciente precisa conhecer muito bem o procedimento cirúrgico e os riscos e benefícios da cirurgia. Desse modo, além das orientações técnicas, é aconselhável o acompanhamento psicológico em todas as fases do processo (Oliveira, 2004).

Cataneo, Carvalho & Galindo (2005) identificaram as seguintes características psicológicas em adultos obesos por hiperfagia: passividade e submissão, preocupação excessiva com comida, ingestão compulsiva de alimentos e drogas, dependência e infantilização, primitivismo, não aceitação do esquema corporal, temor de não ser aceito ou amado, indicadores de dificuldades de adaptação social, bloqueio da agressividade, dificuldade para absorver frustração, desamparo, insegurança, intolerância e culpa.

O tratamento dessa patologia exige uma equipe multidisciplinar, e o papel do psicólogo é avaliar se o indivíduo está emocionalmente apto para a cirurgia e ajudá-lo a compreender todos os aspectos decorrentes do pré-cirúrgico, inclusive detectar e tratar os clientes/pacientes portadores ou potencialmente sujeitos a distúrbios psicológicos graves (Oliveira, Linardi & Azevedo, 2004).

Um tratamento eficiente para a diminuição da obesidade é a hipnose. Segundo Pimenta (2009), quando relacionamos a terapia cognitiva comportamental (TCC) com a hipnose, a TCC e a sugestão podem ter impacto positivo na perda de peso e na maneira como o sujeito percebe a comida. Pimenta (2009) efetuou uma metanálise sobre o efeito da conjugação de hipnose clínica com TCC e concluiu que a redução de peso sem hipnose é, em média, de 2,72kg, enquanto a adição de hipnose ao programa cognitivo-comportamental possibilita uma perda de 5,37kg, em média, mostrando a eficácia desse método no tratamento da obesidade.

Exercícios físicos

Exercícios físicos são muito importantes ao longo da vida. Funcionam como excelente ferramenta para promoção da saúde, visando a melhorias nas capacidades física e fisiológica, bem como na prevenção da obesidade e no pós-operatório.

Assim, recomenda-se que os programas comecem com um aquecimento, de modo a preparar o organismo para estímulos mais fortes que conduzirão às atividades principais.

No pós-operatório recomendam-se, no primeiro momento, atividades com fisioterapeuta para reabilitação física geral. Exercícios respiratórios diversificados são sugeridos nessa fase.

Posteriormente, recomenda-se a realização de exercícios aeróbicos. Para isso, é importante a avaliação do cliente/paciente para que os volumes e as intensidades sejam prescritos de acordo com o nível de condicionamento, de maneira individualizada, e a progressão dessas duas variáveis se dê lentamente, porém seguindo certos padrões que busquem otimizar o rendimento e restabelecer a autonomia funcional, a saúde e a qualidade de vida.

Exercícios resistidos também não podem ser negligenciados no pós-operatório. Sabe-se que com a cirurgia bariátrica acontece grande redução do peso corporal; todavia, essa diminuição se dá por meio da perda da massa gorda e da massa magra. O exercício resistido, nesse contexto, serve como ferramenta para amenizar a perda de massa muscular, além de buscar aumentá-la ao longo do treinamento. Outra vantagem dessa intervenção é o aumento da taxa metabólica basal, favorecendo o aumento do gasto calórico em repouso nesses clientes/pacientes.

A flexibilidade, capacidade física responsável pela amplitude articular, também deve ser treinada nessa fase e nas demais, nesses e nos demais clientes/pacientes. A diminuição de encurtamentos e nodosidades musculares e das dores lombares, além da melhora do desempenho nas AVD, são benefícios proporcionados por esse treinamento.

Convém ressaltar que a prescrição do exercício deverá seguir padrões de acordo com a recuperação, o tempo disponível, o nível de condicionamento e as limitações individuais de cada cliente/paciente. O importante é que esses clientes/pacientes se mantenham ativos. A periodização funcionará como ferramenta de sucesso nas prescrições, pois a aplicação de estímulos que variem em termos de volume, intensidade, modo, frequência, duração e progressão será um parâmetro que certamente fará da atividade um sucesso.

142 Capítulo 5 – Aspectos Nutricionais no Pós-Operatório de Cirurgia Bariátrica

A OMS recomenda no mínimo 150 minutos semanais de atividade física aeróbica mais duas sessões de exercícios resistidos e duas de flexibilidade. Contudo, para o emagrecimento são indicados períodos mais prolongados, superiores a 200 minutos de atividade aeróbica, bem como o aumento dos dias de treinamento das atividades neuromusculares. É importante que os indivíduos comecem realizando as atividades de maneira fracionada e que só as executem em conjunto de acordo com a melhora do condicionamento físico geral.

Considerações finais

A cirurgia bariátrica é um procedimento excelente para redução da obesidade mórbida, acompanhada de melhora das doenças associadas à obesidade.

Quando avaliamos a eficiência da cirurgia com base nos estudos apresentados neste capítulo, torna-se evidente que o procedimento é altamente positivo para o combate à obesidade mórdida, assim como na diminuição das doenças cronicodegenerativas a ela associadas.

O acompanhamento multidisciplinar é muito importante para o futuro do pós-operado, visando a um tratamento eficiente e preenchendo as lacunas das necessidades futuras do cliente/paciente.

Em virtude do aumento dos índices de obesidade no mundo, é cada vez mais importante que esse trabalho multidisciplinar seja iniciado precocemente nas escolas e chegue às academias e aos projetos sociais, evitando, assim, o aumento acelerado da obesidade e dos procedimentos bariátricos invasivos e de alto risco.

Referências

ABESO – Associação Brasileira para o Estudo da Obesidade e da Síndrome Metabólica. Disponível em: www.abeso.org.br.

Almeida SS, Zanatta DP, Rezende FF. Imagem corporal, ansiedade e depressão nos pacientes obesos submetidos à cirurgia bariátrica. Estud Psicol (Natal) abril de 2012; 17(1). Disponível em <http://www.scielo.br/scielo.php?script=sci_arttext&pid=S1413-294X 2012000100019&lng=en&nrm=iso>. Acesso em: 26/12/2012.

Bordalo LA, Teixeira de Vendas, Tatiana F, Bressan J, Mourão DM. Cirurgia bariátrica: como e por que suplementar. Rev Assoc Med Bras [Periódico na Internet] 2011 Fev [citado

2012 Dez 26]57 (1): 113-120. Disponível em: http://www.scielo.br/scielo.php?script= sci_arttext&pid=S0104-42302011000100025&lng=en. http://dx.doi.org/10.1590/S0104-42302011000100025.

Bortoluzzo RF. Evolução nutricional e práticas alimentares de obesos mórbidos submetidos à cirurgia bariátrica em um hospital da rede pública [dissertação]. São Paulo: Universidade de São Paulo, 2005.

Cataneo C, Carvalho AMP, Galindo EMC. Obesidade e aspectos psicológicos, maturidade emocional, auto-conceito, lócus de controle e ansiedade. Psicologia: Reflexão e Crítica, Porto Alegre, 2005; 18(1):39-46.

Catania A, Airaghi L, Colombo G, Lipton JM. Alpha-melanocyte-stimulating hormone in normal human physiology and disease states. Trends Endocrinol Metab 2000; 11:304-8.

Clark AJL, Weber A. Adrenocorticotropin insensitivity syndromes. Endocr Rev 1998;19:828-43.

Cone RD. The central melanocortin system and energy homeostasis. Trends Endocrinol Metab 1999;10:211-6.

Cunha SFC, Machado JC, Almeida GAN. Obesidade. In: Vannucchi H, Marchini JS (eds.) Nutrição clínica. Rio de Janeiro: Guanabara Koogan, 2007.

Faria O, Pereira VA, Gangoni CMC et al. Obesos mórbidos tratados com gastroplastia redutora com bypass gástrico em Y de Roux: análise de 160 pacientes. Brasília Med 2002; 39:26-34.

Garrido Jr AB. Situações especiais: tratamento da obesidade mórbida. In: Halpern A et al. Obesidade. São Paulo: Lemos Editorial, 1998:331-40.

Garrido Jr. AB. Cirurgia em obesos mórbidos: experiência pessoal. Arq Bras Endocrinol Metab, São Paulo, Feb. 2000; 44(1). Disponível em: <http://www.scielo.br/scielo.php?script=sci_arttext&pid=S0004-27302000000100017&lng=en&nrm=iso>. Acesso em: 26/12/2012.

Geloneze B, Pareja JC. Cirurgia bariátrica cura a síndrome metabólica?. Arq Brás Endocrinol Metab Campinas, SP, abr 2006; 50(2). Disponível em: <http://www.scielo.org />. Acesso em: 10/09/2006.

Gomes PCFL, Campos JJ, Menezes M, Veiga SMOM. Análise físico-química e microbiológica da água de bebedouros de uma IFES do sul de Minas Gerais. Revista Higiene Alimentar, São Paulo, jul. 2005; 19(133):63-5.

Halpern A, Mancini MC. Manual de obesidade para o clínico. São Paulo: Roca, 2002.

Hydock C. A brief overview of bariatric surgical procedures currently being used to treat the obese patient. Crit Care Nurs 2005; 28(2):217-26.

Ilias EJ. Cirurgia bariátrica em extremos de idade. Rev Assoc Med Bras, São Paulo, outubro de 2007; 53(5).

Kelly T, Yang W, Chen C-S, Reynolds K, He J. Global burden of obesity in 2005 and projections to 2030. Int J Obes (Lond) 2008; 32(9):1431-7.

Khaodhiar L, Blackburn GL. Health benefits and risks of weight loss. In: Björntorp P (ed.) International textbook of obesity. Chichester: John Wiley & Sons, 2001:413-40.

Kojima M, Hosada H, Data Y, Nakasato M, Matsuo H, Kanguawa K. A grelina é um hormônio de crescimento-peptídeo liberador acilado de estômago. Nature 1999; 402:656-60.

Kojima M, Hosoda H, Kangawa K. Purificação e distribuição de grelina: ligando natural endógeno para o receptor secretagogo de GH (hormônio de crescimento). Horm Res 2001; 56(Suppl):93-7.

Lu D, Willard D, Patel IR. Agouti protein is an antagonist of the melanocyte-stimulating hormone receptor. Nature 1994; 371:799-802.

Madan AK, Kuykendall S, Orth WS, Ternovits CA, Tichansky DS. Does laparoscopic gastric bypass result in a healthier body composition? An affirmative answer. Obes Surg 2006; 16(4):465-8.

Mango VL, Frishman WH. Physiologic, psychologic, and metabolic consequences of bariatric surgery. Cardiol Rev 2006; 14:232-7.

Metcalf B, Rabkin RA, Rabkin JM, Metcalf LJ, Lehman-Becker LB. Weight loss composition: the effects of exercise following obesity surgery as measured by bioelectrical impedance analysis. Obes Surg 2005; 15(3):183-6.

Moreira LF, Barbosa AJA. Grelin and preproghrelin-immunoreactive cells in atrophie body gastritis. J Bras Patol Med Laboratório, Rio de Janeiro, outubro de 2011; 47(5).

Oliveira VM, Linard RC, Azevedo AP. Cirurgia bariátrica – aspectos psicológicos e psiquiátricos. Rev Psiq Clin 2004; 31(4):199-201.

Pimenta F et al. O peso da mente – Uma revisão de literatura sobre factores associados ao excesso de peso e obesidade e intervenção cognitivo-comportamental. An Psicológica, Lisboa, jun. 2009; 27(2).

Rockenbach KF. Cirurgia bariátrica: evolução nutricional no pós operatório. Cascavel, 2006.

Sergi G, Lupoli L, Busetto L et al. Changes in fluid compartments and body composition in obese women after weight loss induced by gastric banding. Ann Nutr Metab 2003; 47(3-4):152-7.

Stephenson J. Knockout science: chubby mice provide new insights into obesity. JAMA 1999; 282:1507-8.

Valverde P, Healy E, Jackson I, Rees JL, Thody AJ. Variants of the melanocyte-stimulating hormone receptor gene are associated with red hair and fair skin in humans. Nature Genet 1995; 11:328-30.

Van de Sande-Lee S, Velloso LA. Disfunção hipotalâmica na obesidade. Arq Bras Endocrinol Metab, São Paulo, agosto de 2012; 56(6).

Waitzberg DL. Nutrição oral, enteral e parenteral na prática clínica. São Paulo: Editora Atheneu, 2001.

WHO Obesity and overweight [Internet]. [Acesso em: 2011 Out 2]. Disponível em: http://www.who.int/mediacentre/factsheets/fs311/en/index.html.

World Health Organization. Obesity. Preventing and managing the global epidemic. Report of a WHO Consultation on Obesity. Geneva: WHO, 1998.

Capítulo 6

HIPERTENSÃO ARTERIAL SISTÊMICA

Mauro Lúcio Mazini Filho
Ricardo Luiz Pace Júnior
Rafael Pedroza Savoia

Introdução

A hipertensão arterial é uma doença crônica não transmissível, representada pela pressão sanguínea exercida contra as paredes das artérias em um ciclo cardíaco, quando ocorre a contração ventricular, na qual o coração impulsiona o sangue para todo o corpo. Após esse processo, os ventrículos se relaxam, as artérias sofrem um recuo e a pressão arterial (PA) declina continuamente. Conforme ocorre o fluxo sanguíneo para a periferia do corpo, o volume de sangue volta a entrar no coração para que novamente aconteça o ciclo cardíaco (MacArdle, Katch & Katch, 2008).

O indivíduo que tem sua PA acima do nível recomendado é diagnosticado com hipertensão arterial sistêmica (HAS), um fator de risco que, quando não tratado, pode causar sérios problemas, como doença coronariana, infarto do miocárdio, insuficiência cardíaca, doença renal, doença vascular periférica e derrame cerebral. A HAS não tem uma definição clara de sua causa e, na maioria dos casos, é de origem desconhecida e silenciosa, mas pode ser resultante de fatores genéticos, consumo demasiado de sal, estresse psicológico, obesidade, problemas renais, tumores, doenças hormonais, inatividade física ou a combinação de todos esses fatores.

CLASSIFICAÇÕES DA PRESSÃO ARTERIAL

Segundo Longo (2009), um dos critérios utilizados para o diagnóstico de hipertensão consiste na presença de valores > 140/90mmHg, mensurados em pelo menos dois momentos distintos; medidas de níveis pressóricos elevados estimam a prevalência de hipertensão.

Deve-se diferenciar, contudo, a classificação adotada em um adulto (Tabela 6.1) da estabelecida em um jovem. No Brasil, o diagnóstico da HAS, como o de qualquer outra patologia, deve ser realizado única e exclusivamente pelo médico; portanto, quando se observam alterações nas mensurações, a conduta ética obrigatória consiste no encaminhamento ao médico.

No Brasil, as doenças cardiovasculares são as principais causas de óbito em pessoas com ≥ 30 anos. Estima-se que aproximadamente metade da população com mais de 50 anos de idade viva com HAS (Schmidt et al., 2011).

A HAS é mais prevalente em determinados subgrupos da população. Entre os vários fatores de risco da doença estão a hereditariedade, a idade avançada, o gênero, o grupo étnico, o nível de escolaridade e/ou socioeconômico, o peso corporal excessivo e o tabagismo. Esses fatores colaboraram para os avanços na epidemiologia cardiovascular e, consequentemente, nas medidas preventivas e terapêuticas diante de altos índices pressóricos, que abarcam os tratamentos farmacológicos, com o uso de medicamentos anti-hipertensivos, e

Tabela 6.1 Classificação da pressão arterial em adultos

Sistólica (mmHg)	Diastólica (mmHg)	Categoria
< 120	< 80	Ótima
< 130	< 85	Normal
130 a 139	85 a 89	Alta – normal
140 a 159	90 a 99	Hipertensão (estágio 1)
160 a 179	100 a 109	Hipertensão moderada (estágio 2)
180 a 209	110 a 119	Hipertensão grave (estágio 3)
210	120	Hipertensão muito grave (estágio 4)

Fonte: adaptada de McArdle, Katch & Katch (2008).

não farmacológicos, exclusivamente relacionados com um estilo de vida ativo (Zaitune et al., 2006).

Em crianças e adolescentes, a PA deve ser obtida com os mesmos equipamentos e a mesma técnica utilizados em adultos. A única diferença é a forma de apresentação dos resultados, com esse público tendo suas classificações baseadas em percentis (Tabela 6.2).

FATORES DE RISCO ASSOCIADOS À HIPERTENSÃO ARTERIAL SISTÊMICA

Segundo a Sociedade Brasileira de Cardiologia (2010), podem ser observados alguns fatores de risco, modificáveis ou não, que se relacionam com a HAS:

- **Idade:** existe relação direta e linear entre a PA e a idade, sendo a prevalência de HAS superior a 60% na faixa etária com mais de 65 anos.

Tabela 6.2 Classificação da pressão arterial para crianças e adolescentes

Normal	PA < percentil 90	Reavaliar na próxima consulta médica agendada
Limítrofe	PA entre percentis 90 e 95 ou se PA exceder 120/80mmHg	Reavaliar em 6 meses
Hipertensão estágio 1	Percentil 95 a 99 mais 5mmHg	Cliente/paciente assintomático: reavaliar em 1 a 2 semanas; se hipertensão confirmada, encaminhar para avaliação diagnóstica Cliente/paciente sintomático: encaminhar para avaliação diagnóstica
Hipertensão estágio 2	PA > percentil 99 mais 5mmHg	Encaminhar para avaliação diagnóstica
Hipertensão do avental branco	PA > percentil 95 em ambulatório ou consultório e PA normal em ambientes não relacionados com a prática clínica	

Fonte: VI Diretrizes de Hipertensão (2010).

- **Gênero:** a prevalência global de HAS entre homens e mulheres é semelhante.
- **Etnia:** em relação à etnia, a HAS é duas vezes mais prevalente em indivíduos de cor não branca. Estudos brasileiros com abordagem simultânea de gênero e cor demonstraram predomínio de mulheres negras com HAS de até 130% em relação às brancas.
- **Excesso de peso e obesidade:** o excesso de peso se associa a maior prevalência de HAS desde as idades mais jovens, em adultos, mesmo entre indivíduos fisicamente ativos; mensurações > 2,4kg/m² no índice de massa corporal (IMC) acarretam maior risco de desenvolver hipertensão.
- **Ingestão de sal:** ingestão excessiva de sódio tem sido correlacionada com a elevação da PA. Segundo a OMS (2013), há indícios de que a ingestão de 2g de sódio por dia (5g de sal) seria o limite para se evitar aumento da PA em indivíduos saudáveis. Essa medida também é válida para crianças com mais de 2 anos de idade.
- **Ingestão de álcool:** a ingestão de álcool por períodos prolongados pode aumentar a PA. Sabe-se que entre 5% e 10% dos homens com pressão alta têm como a causa do problema o alto consumo de bebidas alcoólicas.
- **Sedentarismo:** atividade física reduz a incidência de HAS, mesmo em indivíduos pré-hipertensos.
- **Fatores socioeconômicos:** a influência do nível socioeconômico na ocorrência da HAS é complexa e difícil de ser estabelecida. No Brasil, a HAS revela-se mais prevalente entre indivíduos com menor escolaridade.
- **Genética:** a contribuição de fatores genéticos para a gênese da HAS está bem estabelecida na população. No entanto, não existem, até o momento, variantes genéticas que possam ser utilizadas para predizer o risco individual de se desenvolver hipertensão arterial sistêmica.

MEDIDAS NÃO FARMACOLÓGICAS PARA PREVENÇÃO DE HIPERTENSÃO ARTERIAL SISTÊMICA

Dentre as medidas não farmacológicas de prevenção da HAS, estão:

- **Diminuição da ingestão de sal:** a ingestão de 500mg de sódio (cerca de 1,2g de sal) foi recentemente definida como ideal para os seres humanos, segundo a OMS.

CAPÍTULO 6 – HIPERTENSÃO ARTERIAL SISTÊMICA **151**

- **Manutenção do peso saudável**: aumentos de peso e da PA são quase lineares, sendo observados em adultos e adolescentes.
- **Redução ou interrupção do consumo de bebidas alcoólicas.**
- **Maior ingestão de alimentos ricos em potássio.**
- **Interrupção do tabagismo.**
- **Controle de dislipidemias.**
- **Controle do diabetes.**
- **Medidas antiestresse** (atividade física: exercícios aeróbicos e anaeróbicos promovem reduções da PA, estando indicados para prevenção e tratamento da HAS).
- **Aumento da ingestão de fibras:** a recomendação de ingestão de fibra alimentar total para adultos é de 20 a 30g/dia (5 a 10g devem ser solúveis).
- **Proteína de soja:** as principais fontes de soja são: feijão de soja, queijo de soja, leite de soja e o concentrado proteico de soja. O molho de soja industrializado contém elevado teor de sódio, devendo ser evitado.
- **Outros**: chocolate amargo, chás e café, alho e laticínios devem ser consumidos com moderação (Pierin, 2004; SBC, 2010).

Entretanto, de todas as medidas de prevenção, a prática regular de exercícios físicos se destaca por ser um componente importante na melhoria da qualidade de vida das pessoas.

Estudos atuais constataram menores morbidade e mortalidade por doenças do sistema cardiovascular em indivíduos treinados fisicamente, com benefícios evidentes no subgrupo de pessoas hipertensas (Lewington et al., 2003).

O exercício físico realizado regularmente promove importantes adaptações autonômicas e hemodinâmicas que vão influenciar o sistema cardiovascular com o objetivo de manter a homeostase celular diante do incremento das demandas metabólicas. Há aumento no débito cardíaco, representado pela quantidade total de sangue ejetada de cada ventrículo do coração em 1 minuto, e na redistribuição do fluxo sanguíneo, além de elevação da perfusão circulatória para os músculos em atividade (Rondon & Brum, 2003).

Spinato et al. (2010) apresentam dados indicando que, no Brasil, cerca de 20% dos adultos são pouco ativos, isto é, praticam exercícios físicos apenas uma vez por semana, e somente 8% os praticam regularmente, de três a cinco

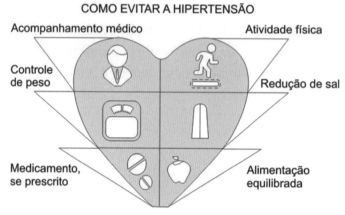

Figura 6.1   Como evitar a hipertensão.

vezes por semana. Esses resultados evidenciam a importância dos programas de exercícios como meio de prevenção e/ou tratamento de pessoas diagnosticadas com HAS.

A Figura 6.1 ilustra alguns procedimentos que devem ser adotados para prevenir e, até mesmo, tratar a HAS.

Fármacos usados na prevenção da hipertensão arterial sistêmica

Quando os níveis pressóricos estão > 140/90mm/Hg, a conduta mais segura para o cliente/paciente consiste em procurar um médico e iniciar o tratamento medicamentoso, o qual tem por objetivo principal a redução dos níveis pressóricos, além de diminuição da morbidade e da mortalidade vascular, ou seja, além de diminuir a pressão, evitar os eventos fatais e não fatais.

Assim, as principais classes de fármacos usadas para controle da HAS são:

- Diuréticos.
- Inibidores adrenérgicos.
- Betabloqueadores.
- Alfabloqueadores.
- Vasodilatadores.

- Antagonistas do canal de cálcio.
- Inibidores da enzima conversora da angiotensina.
- Bloqueadores dos receptores AT1 da angiotensina II.
- Inibidores diretos da renina.

Prescrição de exercícios físicos para hipertensos

É do senso comum que o exercício físico age como ferramenta importante para a população em geral. Para hipertensos, também se reveste da mesma importância como aliado no controle dessa doença que acomete muitas pessoas, mas que em grande parte do tempo é silenciosa.

Um grande benefício da realização sistemática e controlada de exercícios físicos reside em seus efeitos hipotensores. Assim, como a intenção é conseguir reduzir os valores da PA, os exercícios físicos, associados a uma alimentação equilibrada com a diminuição do sódio (e demais sugestões prescritas por um nutricionista), o controle do estresse, a melhora da qualidade do sono, dentre outras variáveis, são sugestões para melhorar a saúde e a qualidade de vida.

Novaes, Mansur & Nunes (2011) apresentaram em sua obra alguns potenciais mecanismos hipotensores advindos da prática da realização de exercícios físicos. Dentre os pesquisados e sugeridos pelos autores, podemos citar:

- Diminuição da resistência à insulina.
- Aumento da excreção urinária de sódio.
- Aumento da secreção de prostaglandina E.
- Diminuição da atividade da renina plasmática.
- Aumento da produção do óxido nítrico.
- Redução da atividade nervosa simpática.

Assim, conhecendo um pouco da fisiologia humana e do exercício, percebemos a importância da prática sistematizada dos exercícios físicos e seus potenciais benefícios para a saúde de clientes/pacientes hipertensos.

Em relação ao treinamento aeróbico, o mais indicado e praticado por essa população, a literatura retrata os inúmeros benefícios para seus adeptos. Registros de reduções entre 6 e 10mmHg na PAS e na PAD são encontrados na literatura (ACSM, 2004). Além disso, a melhora no perfil lipídico, com redução do LDL-c e aumento do HDL-c por meio da combinação de dieta e exercícios, pode ser verificada em alguns estudos (Mazini Filho et al., 2011, 2013), além da melhora nos parâmetros psicológicos.

Antes de qualquer prescrição, seja aeróbica, da força ou da flexibilidade, é importante que o profissional conheça os métodos de treinamento e faça avaliações pertinentes para conduzir ações conscientes para esse público-alvo.

O controle do volume e da intensidade deve ser criteriosamente adequado a cada indivíduo e à fase de treinamento em que se encontra. À luz da fisiologia, de acordo com o aumento de intensidade nas atividades de trabalho aeróbico, a PAS aumenta, enquanto a PAD se mantém inalterada ou sofre pequenas quedas (Novaes, Mansur & Nunes, 2011).

Conhecendo essas informações, perguntamos: como posso controlar a intensidade do trabalho aeróbico para hipertensos? A resposta: a frequência cardíaca está correta e pode ser uma forte aliada nesse aspecto.

A literatura apresenta inúmeras fórmulas, devendo ser escolhidas as mais usadas para esse público-alvo. É importante lembrar que alguns medicamentos, como β-bloqueadores, alteram a PA, o que dificulta o controle da intensidade por essa variável. Nessa situação, a escala de Borg (Borg & Nobel, 1974) apresenta-se como importante aliada no controle da intensidade dessa atividade. Essa escala apresenta valores originais de 6 a 20 e adaptados de 0 a 10 e, quando devidamente conhecida, pode ser muito útil no controle das atividades.

A Figura 6.2 apresenta a escala de Borg original e sua classificação de acordo com os níveis de intensidade sugeridos para prescrição do exercício aeróbico.

Independentemente de terem ou não uma ferramenta desse tipo em mãos, segundo os variados tipos de medicações, os profissionais que atuam diretamente nessa área devem estar conscientes quanto às prescrições seguras e efetivas de acordo com a patologia e os medicamentos utilizados para o controle da HAS.

Para ajudar a controlar a intensidade do trabalho aeróbico, algumas fórmulas predizem a frequência cardíaca máxima dos indivíduos. Um exemplo clássico para essa população é a fórmula de Calvert, Bernstein & Bailey (1977), citada por Novaes & Viana (2003), que consiste na seguinte equação: $FC = 204 - 1,07 \times idade$. Convém destacar que todas as fórmulas apresentam limitações, mas todas elas podem auxiliar muito o controle das atividades.

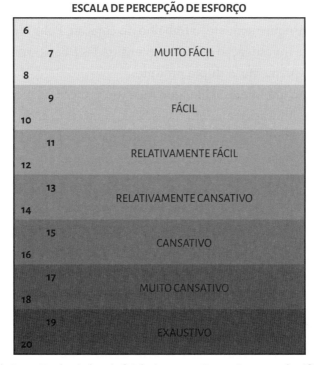

Figura 6.2 Escala de Borg – Escala criada pelo fisiologista sueco Gunnar Borg para classificação da percepção subjetiva do esforço.

O ACSM (2004) apresenta sugestões quanto à prescrição do trabalho aeróbico para essa população. Recomenda a duração de 30 minutos por sessão de treino, com intensidade variando entre 40% e 60% do consumo máximo de oxigênio ($VO_{2máx}$) e frequência semanal podem variar de 3 a 7 dias, de acordo com a disponibilidade, os objetivos associados e o controle do volume/intensidade das atividades.

O treinamento resistido também promove a redução dos níveis da PA, devendo ser incentivada a sua prática. Valores de redução de 6mmHg encontrados na literatura são uma consequência positiva desse treinamento (ACSM, 2004), além do aumento da força muscular e da melhora na realização das atividades da vida diária (AVD).

Todavia, como em todas as patologias, cuidados devem ser tomados na adoção desse tipo de treinamento para esses clientes/pacientes. Estudos como o de Forjaz (2003) sugerem que um alto volume de repetições aumenta o pico pressórico e, consequentemente, o trabalho do coração. Polito & Farinatti (2003) relataram em sua investigação que altas intensidades e baixo volume aumentam a PA e, consequentemente, o duplo produto.

Uma estratégia interessante, que foge um pouco das recomendações do ACSM, consiste no fracionamento das séries, como abordado na obra de Novaes, Mansur & Nunes (2011). Embora ainda não conclusiva, segundo alguns estudos, essa proposta defende a ideia de se evitar que a PA se eleve demasiadamente com volumes de repetições se aproximando de 12 a 15. Nessa proposta, a série é interrompida ao meio com pausas de 3 segundos e em seguida continua a segunda metade. Alguns estudos divulgaram resultados satisfatórios com esse tipo de intervenção, enquanto outros não encontraram diferenças significativas.

Para prescrição do trabalho resistido para hipertensos, o volume recomendado pelo ACSM é de 30 a 50 minutos diários, com intensidade variando de 40% a 60% de 1RM, repetições oscilando entre 10 e 15 e intervalo de 2 minutos entre as séries. A frequência sugerida é de duas a três vezes por semana, e o método recomendado é o circuito com alternância dos membros.

A percepção subjetiva de esforço, conhecida como escala de OMNI-RES (Lagally & Robertson, 2006; Robertson et al., 2003), é uma importante ferramenta de controle de intensidade e é considerada menos agressiva para essa população.

Por ser ilustrada, essa escala é de fácil interpretação, possibilitando que o cliente/paciente estabeleça uma associação direta entre o esforço percebido e as imagens apresentadas. Conta ainda com números que relacionam diretamente a intensidade com os desenhos.

Para melhor entendimento dessa ferramenta, a Figura 6.3 apresenta a escala de OMNI-RES. Vale frisar que, antes de utilizá-la, os clientes/pacientes devem estar devidamente familiarizados com essa escala.

Ainda em relação ao treinamento resistido e suas possíveis complicações, algumas considerações devem ser levadas em conta, como evitar trabalhos isométricos prolongados, a manobra de Valsalva e exercícios localizados intensos, uma vez que todos esses componentes tendem a elevar a PA.

Para o trabalho de flexibilidade recomenda-se a realização de três séries com tempos variando entre 10 e 20 segundos, até que seja alcançado um leve

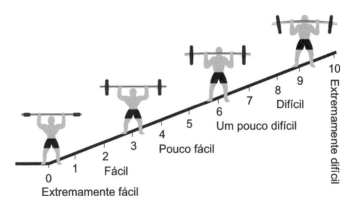

Figura 6.3 Escala de OMNI-RES. (Lagally & Robertson, 2006.)

desconforto muscular, com frequência semanal de três a cinco vezes por semana, sempre priorizando os principais grupamentos musculares. Importante também orientar esses clientes/pacientes para que evitem a apneia, diminuindo assim a possibilidade da manobra de Valsalva.

Quando o objetivo passa a ser a melhora dos níveis de flexibilidade articular, pode ser interessante a aplicação de alguns métodos específicos, com aumento do volume de treinamento e dos dias por semana e da intensidade, dentre outros, desde que sejam respeitados os limites individuais de cada cliente/paciente e a patologia apresentada.

Referências

American College Sports Medicine. Exercise and hypertension. Position Stand. Medicine and Science in Sports Exercises 2004 Mar; 36(3):533-53.

Borg GAV, Noble BJ. Perceived exertion. In: Wilmore JH (ed.) Exercise and sport sciences reviews. Vol. 2. New York: Academic Press, 1974:131-53.

Forjaz CLM, Rezk CC, Melo CM et al. Exercício resistido para o paciente hipertenso: indicação ou contraindicação. Rev Bras Hipertens 2003; 10:119-24.

Lagally KM, Robertson RJ. Construct validity of the Omni resistance exercise scale. Journal of Strength Condition Research, Lincoln 2006; 20(2): 252-6.

Lewington S, Clarke R, Qizilbash N, Peto R, Collins R. Age specific relevance of usual blood pressure to vascular mortality. The Lancet abr. 2003; 360(9349):1903-13.

Longo GZ et al. Prevalência de níveis pressóricos elevados e fatores associados em adultos de Lages/SC. Arq Bras Cardiol, São Paulo, oct. 2009; 93(4). Disponível em: <http://www.sci

elo.br/scielo.php?script=sci_arttext&pid=S0066-782X2009001000012&lng=en&nrm=iso>. Acesso em: 06/4/2014.

Macardle WD, Katch FI, Katch VL. Fisiologia do exercício: energia, nutrição e desempenho humano. 6. ed., Rio de Janeiro: Guanabara Koogan, 2008.

Mazini Filho ML, Matos DG, Rodrigues BM et al. Effects of 16 weeks of exercise in elderly women. International Sport Med Journal June 2013; 14(2):86-93.

Mazini Filho ML, Rodrigues BM, Aidar FJ, Venturini GP, Matos DG. Influência dos exercícios aeróbio e resistido sobre perfil hemodinâmico e lipídico em idosas hipertensas. R Bras Ci e Mov 2011; 19(4):15-22.

Novaes GS, Mansur H, Nunes RAM. Grupos especiais: avaliação, prescrição e emergências clínicas em atividades físicas. Ed. Ícone. Vl. 1, 2011.

Novaes JS, Vianna JM. Personal training e condicionamento físico em academia. 2. ed. Rio de Janeiro: Shape, 2003.

Pierim AMG. Hipertensão arterial: uma proposta para o cuidar. 1. ed. Barueri: Manole, 2004.

Polito MD, Farinatti PT. Respostas da freqüência cardíaca, pressão arterial e duplo-produto ao exercício contra-resistência: uma revisão de literatura. Revista Portuguesa de Ciências do Desporto 2003; 3(1):79-91.

Robertson RJ et al. Concurrent validation of the OMNI perceived exertion scale of resistance exercise. Medicine Science and Sports Exercise, Baltimore, 2003; 35(2):333-41.

Rondon MUPB, Brum PC. Exercício físico como tratamento não-farmacológico da hipertensão arterial. Rev Bras Hiperten abr.-jun., 2003; 10(2):134-9.

Schmidt MI, Duncan BB, Azevedo e Silva G et al. Chronic non communicable diseases in Brazil: burden and current challenges, 2011. Disponível em: http://download.thelancet.com/flatcontentassets/pdfs/brazil/brazilpor4.pdf.

Spinato IL, Monteiro LZ, Santos ZMSA. Adesão da pessoa hipertensa ao exercício físico: uma proposta educativa em saúde. Texto Contexto Enfermagem, Florianópolis, abr./jun. 2010; 9(2):256-64.

VI Diretrizes Brasileiras de Hipertensão. Arq Bras Cardiol, São Paulo, 2010; 95(1, supl.).

Zaitune MPA, Barros MBA, Cesar CLG, Carandina L, Goldbaum M. Hipertensão arterial em idosos: prevalência, fatores associados e práticas de controle no Município de Campinas, São Paulo. Caderno Saúde Pública, Rio de Janeiro, fev. 2006; 22(2):285-94.

CAPÍTULO 7

DIABETES MELLITUS

RAFAEL PEDROZA SAVOIA
RICARDO LUIZ PACE JÚNIOR
MAURO LÚCIO MAZINI FILHO
CARLOS GONÇALVES TAVARES

INTRODUÇÃO

O *diabetes mellitus* (DM) é uma doença que afeta grande parte da população mundial, principalmente no Ocidente. Desencadeia uma série de distúrbios metabólicos, resultantes da deficiência da liberação de insulina (o hormônio que regula o nível de glicose no sangue), bem como de sua ação no organismo (Robergs & Roberts, 2002). O DM é considerado uma doença decorrente da incapacidade total ou parcial do pâncreas de segregar insulina em razão da degeneração ou inatividade das células do pâncreas. Sem a insulina, é impossível o organismo controlar o nível de açúcar no sangue.

De maneira geral, o DM é classificado em tipo 1 (insulino-dependente), em que a hiperglicemia é decorrente da ausência de fabricação de insulina, e em tipo 2 (não insulino-dependente), no qual é grande a produção de insulina, mas esta não se acopla corretamente ao receptor e, na falta de uma sinalização adequada, o açúcar permanece em níveis altos (Zabaglia et al., 2009).

O DM tipo 2 é responsável por cerca de 90% de todos os casos da doença e está relacionado, principalmente, com a obesidade do tipo androide ou da porção superior do corpo. Pode ser controlado com medicação, dieta e exercícios físicos regulares, que ajudam a manter os níveis de glicose do sangue dentro da normalidade. Muitas vezes, quando o cliente/paciente está bem controlado, não é necessário utilizar medicação, bastando a adoção de hábitos saudáveis.

A Tabela 7.1 ilustra as diferenças entre os dois tipos de diabetes. Nela é possível perceber algumas diferenças essenciais para um melhor entendimento sobre a doença, de modo a tornar os cuidados e prescrições coerentes com cada caso.

SINTOMAS

Os sinais de advertência, que se desenvolvem rapidamente, consistem em:

- Micção frequente/sede exagerada.
- Fome exagerada.
- Perda rápida de peso, fraqueza e fadiga.
- Irritabilidade, náuseas e vômitos.

EPIDEMIOLOGIA

O DM afeta milhões de pessoas no mundo e é uma doença crônica, que deve ser controlada. Estima-se que existam, no Brasil, cerca de 12 milhões de pessoas diagnosticadas com a doença.

Desde 1932, o DM está classificado entre as 10 principais causas de morte nos EUA. A cada 10 segundos uma pessoa morre no mundo em consequência das complicações do DM, totalizando 3,2 milhões de mortes por ano. Pelo me-

Tabela 7.1 Resumo das diferenças entre o DM1 e o DM2

Características	Tipo 1 (insulino-dependente)	Tipo 2 (não insulino-dependente)
Proporção de todos os diabéticos	~10%	~90%
Idade de início	< 20	> 40
Desenvolvimento da doença	Rápido	Lento
Histórico familiar	Incomum	Comum
Necessidade de insulina	Sempre	Se houver necessidade
Insulina pancreática	Nenhuma ou muito pouca	Normal ou elevada
Gordura corporal	Normal/magro	Geralmente obeso

Fonte: adaptada de Powers & Howley (2009).

nos uma em cada 10 mortes entre adultos de 35 a 64 anos de idade no mundo é decorrente da doença.

Em todo o mundo há 246 milhões de pessoas com DM. Até 2025, esse número deve chegar a 350 milhões, de acordo com a Federação Internacional de Diabetes.

As pessoas com DM morrem mais frequentemente por problemas cardiovasculares e são vulneráveis a muitas doenças em razão do efeito tóxico dos níveis de glicose sanguínea sobre os vasos, nervos e outros tecidos. O DM é a principal causa de insuficiência renal e cegueira e uma causa importante de amputações de dedos, pernas e pés. A doença cardíaca e o derrame são duas a quatro vezes mais frequentes entre os diabéticos e estão presentes em 75% das mortes relacionadas com a doença (Nieman, 2010).

Considerada epidemia mundial, a enfermidade está relacionada com o envelhecimento da população, o sedentarismo, dietas pouco saudáveis e o aumento da obesidade.

Existem meios cientificamente comprovados para prevenir DM2 e suas complicações agudas e crônicas. A sobrevida do portador tem aumentado significativamente, o que favorece o surgimento das complicações crônicas com custos socioeconômicos elevados. O DM está associado a várias outras doenças crônicas não transmissíveis, como hipertensão arterial, doença coronariana e cerebrovascular, neuropatias periféricas e lesões renais, levando à insuficiência renal crônica terminal, e retinopatia diabética.

Assim, torna-se fundamental um controle rigoroso de algumas variáveis em portadores de DM, como dietas baixas em carboidratos e gorduras, consumo reduzido de álcool e eliminação do tabagismo e do sedentarismo. Essas são algumas das modificações que devem ser imediatamente implementadas, pois o descontrole pode levar ao DM2.

Em relação ao sedentarismo e à obesidade, cabe ao profissional de educação física, após liberação médica, oferecer a esses clientes/pacientes a possibilidade de se exercitarem com o objetivo de melhorar seu nível de condicionamento físico, controlar a glicemia e as dislipidemias, favorecer o balanço energético negativo e diminuir a gordura corporal, que, quando em níveis elevados, tende a favorecer um mau funcionamento dos receptores devido ao excesso de gordura circulante.

162 Capítulo 7 – Diabetes Mellitus

Uma característica fundamental do DM2 é a resistência à insulina. A insulina promove a síntese proteica de triacilglicerol (TAG) e seu armazenamento pelo fígado. Enquanto isso, o glucagon, hormônio contrarregulador da insulina, reduz indiretamente a captação de glicose pelos tecidos adiposo e musculoesquelético, além de promover a oxidação de ácidos graxos e estimular a glicogenólise hepática (liberação e quebra do glicogênio estocado no fígado) e a gliconeogênese (formação de açúcar a partir de substratos diversos) para liberar glicose no sangue (Sousa & Navarro, 2013).

Em clientes/pacientes com sensibilidade à insulina ou que ainda apresentem níveis baixos de insulina circulante, a quantidade de TAG nas células musculares encontra-se bastante elevada (Guyton & Hall, 2006; Lima, 2009).

No entanto, convém enfatizar que a prevenção deve ser considerada primordial, quando comparada ao tratamento, em razão de seus custos e benefícios. Orientações desde o ensino básico e campanhas educativas veiculadas por órgãos governamentais e privados, mostrando a importância da prática regular da atividade física, somadas a uma boa orientação dietética, apresentam-se como estratégias interessantes e de sucesso no combate ao DM 2.

A Tabela 7.2 atualiza os valores de referência para glicemia em jejum e suas respectivas classificações.

Exercícios físicos e diabetes

Todas as prescrições de exercícios físicos devem ser individualizadas e muito bem controladas, sempre respeitando os princípios do treinamento desportivo, a fisiologia do exercício e a biomecânica, além de inúmeras disciplinas que norteiam os conhecimentos científicos e que contribuem com os posicionamentos oficiais nacionais e internacionais.

Tabela 7.2 Valores de referência para glicemia em jejum

Classificação	Glicose (mg/dL)
Normal	< 100
Elevado	> 100 a <126
Diabetes	≥126

Fonte: Ministério da Saúde (2013).

Os profissionais devem ser incentivados a ter muito estudo, dedicação e cautela quanto às prescrições de exercícios físicos para grupos especiais, pois, como já é do senso comum, não existe uma receita de bolo, e sim ciência e prática, as quais devem caminhar lado a lado.

Exames clínicos e laboratoriais são muito importantes para uma intervenção mais eficaz, e o trabalho multidisciplinar tende a ser uma ferramenta de sucesso para potenciais resultados na saúde do cliente/paciente.

Como o presente livro aborda o exercício físico, alguns cuidados devem ser observados e as recomendações não devem ser negligenciadas. Em nossas aulas, costumamos dizer que o melhor exercício físico é aquele de que o cliente/paciente goste e consiga fazer, pois assim conseguimos valorizar as atividades que serão realizadas, fazer com que estas não sejam apenas uma novidade, mas uma rotina de vida, além de proporcionar nos adeptos uma sensação de bem-estar e afastá-los do sedentarismo, um grande mal do século XXI. Em caso de êxito, futuras intervenções diferenciadas tenderão a ter sucesso com esses clientes/pacientes.

Quando buscamos entender um pouco a fisiologia do exercício voltado para a doença, algumas recomendações já clássicas, encontradas em livros de texto e em artigos clássicos e/ou atualizados, sugerem que os diabéticos devem ter sua glicose sanguínea monitorada antes, durante e após a atividade. Os profissionais de educação física precisam saber que a prática de exercício não está indicada quando a glicose em jejum se encontra em níveis > 250mg/dL e quando a cetose está presente; além disso, devem ser adotados cuidados especiais quando a glicose em jejum está > 300mg/dL, mesmo sem a presença da cetose. Quando é diagnosticado o inverso, a ingestão adicional de carboidrato é uma estratégia interessante caso a glicose em jejum se apresente em valores < 100mg/dL, sendo recomendado o consumo de carboidrato de rápida absorção antes, durante e após a atividade, evitando, assim, quadros de hipoglicemia.

Outra informação não menos importante está relacionada com o tipo de insulina administrada e seu pico de ação, de modo a fornecer orientações quanto aos melhores horários para a realização dos exercícios físicos. Não está indicada a prática de exercício físico durante o pico de ação da insulina. Além disso, vale ressaltar que os músculos em que foi administrada a insulina não devem ser envolvidos na prática do exercício físico por pelo menos 1 hora após a administração ou pelo tempo sugerido na bula do medicamento. A administração de insulina de ação intermediária pode ser diminuída para realização do exercício, se o médico assim orientar.

Muitos clientes/pacientes que apresentam riscos associados ao diabetes não devem ser encorajados à prática sistemática da atividade física antes da liberação médica e dos devidos exames clínicos e laboratoriais, pois a segurança do cliente/paciente deve ser sempre priorizada em qualquer situação.

Após essas informações básicas e importantes, você deve estar se perguntando: e as sugestões de prescrição do exercício físico? O que eu vou fazer? Como proceder com clientes/pacientes diabéticos, caso estes sejam meus potenciais clientes/pacientes?

Como salientado anteriormente, este não é um livro de receitas, mas visa contribuir com sugestões de prescrições seguras e eficientes, fundamentadas em diferentes posicionamentos oficiais que regem os órgãos da saúde pública nacional e/ou internacional.

Assim, sugerimos que, após todos os procedimentos de avaliação, cada treinamento seja individualizado, respeitando a condição física de cada cliente/paciente. O treinamento aeróbico, o treinamento resistido e o tratamento da flexibilidade são componentes da aptidão física que devem fazer parte das sessões de treino. Seguem algumas informações que podem ser úteis para as futuras prescrições:

- Para a maioria dos indivíduos diabéticos liberados pelos médicos para iniciar a prática de exercícios é recomendada uma atividade quase diária de intensidade moderada e forte com duração de 20 a 45 minutos. A alta frequência de exercícios é essencial, uma vez que os efeitos residuais de uma sessão intensa de exercícios sobre a tolerância à glicose permanecem por 1 ou 2 dias apenas. Além disso, para os diabéticos do tipo 2 obesos, atividade quase diária ajuda a assegurar o consumo adequado de calorias para auxiliar a perda de peso.
- As sessões de exercício com duração inferior a 20 minutos parecem resultar em poucos benefícios para o controle do diabetes, enquanto sessões com mais de 45 minutos aumentam o risco de hipoglicemia. De acordo com Barry Baun, da University of California, os exercícios de baixa intensidade (50% do $VO_{2máx}$) são tão eficazes quanto os de alta intensidade (75% do $VO_{2máx}$) em melhorar a sensibilidade à insulina em pessoas com diabetes, desde que o consumo

calórico seja equalizado pelo aumento da duração das sessões de exercícios de baixa intensidade.

- Como a maioria dos diabéticos é mal condicionada, recomenda-se o início leve do programa de exercícios com progressão gradual. São recomendadas atividades aeróbicas do tipo resistência que envolvam grandes grupamentos musculares, como ciclismo, caminhada acelerada e natação, entre outras. Os exercícios com pesos, destinados a aumentar a resistência muscular por meio de um número elevado de repetições com cargas moderadas, ajudam a evitar elevações da PA (Nieman, 2010).

Exercícios aeróbicos

Novaes, Mansur & Nunes (2011) recomendam volumes variando entre 20 e 60 minutos, de acordo com o nível de condicionamento individual, o tempo disponível para a atividade física, o estágio em que se encontra a doença e as limitações individuais. Para controle da intensidade, é sugerido $VO_{2máx}$ com intensidade entre 50% e 85% e $FC_{máx}$ variando entre 60% e 90% na escala de Borg (12 e 13 para atividades moderadas ou um pouco superior) (Borg & Nobel, 1974).

Exercícios resistidos (musculação)

Para o treinamento resistido, sugerimos entre oito e 10 exercícios, priorizando os maiores grupamentos musculares; três séries com repetições variando entre oito e 12, podendo chegar a 15 na fase de adaptação neural. Recomenda-se essa prática pelo menos três vezes por semana, em dias alternados, com controle da intensidade. Uma ferramenta não muito precisa, mas eficaz para essa população, é a escala de OMNI-RES (Lagally & Robertson, 2006; Robertson et al., 2003), ilustrada e de fácil entendimento. Uma vez familiarizado, qualquer cliente/paciente pode responder a essa escala e, assim, a intensidade pode ser aumentada. Se pensarmos que a intensidade se refere apenas ao peso levantado, uma sugestão interessante é que, quando o peso levantado para 12 repetições estiver leve, deverá ser ajustado e o cliente/paciente deverá realizar entre 10 e 12 repetições com o novo peso.

A Associação Americana de Diabetes (ADA, 2001) recomenda que as cargas iniciais variem entre 40% e 60% do teste de 1RM para repetições oscilando entre seis e 10, com a PA e a FC dentro dos limites aceitáveis, de acordo com as classificações vigentes e a individualidade de cada cliente/paciente. A partir daí, as repetições devem ser aumentadas gradativamente, chegando a valores entre 15 e 20. Particularmente por sermos um pouco conservadores no trato com doenças crônicas não transmissíveis, como é o caso do diabetes, não costumamos realizar o teste de 1RM com essa população, a qual, muitas vezes, além de não ter um sistema osteomioarticular preparado, não está familiarizada com esse procedimento de testagem, o que torna a percepção subjetiva de esforço (PSE) uma variável interessante, de fácil interpretação e muito menos agressiva para determinação dessas cargas. Deixemos claro, porém, que o teste de 1RM é um procedimento considerado padrão-ouro em academias e/ou estúdios, mas, como não estamos preocupados com a *performance*, ela se encaixa perfeitamente em nossas propostas.

Quando o cliente/paciente passa pela fase de adaptação neural, as intensidades devem ser aumentadas para cerca de 60% a 80% de 1RM e para três séries, com a sugestão de dois a três exercícios para membros superiores e cinco a 10 para membros inferiores, com intervalos variando entre 15 e 30 segundos para trabalhos leves e entre 1 e 2 minutos para trabalhos moderados.

Exercícios de flexibilidade

Para o trabalho da flexibilidade, exercícios devem ser incorporados à sessão de treinamento, visando aumentar e manter a amplitude dos movimentos para melhora contínua das AVD e diminuição de potenciais encurtamentos musculares. Trabalhos de alongamento antes e após os treinamentos físicos devem ser encorajados. Recomendamos três a quatro séries de 15 a 20 segundos, com a alternância dos hemisférios, para a manutenção e/ou o aumento da flexibilidade.

Recomendações na prescrição de exercícios para diabéticos do tipo 1

O diabético do tipo 1 deve ser submetido a exame minucioso antes de iniciar um programa de exercício. Quando tem mais de 30 anos de idade e se apresenta nefropatia ou diabetes há 10 anos ou mais, recomenda-se um teste de esforço físico graduado. A preocupação com a retina está relacionada com a PA mais elevada durante o exercício, enquanto a atenção com os rins está ligada à diminuição do fluxo sanguíneo a esses órgãos com o aumento da intensidade do exercício. Uma lesão nervosa periférica pode bloquear sinais oriundos dos pés, de modo que lesões graves podem ocorrer e não ser percebidas. Calçados adequados, assim como a escolha da atividade, são importantes.

A principal preocupação com relação à prescrição de exercício para o diabético tipo 1 consiste em evitar hipoglicemia. Isso é conseguido por meio da automonitoração rigorosa da glicemia antes, durante e após o exercício e da variação da ingestão de carboidratos e dosagem de insulina, dependendo da intensidade e duração do exercício e do condicionamento físico do indivíduo:

- Antes do exercício, em caso de glicemia ≤ 80 a 100mg/dL, devem ser consumidos carboidratos. Se > 250mg/dL, o exercício deve ser postergado até que se encontre abaixo deste nível.
- Não se deve praticar exercício no momento de ação máxima da insulina, a qual varia de acordo com o tipo (de ação curta ou intermediária). A insulina deve ser injetada em um grupo muscular que não será exercitado ou em dobra cutânea, e sua quantidade é usualmente diminuída. A magnitude dessa redução depende do tipo de insulina utilizada.
- A glicose deve ser frequentemente monitorada durante o exercício (a cada 15 minutos para os iniciantes e com menos frequência para os praticantes experientes), logo após o exercício e de 4 a 5 horas depois.
- Durante a recuperação do exercício, devem ser consumidos carboidratos adicionais. Caso contrário, poderão ocorrer episódios de hipoglicemia após o exercício, uma vez que os carboidratos dietéticos também são utilizados para repor a depleção do estoque muscular de glicogênio.

Em síntese, embora o exercício possa não ser considerado um fator importante na manutenção da glicemia dentro da faixa normal, o fato de os diabéticos tipo 1 apresentarem menos complicações inerentes à doença é motivo suficiente para o engajamento em um estilo de vida ativo (Powers & Howley, 2009).

Recomendações na prescrição de exercícios para diabéticos do tipo 2

O DM2 ocorre mais tardiamente e os clientes/pacientes apresentam vários fatores de risco adicionais, como hipertensão, colesterol elevado, obesidade e inatividade. Existem algumas evidências epidemiológicas de que esse tipo de diabetes está associado à falta de atividade física e ao baixo condicionamento físico, independentemente da obesidade. Em contraste com o diabético do tipo 1, cuja vida pode ser mais complicada (em termos de controle da glicemia) no início de uma atividade, o exercício é uma recomendação primária para o diabético do tipo 2 para auxiliar tanto o controle da obesidade (geralmente presente) como da glicemia.

Os diabéticos do tipo 2 não apresentam as mesmas flutuações da glicemia que os do tipo 1 durante o exercício. No entanto, aqueles que utilizam medicações orais para estimular a secreção de insulina podem ser obrigados a diminuir a dose para manter uma glicemia normal.

Considerações finais

Com base nas informações contidas neste capítulo, pode-se concluir que para os portadores de DM o ideal seria a prescrição de exercícios aeróbicos, resistidos e de flexibilidade combinados nas sessões de treino, visando a uma melhor resposta para o controle da doença e, consequentemente, de suas complicações, proporcionando melhor qualidade de vida a esses indivíduos.

Após o entendimento do funcionamento do treinamento físico e sua importância no tratamento/controle de diabéticos, deixamos claro que essa intervenção controla a disposição da glicose e a sensibilidade à insulina. Essas mudanças melhoram o conteúdo muscular do GLUT4 e a síntese do glicogênio, além de aumentarem a massa muscular e o número de capilares no músculo.

Assim, podemos verificar a importância da contração muscular e, consequentemente, da prática sistemática do treinamento resistido. Vale ressaltar, porém, que os clientes/pacientes diabéticos têm suas limitações, as quais devem ser respeitadas, e seus treinamentos devem ser individualizados, uma vez que existem portadores de diabetes tipo 1 e tipo 2, insulino-dependentes ou não, e uma equipe multidisciplinar é um passo importante para o sucesso profissional de prescrições efetivas e seguras.

Referências

ADA – American Diabetes Association. Diabetes mellitus and exercise (position statement). Diabetes Care 2001; 24(suppl. 1):S51-55.

ADA – American Diabetes Association. Standards of medical care in diabetes (position statement). Diabetes Care 2011; 34(Suppl 1):S11-S61.

Borg GAV, Noble BJ. Perceived exertion. In: Wilmore JH (ed.) Exercise and sport sciences reviews. Vol. 2. New York: Academic Press, 1974:131-53.

Brito A, Alves N, Silva A. O uso da escala de Omni-res em idosas hipertensas. Estud interdiscipl Envelhec., Porto Alegre, 2011; 16(1):111-25.

Guyton AC, Hall JE. Tratado de fisiologia médica. 11. ed. Tradução: Alcides Marinho Júnior. Rio de Janeiro: Elsevier, 2006.

Lagally KM, Robertson RJ. Construct validity of the Omni resistance exercise scale. Journal of Strength Condition Research, Lincoln, 2006; 20(2):252-6.

Lima WP, Carnevali LC, Eder R, Costa Rosa LF, Bacchi EM, Seelaender MC. Lipid metabolism in trained rats: effect of guarana (Paullinia cupana Mart.). Clin Nutr 2005; 24:1019-28.

Nassau F, Afonseca L, Oliveira E. Diabetes mellitus e musculação. Disponível em: http:// educaçãofisica.org/joomla/index2.php?option=com_content&do_pdf=1&id=191. Acesso em: 11/08/2013.

Nieman DC. Exercício e saúde – Teste e prescrição de exercícios. 6. ed. São Paulo: Manole, 2010.

Novaes GS, Mansur H, Nunes RAM. Grupos especiais: Avaliação, prescrição e emergências clínicas em atividades físicas. Vol. 1. Rio de Janeiro: Ed. Ícone, 2011.

Panizza RM. Avaliação da flexibilidade de uma população diabética do bairro de Santa Mônica de Campinas–SP, após a aplicação de um programa de atividade física específico. Monografia de conclusão de curso em bacharel em educação física – UNICAMP, 2005.

Powers SK, Howley ET. Fisiologia do exercício – teoria e aplicação ao condicionamento e ao desempenho. 6. ed. São Paulo: Manole, 2009.

Robergs RA, Roberts SO. Princípios fundamentais de fisiologia do exercício para aptidão, desempenho e saúde. São Paulo: Phorte, 2002.

Robertson RJ et al. Concurrent validation of the OMNI perceived exertion scale of resistance exercise. Medicine Science and Sports Exercise, Baltimore, 2003; 35(2):333-41.

Sousa RAL, Navarro F. Breve relato da diabete tipo II e sua relação com o metabolismo de lipídeos, o exercício resistido e os efeitos deste: quebrando dogmas. Revista Brasileira de Prescrição e Fisiologia do Exercício, São Paulo, nov/dez. 2013; 7(42):489-500.

Wilmore JH, Costill DL. Fisiologia do esporte e do exercício. São Paulo: Manole, 2001.

Zabaglia R et al. Efeito dos exercícios resistidos em portadores de diabetes mellitus. IBPEFEX 2009; 3(18):547-8.

CAPÍTULO 8

ACIDENTE VASCULAR CEREBRAL (AVC), DERRAME CEREBRAL OU ACIDENTE VASCULAR ENCEFÁLICO (AVE)

SAULO DE PAULA COSTA
MAURO LÚCIO MAZINI FILHO
RAFAEL PEDROZA SAVOIA
CARLOS GONÇALVES TAVARES

INTRODUÇÃO

A nomenclatura médica deve ser fundamentada em alguns aspectos básicos, como a erudição, a precisão da terminologia médica e o conhecimento popular. Qual seria a melhor definição para a doença cerebrovascular aguda: acidente vascular cerebral, acidente vascular encefálico ou derrame cerebral? Todas essas proposições têm seus prós e contras e merecem algumas considerações. Popular, bastante conhecido e difundido, o termo *derrame* traduz essa grave doença, porém não é preciso, uma vez que sugere um derramamento de sangue, o que nem sempre acontece. Poderia então ser empregado apenas nos casos de hemorragia cerebral, mas é popularmente utilizado para designar todas as formas da doença. A nomenclatura *acidente vascular cerebral* (AVC) ainda é a mais usada no meio médico e de fácil entendimento entre as pessoas. No entanto, o uso do termo *acidente* não é apropriado, uma vez que, se controlados os fatores de risco, pode ser evitado, mas a sigla AVC é de fácil compreensão e não há confusão com outras doenças.

A expressão *acidente vascular encefálico* (AVE) foi introduzida na tentativa de ampliar o conceito, uma vez que nessa doença pode estar envolvida qualquer

172 Capítulo 8 – Acidente Vascular Cerebral

estrutura encefálica, e não apenas a parte cerebral. Há a proposição de uma adequação frente à terminologia anatômica utilizada em língua portuguesa, a qual, porém, não acompanha a literatura universal, em que o cérebro é citado comumente como o conjunto de todas as estruturas internas ao crânio. A sigla AVE é pouco conhecida e dá margem a confusão com outras doenças (Gagliardi, 2010).

De acordo com Becker (1968): "a nomenclatura – como a própria linguagem – é arbitrária e convencional. Aquilo em que convém, aquilo que se combina e se ajusta, que é tácita ou expressamente aceito por todos, e portanto se usa, é o 'certo', é a lei." Neste capítulo, portanto, vamos usar a nomenclatura acidente vascular cerebral (AVC), pois acreditamos que seja uma forma mais clara de entendimento.

Fisiopatologia do acidente vascular cerebral

Acidente vascular cerebral (AVC)

Os acidentes vasculares cerebrais podem ser divididos em duas categorias principais: isquêmicos (ocorrem em aproximadamente 85% dos casos com oclusão vascular e hipoperfusão significativa) e hemorrágicos (responsáveis por 15% dos casos, em que há extravasamento de sangue para o cérebro ou para o espaço subaracnóideo) (Albers et al., 2004).

Comparando os principais tipos de AVC, a Tabela 8.1 relaciona, de maneira clara e objetiva, as causas, os sintomas iniciais e a recuperação funcional com o tipo de AVC – isquêmico ou funcional.

Tabela 8.1 Comparação dos principais tipos de acidente vascular cerebral

Item	Isquêmico	Hemorrágico
Causas	Trombose de grande artéria Trombose de pequena artéria penetrante Embolia cardiogênica Criptogênico (sem causa conhecida) Outras	Hemorragia intracerebral Hemorragia subaracnóidea Aneurisma cerebral Malformação arteriovenosa
Principais sintomas iniciais	Dormência ou fraqueza da face, do braço ou da perna, especialmente de um dos lados do corpo	"Dor de cabeça explodindo" Diminuição do nível de consciência
Recuperação funcional	Geralmente se estabiliza em 6 meses	Mais demorada, geralmente se estabiliza por volta de 18 meses

Fonte: Brunner & Suddarth (2009).

Outra definição interessante sobre o tema é dada por Diepenbrock (2005), segundo o qual o AVC é um evento com risco potencial de ser fatal e que afeta o fornecimento de oxigênio e glicose no cérebro, comprometendo os sentidos, a fala, o comportamento, os padrões de pensamento e até a memória. Cerca de 10% dos casos de AVC são precedidos de acidentes isquêmicos transitórios (AIT), que ocorrem dias, semanas ou meses antes.

Acidente vascular cerebral isquêmico

Em um ataque cerebral isquêmico, acontece a desorganização do fluxo sanguíneo cerebral em virtude da obstrução de um vaso sanguíneo, desencadeando uma série de eventos metabólicos celulares, a chamada cascata isquêmica (Brunner & Suddarth, 2009).

A cascata isquêmica tem início quando o fluxo sanguíneo é reduzido para 25mL por 100g por minuto. Como os neurônios não conseguem fazer a respiração aeróbica, as mitocôndrias começam a respiração anaeróbica, gerando, assim, grande quantidade de ácido lático (acidose) e, consequentemente, alterando o pH. Com a respiração anaeróbica, os neurônios produzem quantidades insuficientes de ATP (adenosina trifosfato), dificultando o processo de despolarização e levando, também, ao desequilíbrio eletrolítico.

No início da cascata isquêmica, existe uma área de baixo fluxo sanguíneo denominada região de penumbra. A cascata age ameaçando as células dessa região, pois a despolarização, citada anteriormente, provoca o aumento do cálcio intracelular e a liberação de glutamato, ocasionando um processo de destruição da membrana celular. Esses processos aumentam a área do infarto até a penumbra, ampliando o AVC.

Manifestações clínicas

O acidente vascular cerebral isquêmico pode ocasionar inúmeros déficits neurológicos, que podem variar de acordo com a localização da lesão. Os principais sintomas estão descritos na Tabela 8.1. O hemisfério onde acontece a lesão interfere nos sintomas e comportamentos vistos em casos de AVC, como pode ser visualizado com mais clareza na Tabela 8.2.

Tabela 8.2 Características do AVC do hemisfério esquerdo e do hemisfério direito

AVC hemisfério esquerdo	AVC hemisfério direito
Paralisia ou fraqueza do lado direito do corpo	Paralisia ou fraqueza do lado esquerdo do corpo
Déficit do campo visual direito	Déficit do campo visual esquerdo
Afasia (expressiva, receptiva ou global)	Déficit espaço-perceptuais
Capacidade intelectual alterada	Distraibilidade aumentada
Comportamento lento e cauleloso	Comportamento impulsivo e juízo crítico deficiente Não percepção dos déficits

Fonte: Brunner & Suddarth (2009).

Os déficits neurológicos encontrados nos casos de AVC isquêmicos são bem explicados por Brunner & Suddarth (2009):

- **Perda motora:** lesão do neurônio motor superior com perda do controle voluntário dos movimentos motores. Como os neurônios motores cruzam uma lesão no hemisfério esquerdo do cérebro, os neurônios podem refletir-se no lado direito do corpo e vice-versa. A disfunção motora mais comumente encontrada é a hemiplegia (paralisia de um lado do corpo). Outra disfunção é a hemiparesia, também conhecida como fraqueza em um dos lados do corpo.
- **Perda de comunicação:** outras áreas afetadas pelo AVC são as da linguagem e da comunicação. As disfunções mais comuns são a disartria (dificuldade ao falar), em razão da paralisia dos músculos responsáveis pela fala, a disfasia (alteração na fala) ou afasia (perda da fala), além da apraxia (incapacidade de executar uma ação aprendida anteriormente).
- **Distúrbios perceptivos:** os AVC podem levar à incapacidade de interpretação das sensações com disfunções perceptivas, distúrbios das relações visuoespaciais e perda sensorial. A mais comum é a hemianopsia (perda da metade do campo visual).
- **Perda sensorial:** podem ocorrer a perda da propriocepção e do tato e dificuldades na interpretação de estímulos visuais, táteis e auditivos. As agnosias são déficits na capacidade de reconhecimento de objetos anteriormente familiares percebidos por um ou mais sentidos.

- **Alterações cognitivas e efeitos psicológicos:** perdem-se a capacidade de aprendizado, a memória ou outras funções intelectuais, em caso de dano ao lobo frontal. Essas alterações podem ocasionar um quadro de depressão.

Prevenção

A prevenção primária dos casos de AVC consiste na melhor abordagem. Alguns estudos sugerem que o uso de ácido acetilsalicílico, em pequenas doses, reduz o risco de AVC em mulheres (Ridker et al., 2005).

A American Heart Association (AHA, 2006) classifica os fatores de risco em não modificáveis e modificáveis, como mostra a Tabela 8.3.

Acidente vascular cerebral hemorrágico

Os AVC hemorrágicos constituem cerca de 15% a 20% dos transtornos vasculares cerebrais e são causados, principalmente, por hemorragias intracranianas ou subaracnóideas. Os AVC hemorrágicos são causados por sangramento no tecido cerebral, nos ventrículos ou no espaço subaracnóideo. Em 80% dos casos, a hemorragia intracerebral é responsável pela maior parte dos relatos e é causada, principalmente, por hipertensão não controlada. Em cerca de metade dos casos, a hemorragia subaracnóidea decorre da ruptura de um aneurisma intracraniano (Bader & Littlejohns, 2004).

A fisiopatolologia dos casos de AVC hemorrágico depende da causa e do tipo de transtorno vascular cerebral. O metabolismo cerebral normal altera-se

Tabela 8.3 Fatores de risco não modificáveis e modificáveis para acidente vascular cerebral isquêmico

Não modificáveis	Modificáveis
Idade avançada	Hipertensão
Sexo	Fibrilação atrial
Raça	Hiperlipidemia
	Diabetes mellitus (associado a uma aterogênese acelerada)
	Tabagismo
	Estenose carotídea
	Obesidade
	Consumo excessivo de álcool

Fonte: AHA (2006).

com a exposição ao sangue, o que ocasiona aumento da pressão intracraniana, comprimindo e lesionando o tecido cerebral, ou por isquemia cerebral secundária decorrente da perfusão e do vasoespasmo que frequentemente acompanha as hemorragias subaracnóideas (Brunner & Suddarth, 2009).

Entre as causas de AVC hemorrágico estão as hemorragias intracerebrais, causadas, em geral, por um quadro de hipertensão e aterosclerose cerebral, pois essas doenças ocasionam a ruptura de vasos sanguíneos. Pode ser atribuído, também, ao uso de medicações, doença arterial e tumores cerebrais (Brunner & Suddarth, 2009; Diepenbrock, 2005).

O sangramento ocorre mais comumente nos lobos cerebrais, nos gânglios da base, no tálamo, no tronco cerebral e no cerebelo (Hickey, 2003). O sangramento rompe a parede do ventrículo lateral, causando hemorragia intraventricular, o que geralmente leva à morte.

Outra importante causa de AVC hemorrágico são os aneurismas intracranianos, decorrentes de fraqueza na parede arterial. Não há um conhecimento preciso sobre a causa do aneurisma, mas estudos levantam a hipótese de que possa ser causado pela aterosclerose, um defeito congênito da parede vascular, doença vascular hipertensiva, traumatismo cranioencefálico ou idade avançada (Brunner & Suddarth, 2009). Essas lesões podem acontecer em qualquer local no cérebro, embora sejam mais comuns nas bifurcações das grandes artérias.

Outros dois fatores que contribuem para os casos de AVC hemorrágico são malformações arteriovenosas e hemorragias subaracnóideas. As primeiras são causadas por anormalidades no desenvolvimento embrionário, acarretando um emaranhado de artérias e veias no cérebro sem um leito capilar. A ausência do leito capilar sobrecarrega e leva à dilatação excessiva de artérias e veias e, fatalmente, a seu rompimento. Esse tipo de causa de AVC é comum em pessoas jovens. A hemorragia subaracnóidea, por sua vez, acontece em virtude de uma malformação arteriovenosa, um aneurisma intracraniano, um traumatismo ou hipertensão.

Manifestações clínicas

O indivíduo com AVC hemorrágico apresenta déficits neurológicos similares aos de clientes/pacientes com AVC isquêmico; entretanto, indivíduos conscientes apresentam forte cefaleia (dor de cabeça). O mesmo ocorre em relação às funções motoras, sensoriais, de nervos cranianos, cognitivas e de outros tipos. O que diferencia as pessoas que foram vítimas de AVC hemorrágico são os vômitos, uma alteração precoce e súbita no nível da consciência e, possivelmente, crises focais, devido ao envolvimento frequente do tronco cerebral (Hickey, 2003).

Prevenção

Como no AVC isquêmico, a prevenção deve ser primária, incluindo o controle da hipertensão. O controle da hipertensão, especialmente em pessoas com mais de 55 anos de idade, reduz claramente o risco de AVC hemorrágico (Bader & Littlejohns, 2004). Outros fatores de risco são: idade avançada, sexo masculino e ingestão excessiva de álcool (Ariesen et al., 2003).

EPIDEMIOLOGIA

AVC no mundo

A prevalência mundial na população em geral é estimada em 0,5% a 0,7% (Minelli, Fen & Minelli, 2007; Nicoletti et al., 2000; Pereira & Andrade, 2001). Além da mortalidade elevada, a maioria dos sobreviventes apresenta sequelas com limitação da atividade física e intelectual e elevado custo social. Esses dados exigem uma reflexão a respeito do grande impacto que essa enfermidade tem sobre a população (Viana & Dal Poz, 1998). Em 1999, o número de mortes por AVC em todo o mundo foi de 5,54 milhões, e dois terços dessas mortes ocorreram em países menos desenvolvidos (Feigin, 2003). Projeções sugerem que, sem intervenção, o número de mortes por AVC aumentará para 7,8 milhões em 2030 (Bonita & Beaglehole, 2007).

O AVC é a terceira principal causa de morte nos EUA, perdendo apenas para as cardiopatias e o câncer, mas, se pensarmos em escala mundial, é a segunda causa com maior incidência em pessoas de meia-idade e idosos (Pontes et al., 2008). Cerca de 700 mil pessoas apresentam um quadro de AVC a cada ano nos EUA, dos quais 500 mil são casos novos e outros 200 mil são recorrentes (AHA, 2006). Como cerca de 4,8 milhões de pessoas sobrevivem a um episódio de AVC, este é a principal causa de incapacidade duradoura grave nos EUA (AHA, 2006; National Center for Heath Statistics, Centers for Disease Control, 2002). O impacto financeiro, segundo a AHA (2006), equivale a US$ 53,6 bilhões, com custos diretos e indiretos.

AVC no Brasil

Nas últimas décadas, o Brasil vem sofrendo mudanças em seu perfil de morbimortalidade, com as doenças crônicas não transmissíveis assumindo uma posição de liderança no que diz respeito às principais causas de morte. Entre as mais importantes doenças crônicas está o AVC, uma das principais causas de internações e mortalidade, ocasionando, na maioria dos casos, algum tipo de deficiência, seja parcial, seja completa.

Em estudo realizado por Lotufo & Bensenor (2005), entre os países da América Latina, o Brasil é o líder em mortes por AVC (Figura 8.1). Em 2009 foram registrados mais de 160 mil casos de internações por doenças cerebrovasculares, e a taxa de mortalidade foi de 51,8 a cada grupo de 100 mil habitantes. O grupo acima de 80 anos representou quase 35% dos 99.174 óbitos. Em torno de 40% das mortes ocorreram por doença cardiovascular. A mortalidade por AVC predomina em relação à mortalidade por doença coronariana (infarto do miocárdio). Os números alcançam em torno de *100 mil vítimas por ano*. Além das mortes, o AVC pode ocasionar sequelas graves, que atingem cerca de 50% dos sobreviventes.

Outro ponto a ser destacado é que parte considerável das mortes por AVC no Brasil acontece em faixa etária precoce – abaixo dos 65 anos. Isso ocasiona grande prejuízo econômico por morte ou incapacitação de pessoas produtivas.

Outro dado bastante alarmante mostra que, no Brasil, as principais causas da mortalidade são as doenças cardiovasculares – cerca de 32%; desse percentual,

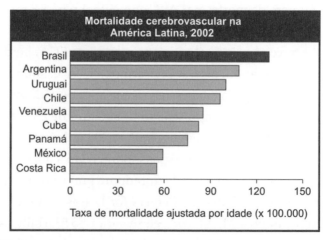

Figura 8.1 Mortalidade cerebrovascular na América Latina. (Lotufo PA. São Paulo Med J 2005; 123:3-4.)

as doenças cerebrovasculares têm dado a maior contribuição para o impulso, com aproximadamente 10,1% dos casos (Datasus, 2010), como apresentado na Figura 8.2.

Vários estudos relacionaram esse fator ao gênero. De Carvalho et al. (2011) analisaram a taxa de mortalidade por AVC no Distrito Federal e constataram a maior prevalência de óbitos em mulheres (51,8%). Pinheiro & Vianna (2012), em análise da taxa de mortalidade específica (TME) no Distrito Federal entre 1995 e 2005, observaram diminuição da TME entre os homens na faixa etária de 30 a 79 anos, a qual só aumentava a partir dos 80 anos de idade. Nas mulheres, por sua vez, houve aumento entre as idades de 30 a 49 anos e também depois dos 80 anos de idade. Outro estudo, de 2004, realizado em São Paulo, corrobora os dados supramencionados. Esse estudo avaliou o padrão de mortalidade por doença cerebrovascular estratificado por sexo e idade, categorizanda-a em faixas etárias decenais dos 30 aos 39 anos até os 70 a 79 anos, no período de 1997 a 2003. A proporção de mortalidade por AVC foi maior entre as mulheres de meia-idade

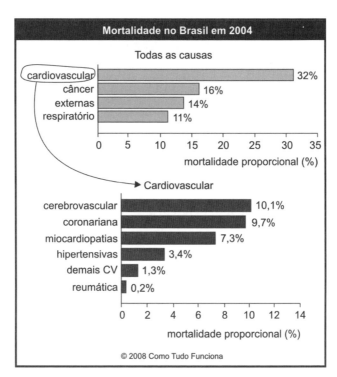

Figura 8.2 Mortalidade no Brasil em relação ao tipo de causa. (Lotufo PA, 2008.)

(Lotufo & Benseñor, 2004). Em contrapartida, segundo a AHA (2006), a incidência de AVC é maior em homens do que em mulheres. Em relação à raça, os afrodescendentes são duas vezes mais propensos a apresentar episódios de AVC do que os caucasianos.

REABILITAÇÃO

A reabilitação tem por objetivo principal capacitar os indivíduos com déficits neurológicos e motores a melhorar suas funções físicas, intelectuais e sociais. Compreende um programa voltado para que o indivíduo acometido pela patologia alcance o grau máximo de independência (European Stroke Organization, 2008). A National Stroke Association divulgou alguns dados sobre os indivíduos que fazem a reabilitação após o AVC:

- 10% dos sobreviventes se recuperam quase que integralmente;
- 25% se recuperam com sequelas mínimas;
- 40% apresentam incapacidade de moderada a grave, necessitando de acompanhamento específico;
- 10% necessitam de tratamento a longo prazo em unidade especializada;
- 15% morrem pouco tempo depois do episódio;
- 14% dos sobreviventes têm um segundo episódio ainda durante o primeiro ano.

Gresham (1997) acredita que o processo de recuperação envolva seis parâmetros, quais sejam:

1. Prevenção, reconhecimento e gestão das complicações e comorbidades.
2. Terapia para o máximo de independência.
3. Facilitar ao máximo a capacidade do indivíduo e da família de lidar com a situação e se adaptar a ela.
4. Prevenção do déficit secundário mediante a promoção da reintegração social, incluindo o acompanhamento do regresso à casa e à família e atividades recreacionais e vocacionais.
5. Reforço da qualidade de vida, levando em conta o déficit residual.
6. Prevenção de um segundo AVC ou outros eventos vasculares, como infarto agudo do miocárdio, que ocorrem com mais frequência nessa população.

Após a estabilização clínica do indivíduo que sofreu AVC, devem ser iniciados esforços para que ele conquiste sua independência funcional (Duncan et al., 2005). A primeira etapa deve ser voltada para a promoção da independência motora e o estímulo às AVD.

Algumas evidências mostram que a intervenção precoce após o AVC promove melhorias físicas e funcionais (Shah, Vanclay & Cooper, 1990). Muitas das complicações do AVC, como trombose profunda, úlcera de pressão, contraturas, obstipação e pneumonia de aspiração, estão relacionadas com a imobilidade (Langhorne et al., 2000).

Embora não exista consenso sobre a intensidade da terapia de reabilitação, alguns achados revelam uma relação positiva entre o aumento da intensidade e a melhora dos resultados funcionais e nas AVD (Kwakkel et al., 2004; Langhorne, Wagenaar & Partridge, 1996).

A duração do tratamento também não está bem definida na literatura; sabe-se, porém, que sua continuidade após a alta traz benefícios (Evans et al., 2005). O tratamento ainda no período de internação diminui o tempo de hospitalização e melhora os resultados a longo prazo (Logan et al., 2005).

Os primeiros 3 meses têm se mostrado decisivos na recuperação, além de serem os mais críticos. Resultados significativos têm sido encontrados nessa fase (Wade et al., 1992), embora resultados positivos também tenham sido observados após esse período (Dam et al., 1993; Sarno & Levita, 1981).

Quanto ao sucesso do processo de recuperação, está estreitamente ligado ao comprometimento da pessoa acometida pelo AVC. Cerca de 30% dos sobreviventes se tornam independentes no prazo de 3 semanas e 50%, 6 meses após o AVC (Wade & Hewer, 1987). A gravidade e a extensão do AVC são importantes fatores preditivos do resultado da reabilitação, assim como a existência de outro AVC (Duncan et al., 2005). Outros fatores que interferem diretamente na recuperação são a etiologia e a idade. A reabilitação com equipe multidisciplinar proporciona melhores resultados a longo prazo, e esses resultados são potencializados quando o indivíduo persiste no tratamento por mais de 5 anos (Indredavik et al., 1997; Kalra, Dale & Crome, 1993).

182 Capítulo 8 – Acidente Vascular Cerebral

Exercício físico na prevenção do AVC

Como salientado previamente, a melhor maneira de evitar um AVC isquêmico ou hemorrágico é por meio da prevenção primária e da diminuição dos fatores de risco (Delemos et al., 2003). A hipertensão é umas das principais causas do AVC (Bader & Littlejohns, 2004) e, segundo Dantas (2007), existe uma prevalência de 15% e 44% de hipertensão na população adulta brasileira, sendo esta um dos principais fatores de risco para doenças cardiovasculares e responsável por 40% das mortes por AVC.

Partindo dessa premissa, vale lembrar o que diz o American College of Sport Medicine (ACSM, 2007) sobre a relação entre os exercícios físicos e a PA. Segundo o ACSM, as pessoas com hipertensão leve e moderada podem esperar uma queda média da PAS e da PAD de 8 a 10mmHg e de 6 a 10mmHg, respectivamente, em resposta ao exercício físico regular. Essas reduções dos valores pressóricos se devem aos mecanismos hipotensores da atividade física, que são: diminuição da resistência à insulina (Jessen & Goodyear, 2005; Landsberg, 1992), diminuição da atividade da renina plasmática (Rigatto, Bohkke & Irigoyen, 2004), aumento da "produção" de óxido nítrico (Flora Filho & Zilberstein, 2000; Kojda et al., 2001) e redução da atividade nervosa simpática (Brum et al., 2004; Consolim-Colombo & Krieger, 2004).

Após um AVC, o indivíduo que foi acometido por esse problema deve iniciar o mais rápido possível um programa de atividades físicas, o qual deve focar o treinamento no equilíbrio, na força e na melhora das capacidades funcionais (Cramer, 2008; Karthikbabu et al., 2011; Teasell et al., 2005).

Equilíbrio, capacidade funcional e controle da marcha

Um dos fatores que prejudicam a recuperação dos clientes/pacientes com distúrbios provocados pelas sequelas do AVC é o comprometimento da capacidade de integração do sistema sensorimotor. Assim, esses indivíduos têm dificuldade em manter estável o controle do tronco em razão da perda de equilíbrio, influenciando negativamente a marcha (Ryerson et al., 2008). É importante que os músculos do tronco sejam eficazes para que possam ser feitos ajustes na manutenção da postura ereta e uma boa base de apoio nas fases estática e dinâmica (Karatas et al., 2004).

Uma das maneiras de trabalhar o equilíbrio em indivíduos após o AVC é por meio do método *Fitball*. Karthikbabu (2011) percebeu o benefício do trabalho com bolas voltado para a melhora dos músculos do tronco, aumentando significativamente o equilíbrio funcional dos participantes. Verheyden et al. (2009) acrescentaram que exercícios físicos com bola aumentam a força do tronco e, consequentemente, o equilíbrio funcional.

Em geral, mais da metade dos clientes/pacientes não deambula com independência na fase aguda após um AVC, e essa dependência para marcha pode ser observada em 25% dos clientes/pacientes 3 meses após o evento (Wade et al., 1987). De acordo com Goldie et al. (1996), 60% a 70% dos indivíduos que sofrem sequelas de um AVC recuperam a capacidade de marcha, embora apenas 7% dos clientes/pacientes subagudos tenham capacidade suficiente de caminhar de maneira independente fora de casa. A recuperação da marcha é a meta principal na reabilitação desses clientes/pacientes. Os programas de treinamento de marcha têm como objetivo restabelecer e melhorar a qualidade ou o desempenho da marcha funcional.

A esteira com suspensão de peso corporal (SPC) tem sido largamente utilizada para recuperação da função locomotora após um AVC. Encontra-se disponível uma grande variedade de estudos que investigaram programas de treinamento da marcha, frequentemente realizados em uma esteira com ou sem SPC. O treinamento em esteira com SPC possibilita que clientes/pacientes incapazes de deambular livremente pratiquem ciclos de marcha completos repetidamente. Visintin et al. (1998) relataram que a terapia em esteira com SPC foi mais efetiva do que sem SPC em clientes/pacientes hemiparéticos subagudos, e a terapia em esteira também mostrou vantagens sobre o treino de marcha convencional no que diz respeito ao condicionamento físico (Teixeira et al., 2001) e à habilidade da marcha (Laufer et al., 2001). No entanto, dois ensaios clínicos randomizados com indivíduos com hemiparesia aguda não conseguiram demonstrar a superioridade do treinamento com esteira em comparação com a fisioterapia convencional, que esteve concentrada em treino de marcha no solo (Kosak & Reding, 2000; Nilson et al., 2001).

Outro ponto importante na reabilitação após AVC seria a inclusão de uma tarefa funcional específica (Intercollegiate Stroke Working Party, 2008; Nudo, 2006). Brown et al. (2005) recomendam o uso de bicicletas como importante aliado na reabilitação de um cliente acometido por AVC. Andar de bicicleta exigiria dos músculos agonistas e antagonistas uma ação recíproca, simulando as exigências do movimento de andar (Raash et al., 1999). Fujiwara et al. (2005) acreditam que a atividade repetitiva é benéfica para a marcha mesmo em clientes/pacientes com hemiparesia grave (Fujiwara, Liu & Chino, 2003).

Um programa de exercícios para pessoas que passaram pelo processo de AVC e sua reabilitação é muita benéfico, e as melhorias podem ser mais bem percebidas quando o exercício é moderado ou realizado todos os dias da semana (ACSM, 2006).

Assim, é evidente o efeito benéfico do exercício físico na recuperação de indivíduos que sofreram AVC, uma vez que o movimento funcional age diretamente na condução funcional e na reorganização das funções do cérebro após sofrer a patologia.

Esse programa deve incluir atividades que envolvam habilidade motora, de modo a promover a realização de atividades repetitivas, relevantes e qualificadas durante e após o tratamento (Levin, Kleim & Wolf, 2009).

Prescrição de exercícios aeróbicos

Todo praticante de atividades físicas, antes de iniciar o treinamento físico, deve ser avaliado por um neurologista e/ou cardiologista para que seja eliminado qualquer risco de eventos indesejados durante a prática. Essa medida é aconselhável para qualquer cliente/paciente portador de doenças cardiovasculares e metabólicas e, até mesmo, clientes com mais de 40 anos de idade. A partir da avaliação médica, com todas as informações coletadas e necessárias, será decidido o tipo de terapêutica necessária adequada.

Por estar a maior parte do tempo ocioso, o cliente/paciente com AVC perde grande parte de sua capacidade aeróbica. O treinamento aeróbico aumenta a capacidade funcional e o condicionamento cardiovascular (Blair et al., 1995; Centers for Disease Control, 1990), possibilitando, assim, perda de peso e melhora no perfil lipídico (Kraus et al., 2002) e na resistência à insulina (Jessen & Goodyear, 2005), diminuição da frequência cardíaca em repouso (Ekblon et al., 1968; Nothin et al., 2002) e estabilização da PA (ACSM, 2007).

Seguem as recomendações para o treinamento aeróbico:

- **Frequência semanal:** três a sete vezes por semana.
- **Duração:** 30 minutos.
- **Intensidade:** 40% a 60% do VO_2R (volume de oxigênio de reserva) ou 40% a 70% da frequência cardíaca máxima ($FC_{máx}$).

Novaes & Vianna (2009) descrevem a utilização da fórmula da frequência cardíaca de trabalho (FCt), que estabelece o percentual de intensidade mínimo e máximo desejado:

$$FCt = FC_{rep} + (FC_{máx} - FC_{rep} = FC_{res}) \times \% \text{ intensidade}$$

Onde:
  FCt: frequência cardíaca de trabalho
  FC_{rep}: frequência cardíaca de repouso
  $FC_{máx}$: frequência cardíaca máxima
  FC_{res}: frequência cardíaca de reserva
  % intensidade: intensidade desejada (mínima ou máxima)

Muito difundida, a fórmula 220 – idade é usada em vários ambientes da prática de atividade física; entretanto, apresenta um erro de aproximadamente 20%, superestimando os valores em jovens e os subestimando em idosos (Howley & Franks, 2000). Novaes & Vianna (2003) recomendam a utilização da fórmula de Bruce et al. (1974), em razão de sua maior fidegnidade ($FC_{máx} = 204 - 1,07 \times$ idade). Todavia, existem outras fórmulas para a predição da $FC_{máx}$.

Quanto à intensidade do exercício, achados demonstram que atividades entre 40% e 80% produzem melhores valores pressóricos pós-exercício (Forjaz et al., 1998), o que beneficiaria os clientes com AVC, uma vez que a diminuição dos valores pressóricos tenderia a diminuir o risco de um AVC recorrente.

Quanto à duração da atividade física, sugere-se manter a atividade por 20 a 60 minutos, já que menos tempo de atividade não apresenta resposta hipotensora pós-exercício (Halliwill, 2001). Todavia, devemos ter cautela nas prescrições e saber os momentos corretos de efetuar as progressões. Tempos inferiores podem ser benéficos no início da intervenção.

186 Capítulo 8 – Acidente Vascular Cerebral

Por causa do AVC, alguns clientes/pacientes fazem uso de medicações que podem interferir na FC, e isso pode comprometer os valores encontrados quando a intensidade é calculada pela $FC_{máx}$. Nesse caso, recomenda-se a utilização de outro modo de controle de intensidade de treinamento, como a percepção subjetiva de esforço através da escala de Borg (já citada anteriormente). As atividades devem se concentrar nas classificações entre fraca e moderada, ou 2 a 3 na escala de 0 a 10 e 12 e 13 na escala de 6 a 20.

Os medicamentos agem inibindo o aumento da FC por bloqueios dos receptores β do nodo sinusal e inibição do influxo de cálcio nas células do músculo cardíaco. Essss fármacos são denominados β-bloqueadores e inibidores de canais de cálcio não diidropiridínicos (Rossi, Grinberg & Cunha, 1998).

Entretanto, o National Institutes of Health (NIH, 1997) propôs uma tabela (Tabela 8.4) para a administração do medicamento propranolol, para que a atividade possa ser realizada e prescrita com segurança, porém o uso dessa tabela é aconselhável somente quando o cliente fez uso da substância citada.

Prescrição do treinamento de força

A força muscular interfere diretamente em aspectos como a independência e a funcionalidade dos indivíduos (Teixeira-Salmela et al., 2000). Após um AVC, a imobilidade pode resultar de um período inicial de inconsciência e do longo

Tabela 8.4 Relação entre a dosagem de propranol e a redução na frequência cardíaca de trabalho (FCt)

Dosagem da medicação	Redução % FCt
10mg	11%
25mg	12%
40mg	14%
50mg	15%
80mg	18%
100mg	20%
120mg	22%
150mg	25%
160mg	26%
200mg	30%

Fonte: NIH (1997).

tempo inativo em cadeira de rodas. Os sujeitos idosos que com frequência têm AVC são pessoas que geralmente levavam uma vida sedentária e se tornaram descondicionadas mesmo antes do AVC. Apesar de tanto a lesão neural como a imobilidade imposta serem conhecidas e associadas à fraqueza muscular, por vários anos tem sido contraindicado o treinamento de força nesses indivíduos. Nos trabalhos mais antigos que abordaram esse tema, considera-se que o treino de força muscular exacerba padrões anormais do movimento e agrava a espasticidade (Andrews & Bohannon, 2000; Bobath, 1970).

Em indivíduos com lesão cerebral foram identificados, em diferentes estudos, déficits de força e de resistência muscular decorrentes de várias alterações fisiológicas, notadamente características neurofisiológicas relacionadas com o comportamento de ativação neuronal, traduzidas por diferenças significativas entre o recrutamento de unidades motoras no membro afetado comparativamente ao membro não afetado, indicando a incapacidade do SNC de modular a frequência de ativação da unidade motora, tendo como consequência a atrofia seletiva das fibras musculares dos tipos I e II como efeito da fraqueza muscular prolongada. Em comparação com indivíduos sem lesão cerebral, os déficits maiores encontram-se do lado afetado. No entanto, existe certa resistência à utilização de programas de treino que envolvam fortalecimento muscular em virtude do receio de que possam aumentar o padrão espástico, característico dessa patologia (Afonso, 2012).

Os estudos mais recentes vieram contradizer um pouco essa ideia, evidenciando uma relação positiva entre o ganho de força muscular e a melhora do desempenho funcional, com o treinamento de força não causando nenhum prejuízo ao tônus muscular (Dean et al., 2000; Kim, 2003; Sharp et al., 1997; Weiss et al., 2000).

Uma das principais preocupações em indivíduos que sofreram um AVC é a reincidência, e o controle da PA tem recebido atenção especial por ser um dos fatores que devem ser controlados, como mencionado exaustivamente neste capítulo. Embora há alguns anos o treinamento fosse contraindicado nos portadores de hipertensão arterial, atualmente vários estudos se posicionam a favor desse procedimento.

Alguns estudos, como os de Stewart et al. (1990) e Keleman et al. (1990), relataram que o treinamento com pesos não produz aumento significativo da

FC e, se comparado ao treinamento aeróbico, esse aumento é irrisório, porém a resposta pressórica torna-se maior com o treinamento de força. Por isso, na comparação do duplo produto (FC × PAS), percebeu-se que os dois exercícios eram semelhantes.

A redução pressórica pós-treino foi menor do que com o treinamento aeróbico, com queda de 3mmHg, o que possibilita classificar o treinamento de força como uma forma secundária de treino (ACSM, 2007). Entretanto, é muito importante ressaltar que a força muscular é uma capacidade física estreitamente ligada à independência funcional e à realização das AVD.

Assim, a prescrição adequada de treinamento de força para clientes que tiveram um AVC é a seguinte:

- **Frequência semanal:** 2 a 3 semanas.
- **Duração:** 30 a 50 minutos.
- **Repetições:** 10 a 15 repetições.
- **Intensidade:** 40% a 60% de 1RM.
- **Método:** preferencialmente em circuito.

Manobra de Valsalva

Também conhecida como apneia, respiração contra a glote fechada ou mesmo respiração bloqueada, a manobra de Valsalva eleva os valores pressóricos. Segundo MacDoughall et al. (1992), com o uso de cargas > 80% de 1RM é inevitável a ocorrência desse tipo de respiração; por isso, não é aconselhável utilizá-la em clientes que sofreram AVC.

Entretanto, em estudos conduzidos por Haykowsky et al. (2001, 2003), a manobra de Valsalva mostrou ser benéfica para os clientes/pacientes, visto que tem efeito protetor no cérebro, pois, ao aumentar a PA intratorácica, estará aumentando a pressão cerebrovascular transmural (diferença na pressão dentro e fora do vaso sanguíneo), reduzindo, assim, o risco de um AVC.

Consequentemente, recomendamos sempre o trabalho conjunto com o médico responsável pelo cliente/paciente com o intuito de só realizar esse procedimento com o aval de seu médico e devidamente pautado na literatura. O princípio da segurança deve ser um dos mais importantes a se considerar, pois os focos são a saúde e a reabilitação, e não se pode colocar em risco a vida do cliente/paciente que está se submetendo ao treinamento físico, e sim proporcionar sua segurança e qualidade de vida.

REFERÊNCIAS

ACSM – American College of Sports Medicine. Manual de pesquisa das diretrizes do ACSM para os testes de esforço e sua prescrição. 6. ed. Rio de Janeiro: Guanabara Koogan, 2007.

ACSM – American College of Sports Medicine. Manual do ACSM para avaliação da aptidão física relacionada à saúde. Rio de Janeiro: Guanabara Koogan, 2006.

Afonso C. O acidente vascular cerebral e a força muscular: estudo de revisão. Revista Desportiva, 2012; 3(3):19-21.

AHA – American Heart Association. American Heart Association heart and stroke statistics – 2006 update. Dallas, TX: Author, 2006.

Albers GW, Amarenco P, Easton DJ et al. Antithrombotic and thrombolytic therapy for ischemic stroke: The seventh ACCP conference on antithrombotic and thrombolytic therapy. Chest, 2004; 126(3uppl):4835-5125.

Andrews AW, Bohannon RW. Distribution of muscle strength impairments following stroke. Clin Rehabil 2000; 14(1):79-87.

Ariesen MJ. Claus SP. Rinkel GJE et al. Risk factors for intracerebral hemorrhage in the general population: a systematic review. Stroke, 2003; 34(8):2060-5.

Bader MK, Littlejohns JR. Aann core curriculum for neuroscience nursing. 4.ed. St. Louis: Elsevier, Saunders. 2004.

Blair SN, Kohl HW, Barlow CE, Paffenbarger RS, Gibbons LW, Macera CA. Changes in physical fitness and all-cause mortality. A prospective study of healthy and unhealthy men. JAMA 1995; 273:1093-1008.

Bobath B. Adult hemiplegia: evaluation and treatment. Oxford: Butterworth Heinemann, 1970.

Bonita R, Beaglehole R. Stroke prevention in poor countries: time for action. Stroke 2007; 38:2871-2.

Brown DA, Nagpal SCHIS. Limbloaded. Cycling program for locomotor intervention following stroke. Physical Therapy 2005; 85:159-68.

Brum PC, Forjaz CL, Tinucci T, Negrão CE. Adaptações agudas e crônicas do exercício físico no sistema cardiovascular. Rev Paul Educ Física, 2004.

Centers for Disease Control. Coronary heart disease attributable to sedentary life-style – selected states, 1988. JAMA 1990; 264:1390-2.

Chae J, Zorowitz RD, Johnston MV. Functional outcome of hemorrhagic and nonhemorrhagic stroke patients after in-patient rehabilitation. Am J Phys Med Rehabil 1996; 75:177-182.

Consolim-Colombo FM, Krieger EM. Sistema nervoso simpático e hipertensão arterial. Rev Bras Hiperten 2004; 3:86-89.

Cramer S. Repairing the human brain after stroke: I. Mechanisms of spontaneous recovery. Ann Neurol 2008; 63:272-87.

Dam M, Tonin P, Casson S, Ermani M, Pizzolato G, Iaia V et al. The effects of long-term rehabilitation therapy on post-stroke hemiplegic patients. Stroke 1993; 24:1186-91.

Dantas EH. Obesidade e emagrecimento. Rio de Janeiro: Shape, 2007.

De Carvalho JJF, Alves MB, Viana GAA et al. Stroke epidemiology, patterns of management, and outcomes in Fortaleza, Brazil – a Hospital-based multicenter prospective study. Stroke 2011; 42(12):3341-6.

Dean CM, Richards CL, Malouin F. Task related circuit training improves performance of locomotor tasks in hronic stroke: a randomized, controlled pilot trial. Arch Phys Med Rehabil 2000; 81:409-417.

Delemos CD, Atkinson RP, Croopnick SL et al. How effective are "community" stroke screening programs at improving stroke knowledge and prevention practices? Results of a 3-month follow-up study. Stroke 2003; 34(12):247-49.

Duncan PW, Zorowitz R, Bates B et al. Management of adult stroke rehabilitation care: a clinical practice guideline. Stroke 2005; 36(9):100-43.

Ekblom B, Astrand PO, Saltin B, Stenberg J, Wallstrom B. Effect of training on circulatory response to exercise. J Appl Physiol 1968; 24(4):518-28.

European Stroke Organisation (ESO) Executive Committee, ESO Writing Committee. Guidelines for management of ischaemic stroke and transient ischaemic attack 2008. Cerebrovasc Dis 2008; 25(5):457-507.

Evans RL, Connis RT, Hendricks RD, Haselkorn JK. Multidisciplinary rehabilitation versus medical care: a meta-analysis. Soc Sci Med 1995; 40(12):1699-706.

Feigin VL, Lawes CM, Bernnett DA, Anderson CS. Stroke epidemiology: a review of population-based studies of incidence, prevalence, and case-fatality in the late 20th century. Lancet Neurol 2003; 2(1):43-53.

Flora Filho R, Zilberstein B. Óxido nítrico: o simples mensageiro percorrendo a complexidade. Metabolismo, síntese e funções. Rev Ass Med Bras 2000; 46(3).

Forjaz CL et al. Post-exercise changes in blood pressure, heart hate hate pressure product at different exercise intensities in normotensive humans. Braz J Med Bio Res 1998; 31(10): 1247-55.

Fujiwara T, Liu M, Chino N. Effect of pedalling exercise on the hemiplegic lower limb. Am J Phys Med Rehabil 2003; 82(5):357-63.

Fujiwara T, Liu M, Tanuma A, Hase K, Tsuji T. Pedalling exercise for neuromuscular re-education: a review. Critical Reviews in Physical and Rehabilitation Medicine 2005; 17(3):163-77.

Gagliardi RJ. Acidente vascular cerebral ou acidente vascular encefálico? Qual a melhor nomenclatura? Revista Neurociência 2010; 18(2):131-2.

Goldie PA, Matyas TA, Evans OM. Deficit and change in gait velocity during rehabilitation after stroke. Arch Phys Med Rehabil 1996; 77(10):1074-82.

Halliwill JR. Mechanisms and clinical implicationso of post-exercise hypotension in humans. Exerc Sports Sci Rev 2001; 29(2):65-70.

Hancock NJ, Shepstone L, Rowe P, Myint PK, Pomeroy V. Clinical efficacy and prognostic indicators for lower limb pedalling exercise early after stroke: study protocol for a pilot randomised controlled trial. Trials Journal 2011; 7(12):68.

Haykowsky M, Taylor D, Teo K, Quinney A, Humen D. Left ventricular wall stress during leg-press exercise perfomed with a brief Valsalva maneuver. Chest 2001; 119(1):150-41.

Hickey JV. The clinical practice of neurological and neurosurgical nursing 5. ed. Philadelphia: Lippincott Williams & Wilkins, 2003.

Howley ET, Franks BD. Manual do instructor do condicionamento físico para saúde. 3. ed. Artmed, 2000.

Indredavik B, Slordahl SA, Bakke F, Rokseth R, Haheim LL. Stroke unit treatment. Long-term effects. Stroke 1997; 28(10):186-6.

Intercollegiate Stroke Working Party. National clinical guidelines for stroke. e ed. London: Royal College of Physicians, 2008.

Jessen N, Goodyear LJ. Contraction signaling to glucose transport in skeletal muscle. J Appl Physiol 2005; 99(1):330-7.

Kalra L, Dale P, Crome P. Improving stroke rehabilitation. A controlled study. Stroke 1993; 24(10):1462-7.

Karatas M, Cetin N, Bayramoglu M, Dilek A. Trunk muscle strength in relation to balance and functional disability in unihemispheric stroke patients. Am J Phys Med Rehabi 2004; 83(2):81-7.

Karthikbabu S, Nayak A, Vijayakumar K et al. Comparison of physio ball and plinth trunk exercises regimens on trunk control and functional balance in patients with acute stroke: a pilot randomized controlled trial. Clinical Rehabilitation 2011(8):709-19.

Katz Leurer M, Sender I, Keren O, Dvir Z. The influence of early cycling training on balance in stroke patients at the sub-acute stage. Results of a preliminary trial. Clin Rehab 2006; 20(5):398-405.

Kelemen MH, Efron MB, Valenti AS, Stewart KJ. Exercise combined with antihypertensive drug therapy: effects on lipidis, blood pressure and left ventricular mass. JAMA 1990; 263(20):2766-71.

Kim CM. The relationship of lower extremity muscle torque locomotor performance in people with stroke. Phys Ther 2003; 83(1):49-57.

Kleim JA, Jones TA. Principles of experience dependent neuroplasticity: Implications for rehabilitation after brain damage. Journal of Speech, Language and Hearing Research 2008; 51(1):5225-39.

Kojda G, Cheng YC, Burchfield J, Harrison DG. Dysfunction regulation of indothelial nitric oxide synthase (eNOS) expression in response to exercise in mice lacking on eNOS gene. Circulation 2001; 103:2839-44.

Kosak MC, Reding MJ. Comparison of partial body weight-supported treadmill gait training versus aggressive bracing walking post stroke. Neurorehabil Neural Repair 2000; 14(1):13-9.

Kraus WE, Houmard JA, Duscha BD et al. Effects of the amount and intensity of exercise on plasma lipoproteins. N Engl J Med 2002; 347:1483-92.

Kwakkel G, Van Peppen R, Wagenaar RC et al. Effects of augmented exercise therapy time after stroke: a meta-analysis. Stroke 2004; 35:2529-39.

Landsberg L. Hiperrinsulinemia: possible in obesity-induced hupertension. Hypertension 1992; 19(suppII):61-6.

Langhorne P, Stott DJ, Robertson L et al. Medical complications after stroke: a multicenter study. Stroke 2000.

Langhorne P, Wagenaar R, Partridge C. Physiotherapy after stroke: more is better? Physiother Res Int 1996; 31(1):1223-9.

Laufer Y, Dickstein R, Chefez Y, Marcovitz E. The effect of treadmill training on the ambulation of stroke survivors in the early stages of rehabilitation: a randomised study. J Rehabil Res Dev 2001; 38(1):69-78.

Levin MF, Kleim JA, Wolf SL. What do motor "recovery" and "compensation" mean in patients following stroke? Neurorehabilitation and Neural Repair 2009; 23(4):313-9.

Logan PA, Ahern J, Gladman JR, Lincoln NB. A randomized controlled trial of enhanced Social Service occupational therapy for stroke patients. Clin Rehab 1997; 11(2):107-13.

Lotufo PA, bensenor IM. Stroke mortality in São Paulo (1997-2003): a description using the Tenth Revision of the International Classification of Diseases. Arq Neuropsiquiatr 2004; 62(4):1008-11.

Lotufo PA, Benseñor IM. Trends of stroke subtypes mortality in São Paulo, Brazil (1996-2003). Arq Neuropsiquiatr 2005; 63(4):951-5.

MacDoughall JD, Mckelvie RS, Moroz DE et al. Factors affecting blood pressure during heavy weight lifting and static contractions. J Appl Physiology 1992; 73(4):1590-1.

Meijer R, Ihnenfeldt DS, De Groot IJ, Van Limbeek J, Vermeulen M. De Haan RJ. Prognostic factors for ambulation and activities of daily living in the subacute phase after stroke. A systematic review of the literature. Clin Rehabil 2003; 17(2):119-29.

Minelli C, Fen LF, Minelli DP. Stroke incidence, prognosis, 30-day, and 1-year case fatality rates in Matão, Brazil: a population-based prospective study. Stroke 2007; 38(11):2906-11.

Ministério da Saúde/S/DATASUS (endereço na internet). Local: Sistema de Informações Hospitalares do SUS – SIH/SUS IBGE: base demográfica. (Atualizado em: 12/2010. Acesso em: 04/2014. Disponível em: http://www2.datasus.gov.br/DATASUS/index.php?area=02.

National Center for Health Statistics, Centers for Disease Control and Prevention. Fast stats A to Z: Stroke 2002. Disponível em: http://www.cdc.gov/nchs/fastats/stroke.htm. Acesso em: 24/4/2014.

National Institute of Health. The sixth report of the joint commite on detection, evaluation, and treatment of high blood pressure. NIH Publication 1997; 157(21):2413-46.

Nicoletti A, Sofia V, Giuffrida S et al. Prevalence of stroke: a door-to-door survey in rural Bolívia. Stroke 2000; 31(4):882-5.

Nilsson L, Carlsson J, Danielsson A, Fugl-Meyer A, Hellström K, Kristensen L. Walking training of patients with hemiparesis at an early stage after stroke: a comparison of walking training on a treadmill with body weight support and walking training on the ground. Clin Rehabil 2001; 15(5):515-27.

Nottin S, Vinet A, Stecken F et al. Central and peripheral cardiovascular adaptations to exercise in endurance-trained children. Acta Physiol Scand 2002; 175(2):85-92.

Novaes JS, Vianna JM. Personal trainning e condicionamento físico em academia. 2. ed. Rio de Janeiro: Shape, 2003.

Nudo RJ. Plasticity. The Journal of the American Society for Experimental Neurotherapeutics 2006; 3(4):420-7.

Paolucci S, Antonucci G, Grasso MG et al. Early versus delayed in-patient stroke rehabilitation: A matched comparison conducted in Italy. Arch Phys Med Rehab 2000; 81(6):695-700.

Pereira UP, Andrade Filho AS. Neurogeriatria. Rio de Janeiro: Editora Revinter, 2001.

Pinheiro HA, Vianna LG. Taxa de mortalidade específica por doenças cerebrovasculares no Distrito Federal entre 1995 e 2005. Rev Neurocienc 2012; 20(4):488-93.

Plautz EJ, Milliken GW, Nudo RJ. Effects of repetitive motor training on movement representations in adult squirrel monkeys: role of use versus learning. Neurobiology of Learning and Memory 2000; 74(1):27-55.

Pontes-Neto OM, Silva GS, Feitosa MR et al. Stroke awareness in Brazil. Stroke 2008; 39:292-6.

Raasch CC, Zajac FE. Locomotor strategy for pedalling: muscle groups and biomechanical functions. J Neurophysiol 1999; 82(2):515-25.

Rehabilitation Therapy, National Stroke Association. Disponível em: URL: http://www.stroke.org. Acesso em: 25/04/2014.

Ridker PM, Cook NR, Lee I et al. A randomized trial of low-dose aspirin in the primary prevention of cardiovascular disease in women. New Engl Med 2005; 353(13):1293-304.

Rigatto KV, Bohkke M, Irigoyen MC. Sistema reinina angiotensina: da fisiologia ao tratamento. Revista da Sociedade de Cardiologia do Rio Grande do Sul 2005; 3:1-5.

Rossi EG, Grinberg M Cunha GWB. Interações medicamentosas em cardiologia. Rev Soc Cardiol Estado de São Paulo 1998; 8(6):1201-11.

Ryerson S, Byl N, Brown D, Wong R, Hidler J. Altered trunk position sense and its relation to balance functions in people post-stroke. J Neurol Phys Ther 2008; 32(1):14-20.

Sarno MT, Levita E. Some observations on the nature of recovery in global aphasia afterstroke. Brain Lang 1981; 13(1):1-12.

Shah S, Vanclay F, Cooper B. Efficiency, effectiveness and duration of stroke rehabilitation. Stroke 1990.

Sharp AS, Brouwer BJ. Isokinetic strength training can improve the strength of the hemiparetic knee: effects on function and spasticity. Arch Phys Med Rehabil 1997; 8(11):1231-6.

Smeltzer SC et al., Brunner & Suddarth – Tratado de enfermagem médico-cirúrgica. Trad: Fernando Diniz Mundim, José Eduardo Ferreira de Figueiredo. Rio de Janeiro: Guanabara Koogan, 2009.

Stewart KJ, Efron MB, Valenti AS, Kelemen MH. Effect of dialtiazem or propanolol during exercise training of hypertensive men. Med Sci Sport Exerc 1990; 22(2):171-7.

Teasell R, Bitensky J, Salter K, Bayona NA. The role of timing and intensity of rehabilitation therapies. Top Stroke Rehab 2005; 12(3):46-57.

Teixeira da Cunha Filho I, Lim PAC, Qureshy H, Henson H, Monga T, Protas EJ. A comparison of regular rehabilitation and regular rehabilitation with supported treadmill ambulation training for acute stroke patients. J Rehab Res Dev 2001; 38(2):245-55.

Teixeira-Salmela LF et al. Fortalecimento muscular e condicionamento físico em hemiplégicos. Acta Fisiátrica, 2000; 7(3):108-18.

Verheyden G. Vereeck L, Truijen S et al. Additional exercises improve trunk performance after stroke: a pilot randomized controlled trial. Neurorehabil Neural Repair 2009; 23:281-6.

Viana AL, Dal Poz MR. A reforma do sistema de saúde no Brasil e o programa de saúde da família. Physis (Rio J.) 1998; 15(Supl.):225-64.

Visintin M, Barbeau H, Korner-Bitensky N, Mayo NE. A new approach to retrain gait in stroke patients through body weight support and treadmill stimulation. Stroke 1998; 29(6):1122-8.

Wade DT, Collen FM, Robb GF, Warlow CP. Physiotherapy intervention late after stroke and mobility. BMJ 1992; 304(6827):609-13.

Wade DT, Hewer RL. Functional abilities after stroke: measurement, natural history and prognosis. J Neurol Neurosurgery Psychiatry 1987; 50(2):177-82.

Wade DT, Wood VA, Heller A. Walking after stroke: measurement and recovery over the first three months. Scand J Rehabil Med 1987: 19(1):25-30.

Weiss A, Suzuki T, Bean J, Fielding RA. High intensity strengh training improves strengh and functional performance one year after stroke. Am J Phys Med Rehabil 2000; 79(4):369-76.

CAPÍTULO 9

GESTANTES E ATIVIDADE FÍSICA

Mauro Lúcio Mazini Filho
Rafael Pedroza Savoia
Gabriela Rezende de Oliveira Venturini

Fisiologia da mulher

Homens e mulheres são geneticamente diferentes em seus parâmetros físicos e fisiológicos, o que pode ser verificado mesmo antes da puberdade até a fase adulta. Essas diferenças podem ser observadas quando investigamos os componentes da aptidão física, como composição corporal (maiores depósitos de gordura subcutânea) e flexibilidade, cujos níveis são maiores no sexo feminino. Os homens, por sua vez, apresentam maiores massa muscular, força muscular e resistência aeróbica. Os fatores hormonais, assim como o estilo de vida adotado em relação às diferenças entre os sexos, devem ser levados em consideração como possível explicação.

Assim, devemos observar que existem diferenças importantes entre os sexos, tanto anatômicas como fisiológicas, as quais devem ser levadas em consideração durante as avaliações e prescrições de exercícios físicos de acordo com os objetivos do programa de treinamento. As avaliações físicas e funcionais, somadas aos testes musculares, constituem ótimas medidas de segurança e eficiência durante a prática regular de atividade física.

Importante ressaltar que, independentemente das diferenças anatomofisiológicas entre os sexos, as adaptações proporcionadas pelo treinamento físico promovem benefícios em homens e mulheres, e a continuidade no treinamento físico proposto faz com que o aumento das capacidades físicas se torne evidente e promova a melhora na saúde de um modo geral, de maneira que aja positivamente nos parâmetros biopsicossociais.

A GESTAÇÃO

A gravidez é um acontecimento na vida reprodutiva da mulher em que ocorrem profundas transformações biológicas, sociais e pessoais, exigindo a preparação física, psicológica e social para que ela possa vivenciar com qualidade a gravidez, o parto e a maternidade (Azevedo, 2013). A gravidez e o parto representam para a mulher um acontecimento de grande importância, carregado de ansiedade e incógnitas. Inconscientemente, esse momento pode ser influenciado por representações convencionais, estereotipadas e imprecisas, adquiridas no contexto de seu ambiente social. Como consequência, ocorrem manifestações psicossomáticas, muitas vezes negativas, resultando em uma experiência "dolorosa" e marcante.

Historicamente, inúmeros questionamentos eram e ainda são levantados quanto aos benefícios da atividade física regular durante a gestação em virtude da falta de documentos que mostrassem os benefícios dessa prática. A maior parte das sugestões baseava-se no empirismo, até porque as questões éticas dificultavam a liberação para essas investigações. Com o passar do tempo, paradigmas foram sendo quebrados e, atualmente, encontram-se disponíveis recomendações científicas que norteiam prescrições de atividades físicas para gestantes.

Para Barbosa (2012), quando a mulher entra no processo de gestação, simultaneamente tem início um processo de transformação fisiológica e biopsicossocial. A gestação provoca na mulher alterações fisiológicas e psicológicas que merecem discussão. Por volta da décima semana tem início o aumento do volume plasmático, o que provoca retenção hídrica. Normalmente, a partir do sexto mês gestacional acontece o aumento do fluxo cardíaco, o que leva ao aumento do volume de ejeção sistólica, trazendo como consequência um aumento em torno de 10 a 15bpm da FC, ocasionado pela queda da resistência periférica (Artal & Wiswell, 1986).

O aumento do útero é uma modificação corporal básica que ocorre durante a gestação. Normalmente, até a décima semana o útero ainda está restrito à cavidade pélvica; a partir desse período, percebe-se seu aumento sobre a parede abdominal. Outros fatores relevantes, que podem ser observados durante a gestação, são a expansão torácica decorrente do relaxamento dos ligamentos intercostais e a ascensão do diafragma em razão do crescimento uterino, o que resulta no aumento da capacidade inspiratória, no decorrer da gravidez, em até cerca de 300mL. Assim, podemos entender que alterações no nível da ventilação por minuto estão relacionadas com aumento do volume corrente e da frequência respiratória (Arnoni, 1996).

Segundo Hanlon (1999), a modificação postural é um mecanismo compensatório que tende a minimizar os efeitos ligados ao aumento de massa e à distribuição corporal na gestante. Como exemplo clássico podemos citar a hiperlordose lombar, que se deve à distensão dos músculos da parede abdominal e à projeção do corpo para frente do centro de gravidade. Essa alteração pode ser atribuída ao acréscimo do volume uterino no abdome.

Outras alterações podem ser observadas ao final da gestação. Nos últimos meses de gravidez, as mulheres tendem a projetar os ombros para a frente, arqueando mais que o normal a curva das costas para encontrar o equilíbrio postural. Consequentemente, costumam aparecer dores lombares devido ao grande esforço das fáscias musculares. Recomenda-se que, nessas situações, as gestantes evitem permanecer em pé e em postura fixa por longos períodos e que se submetam ao carregamento de cargas no dia a dia.

Praticamente todas as mulheres grávidas experimentam algum desconforto musculoesquelético durante a gravidez (Borg-Stein, 2005). Em relação aos membros inferiores, as articulações dos joelhos e dos tornozelos tornam-se menos estáveis, enquanto as da coluna vertebral e do quadril alcançam uma mobilidade que, apesar de modesta, expõe a musculatura dessas regiões a maior tensão.

A frouxidão ligamentar pode ser considerada a causa principal das lesões ortopédicas que ocorrem frequentemente durante a gravidez, em virtude de alterações nos níveis hormonais produzidas durante a gestação, o que, por sua vez, ocasiona modificações no equilíbrio da mulher. Desse modo, a hiperlordose lombar aumenta particularmente o risco de hérnia de disco (Romen, 1991).

Assim, observa-se que os benefícios da prática da atividade física durante a gestação tendem a ser muito positivos para esse público-alvo muito afetado pelas mudanças fisiológicas decorrentes do período gestacional. O exercício físico fortalece os grupos musculares e tende a evitar que dores específicas, como as lombalgias, se instalem com maior frequência nas mulheres durante a gestação. Assim, nos próximos tópicos trataremos de atividades físicas diversas e dos potenciais resultados relatados na literatura.

Outro fator importante está relacionado com a alimentação, a qual deve ser equilibrada, e o ganho de peso deve estar de acordo com as recomendações sugeridas durante todo o período gestacional para que a grávida e o feto não venham a ter problemas durante a gravidez e o puerpério. Para isso, a intervenção de um profissional qualificado da nutrição soma muito para melhorar a saúde da mulher e do futuro bebê.

Um programa de exercícios executado três vezes por semana, depois de completados 3 meses de gestação, parece colaborar para a redução da intensidade das dores lombares, aumentando também a flexibilidade da coluna, além de outras melhorias associadas ao sistema cardiovascular (Garshasbi & Faghih Zadeh, 2005).

Convém deixar claro que a atividade física promove inúmeros benefícios, mas devem ser levados em consideração as fases da gestação e os potenciais riscos que as grávidas podem apresentar. No primeiro trimestre são recomendadas atividades físicas apenas para as mulheres já ativas, enquanto as sedentárias tendem a se beneficiar mais a partir do segundo semestre, evitando possíveis abortos espontâneos, que costumam acontecer com mais frequência no início da gravidez. A liberação médica também é uma estratégia que deve ser levada em consideração para a prática regular de atividades físicas durante a gravidez.

Por conseguinte, apresentamos de maneira resumida os três trimestres gestacionais e as mudanças fisiológicas que ocorrem nesses períodos.

Primeiro trimestre (da 1ª à 12ª semana)

• A taxa metabólica aumenta em 10% a 25%, acelerando todas as funções corporais.

- Os ritmos cardíaco e respiratório aumentam à medida que mais oxigênio tem de ser levado para o feto e mais dióxido de carbono é exalado.
- Ocorre expansão uterina, pressionando a bexiga e aumentando a vontade de urinar.
- Aumento do tamanho e do peso dos seios, além de aumento de sua sensibilidade logo nas primeiras semanas.
- Surgem novos ductos lactíferos.
- As aréolas escurecem e as glândulas chamadas tubérculos de Montgomery aumentam em número e tornam-se mais salientes.
- As veias dos seios ficam mais aparentes, resultado do aumento do fluxo de sangue para essa região.

Segundo trimestre (da 13ª à 28ª semana)

- Retardamento gástrico provocado pela diminuição das secreções gástricas. Essa diminuição é resultado do relaxamento da musculatura do trato intestinal. Esse relaxamento também provoca um número menor de evacuações.
- Os seios podem formigar e ficar doloridos.
- Aumento da pigmentação da pele, principalmente em áreas já pigmentadas, como sardas, pintas e mamilos.
- As gengivas podem se tornar esponjosas devido à ação aumentada dos hormônios.
- O refluxo do esôfago pode provocar azia em virtude do relaxamento do esfíncter no alto do estômago.
- O coração trabalha duas vezes mais do que o de uma mulher não grávida e faz circular 6 litros de sangue por minuto.
- O útero precisa de 50% a mais de sangue do que o habitual.
- Os rins precisam de 25% a mais de sangue do que o habitual.

Terceiro trimestre (da 29ª semana em diante)

- A taxa de ventilação aumenta cerca de 40%, passando de 7 litros de ar por minuto da mulher não grávida para 10 litros por minuto, enquanto o consumo aumenta apenas 20%. A maior sensibilidade das vias respiratórias pode causar falta de ar.

- As costelas são empurradas para fora em decorrência do crescimento fetal.
- Os ligamentos, inclusive os da pelve, ficam distendidos, podendo causar desconforto ao andar.
- Desconforto causado por mãos e pés inchados, o que pode ser sinal de pré--eclâmpsia.
- Podem ocorrer dores nas costas em razão da mudança do centro de gravidade e de um ligeiro relaxamento das articulações pélvicas.
- Os mamilos podem segregar colostro.
- Aumentam a frequência e a vontade de urinar.
- Aumenta a necessidade de repousar e dormir.

Apresentaremos, a seguir, algumas contraindicações à prática de exercícios físicos por gestantes. Alguns exemplos clássicos estão associados a alta intensidade nos trabalhos aeróbicos ou neuromusculares, atividades que exijam alto impacto e movimentos em decúbito ventral, atividades que não devem ser realizadas.

CONTRAINDICAÇÕES ABSOLUTAS À REALIZAÇÃO DE EXERCÍCIOS NA GRAVIDEZ

- Dilatação da cérvice.
- Placenta prévia.
- Sangramento vaginal.
- Bolsa rota (ruptura das membranas e perda de líquido amniótico).
- Crescimento intrauterino restrito ou macrossomia.
- Doença cardíaca: miocardiopatia ativa, insuficiência cardíaca congestiva e dor no peito.
- Dores abdominais.
- Dores nas costas.
- Fraqueza muscular e tontura.
- Redução dos movimentos do feto.

- Enxaqueca.
- Dispneia.
- Contrações uterinas.
- Hipertensão gestacional grave.
- Tromboflebite.
- Embolia pulmonar recente.
- Doença infecciosa aguda.
- Gestante sem assistência pré-natal.

CONTRAINDICAÇÕES RELATIVAS À REALIZAÇÃO DE EXERCÍCIOS NA GRAVIDEZ

- Edemas.
- Náuseas.
- Hipertensão essencial.
- Gestação múltipla.
- Anemia.
- Doença da tireoide.
- *Diabetes mellitus*.
- Fadiga extrema.
- Dores musculares extremas.
- Diástase abdominal.
- Contrações que durem várias horas após o exercício.
- Obesidade excessiva ou baixo peso extremo.
- Histórico de estilo de vida sedentário.

PRECAUÇÕES BÁSICAS PARA REALIZAÇÃO DE EXERCÍCIOS

- Não alongar além da amplitude fisiológica normal.
- A posição em decúbito dorsal (barriga para cima) não deverá exceder a 5 minutos (principalmente após a 20ª semana de gestação).
- Após cada série de exercícios em decúbito dorsal, virar para o lado esquerdo, respirando calmamente.
- Mudanças de postura devem ser realizadas lentamente.

202 CAPÍTULO 8 – ACIDENTE VASCULAR CEREBRAL

- Evitar a manobra de Valsalva (prender a respiração) por produzir força indesejável no útero e no assoalho pélvico.
- Ingerir água durante a sessão.
- Comer 1 hora antes de realizar a atividade.
- Esvaziar a bexiga para realizar os exercícios; se necessário, usar um miniabsorvente.
- Adaptar ou interromper exercícios que causem dor; não chegar à exaustão.
- Observar a presença da diástase.

FORTALECIMENTO DA MUSCULATURA ABDOMINAL

São os músculos do abdome que sustentam a coluna lombar, mantendo a curvatura normal, além de serem responsáveis por executar a força no momento do parto. Esses músculos estão localizados nas paredes anterior e lateral do tórax. Os mais conhecidos são o reto do abdome e os oblíquos internos e externos. Temos também o transverso do abdome. Os exercícios abdominais são de simples execução, podendo ser realizados por quase todas as gestantes com uma única restrição: a diástase abdominal, que consiste no afastamento de mais de 2cm dos músculos retos do abdome em relação à linha média da barriga em decorrência do crescimento desta e da fraqueza muscular.

Como testar a diástase

- A mulher deve se deitar em decúbito dorsal com os joelhos flexionados e os pés apoiados no chão.
- Levantar a cabeça e os ombros até o pescoço e se afastar cerca de 20cm do solo. Os braços devem estar alongados para a frente e o queixo deverá ser mantido próximo ao peito.
- Verificar a presença de protuberância na área central do abdome, que fica nítida quando os músculos se separam.
- Uma maneira simples de verificar essa separação consiste em posicionar os dedos horizontalmente dentro da lacuna existente na altura do umbigo: 5cm acima e abaixo. Uma separação de dois dedos já é significativa e deve ser considerada na prescrição de exercícios especiais (Figura 9.1).

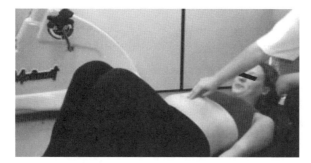

Figura 9.1 Verificação de diástase.

Sugestões de exercícios abdominais para gestantes que não apresentem diástase

Os movimentos devem ser realizados na forma de flexão anterior do tronco e também no sentido diagonal, se possível elevando os ombros do chão. Orienta-se a gestante a expirar durante a contração, enquanto a inspiração deve ser realizada no momento em que o movimento está voltando à posição inicial (durante a volta) (Figura 9.2).

Recomenda-se que a posição em decúbito dorsal seja mantida por apenas 5 minutos. Sugere-se que as séries de flexão abdominal não excedam 15 repetições e que, no intervalo entre elas, a gestante se vire para o lado esquerdo e respire profundamente para oxigenar melhor o bebê (Figura 9.3).

As séries abdominais para gestantes iniciantes não devem ser superiores a três, podendo ser aumentadas de acordo com o nível de condicionamento e a evolução da gravidez. Os exercícios abdominais podem ser intercalados com outras atividades de acordo com o programa a ser desenvolvido. Vale ressaltar

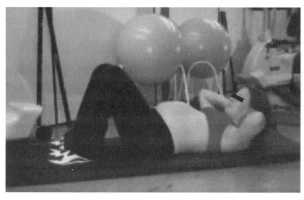

Figura 9.2 Exercício abdominal para gestante que não apresenta diástase.

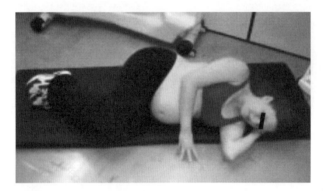

Figura 9.3 Posição de oxigenação do bebê após decúbito dorsal.

que todas as variáveis do treinamento devem ser respeitadas. Sugere-se evitar uma grande quantidade de séries abdominais a partir do sexto mês de gestação. É considerada de bom senso a continuidade do fortalecimento desses músculos, mas com a diminuição gradual das séries de acordo com o avançar dos meses no último trimestre.

Exercícios abdominais para gestantes que apresentam diástase – cuidados
- Não realizar flexão anterior de tronco nem abaixamento das pernas sem a aproximação do reto do abdome.
- Evitar exercícios de rotação de tronco até que não mais ocorra a separação.
- Evitar exercícios com levantamento duplo das pernas.
- Ao passar da posição de decúbito dorsal para a sentada, levantar-se lentamente.

Sugestões de exercícios em ordem crescente de dificuldade
- Deitada, com as costas apoiadas no solo, joelhos flexionados e pés apoiados no chão, abraçar a própria barriga, cruzando os braços sobre ela. Elevar os ombros do chão, procurando olhar para um ponto fixo à frente e no alto (Figura 9.4).
- Aumentar um pouco a dificuldade do exercício anterior, com a gestante devendo tentar pressionar o chão com a região lombar (Figura 9.5).
- Em decúbito dorsal, deslizar vagarosamente uma das pernas e depois a outra. Para aumentar a intensidade, recomenda-se a realização desse movimento com ambas as pernas ao mesmo tempo (Figura 9.6).

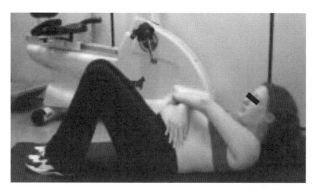

Figura 9.4 Exercício abdominal para a gestante que apresenta diástase (exemplo 1).

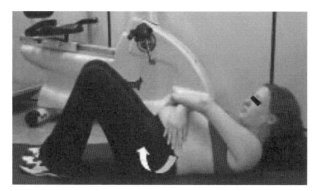

Figura 9.5 Exercício abdominal para a gestante que apresenta diástase (exemplo 2).

- Na posição de quatro apoios, rcomenda-se que o mesmo movimento seja realizado unilateralmente. Os movimentos de anteroversão e retroversão também estão indicados para o fortalecimento do transverso do abdome (Figura 9.7).

BENEFÍCIOS DO EXERCÍCIO NA GRAVIDEZ

As mulheres sedentárias apresentam considerável declínio do condicionamento físico durante a gravidez. Assim, percebemos que a hipocinesia é um dos fatores associados à maior suscetibilidade a doenças durante e após a gestação (Haas et al., 2005). A manutenção de exercícios de intensidade moderada durante a gravidez não complicada proporciona inúmeros benefícios à gestante.

Ante a ausência de complicações obstétricas, o American College of Obstetricians and Gynecologists sugere que os exercícios durante a gestação tenham caracteristicamente intensidade moderada, com o programa específico voltado

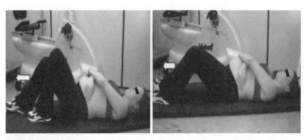

Figura 9.6 Exercício abdominal para a gestante que apresente diástase (exemplo 3).

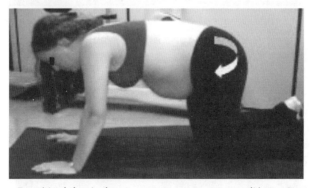

Figura 9.7 Exercício abdominal para a gestante que apresente diástase (exemplo 4).

para o período gestacional em que se encontra a mulher, e as atividades devem estar centradas nas condições de saúde da gestante, na experiência em praticar exercícios físicos e na demonstração de interesse e necessidade por parte da gestante (Batista et al., 2003).

A atividade cardiovascular durante a gestação aumenta em comparação ao período não gestacional. No entanto, a prática regular de exercícios físicos tende a reduzir o estresse cardiovascular, refletindo-se em FC mais baixas, maior volume sanguíneo em circulação, maior capacidade de oxigenação, menor PA, prevenção de tromboses e varizes e redução do risco de diabetes gestacional (Hartmann & Bung, 1999).

O exercício físico ajuda a reduzir o inchaço provocado pela retenção hídrica durante a gravidez, melhora a circulação sanguínea e o equilíbrio muscular, que é afetado durante a gestação, alivia o desconforto intestinal, diminui a incidência de câimbras nas pernas, fortalece a musculatura abdominal e facilita a recuperação pós-parto (Hanlon, 1999). Segundo Wilmore & Costill (2001), a execução de exercícios durante a gravidez reduz o estresse cardiovascular, previne dores lombares e melhora a imagem corporal, além de ajudar a evitar o diabetes gestacional.

Os aspectos emocionais são outra vantagem da atividade física durante a gestação, pois os exercícios fazem as gestantes se sentirem mais autoconfiantes e satisfeitas com a aparência, elevando a autoestima e demonstrando mais satisfação com a prática (Hartmann & Bung, 1999).

Todavia, deve-se ter cuidado com os possíveis riscos que os exercícios físicos podem causar à futura mamãe ou ao feto se não respeitados o volume e a intensidade do treinamento a ser prescrito. Problemas como hipertermia, hipoglicemia e lesões musculoesqueléticas podem ocorrer se não forem respeitadas as condições de treinamento e alimentação (Robert & Robergs, 2002). Outro fator relevante está associado à ação hormonal que, por intermédio do sistema nervoso simpático durante o exercício intenso, tende a desviar uma quantidade de sangue do útero e dos órgãos viscerais para ser distribuído pelos músculos ativos, o que representaria um perigo para o fluxo sanguíneo placentário (McArdle, Katch & Katch, 2003).

Assim, profissionais competentes devem conduzir todo o acompanhamento gestacional até o puerpério quanto à prática de exercícios físicos e outras atribuições da área da saúde. No que tange aos exercícios físicos, sugerimos a combinação de atividades físicas que exijam força muscular com atividades aeróbicas que envolvam grandes grupamentos musculares. Normalmente, acredita-se que uma musculatura abdominal forte possa auxiliar o processo de expulsão da criança. A força muscular dos membros superiores é também muito importante para carregar o bebê, que aumenta cada vez mais de peso (Barros, 1999).

Após a abordagem de todos esses potenciais benefícios relacionados com a prática de exercícios físicos para as gestantes, os profissionais médicos e outros da área de saúde, como educadores físicos, fisioterapeutas, nutricionistas e enfermeiros, devem ser orientados a encorajar as mulheres que não apresentam contraindicações à realização de atividades aeróbicas e neuromusculares de intensidade moderada. As mulheres devem escolher atividades que apresentem pequeno risco de perda de equilíbrio, evitando possíveis quedas e traumas.

Os exercícios não devem ser realizados em locais e climas muito quentes, e a hidratação deve ser adequada de modo a não prejudicar a termorregulação da mãe (Lima & Oliveira, 2005).

Desse modo, com base em pesquisas na área de exercício e gravidez, o *Sports Medicine of Australia* (Lima & Oliveira, 2005) elaborou algumas recomendações que devem ser levadas em consideração para a prescrição das atividades:

- Em grávidas já ativas, recomenda-se a manutenção dos exercícios aeróbicos de intensidade moderada durante a gravidez.
- Evitar treinos em FC > 140bpm, embora haja evidências recomendando intensidades de até 150bpm.
- Exercitar-se por 20 a 30 minutos três a quatro vezes por semana. As atletas podem se exercitar com segurança em volume e intensidade mais altos.
- Os exercícios resistidos também devem ser moderados. Evitar as contrações isométricas máximas.
- Evitar exercícios na posição supina.
- Evitar exercícios em ambientes quentes e em piscinas muito aquecidas.
- Desde que consumida uma quantidade adequada de calorias, exercício e amamentação são compatíveis.
- Interromper imediatamente a prática esportiva se surgirem sintomas como dor abdominal, cólicas, sangramento vaginal, tontura, náusea ou vômito, palpitações e distúrbios visuais.
- Não existe um tipo específico de exercício a ser recomendado durante a gravidez. A grávida que já se exercita deve continuar a praticar a mesma atividade física que executava antes da gravidez, desde que os devidos cuidados sejam respeitados.

Convém deixar claro que a avaliação médica antes da prática de atividades físicas e o acompanhamento durante a gestação são de crucial importância para oferecer maior segurança à gestante e ao feto. O acompanhamento qualificado de um profissional de educação física também se faz necessário com avaliações e prescrições do treinamento.

A partir dessas recomendações, e após a avaliação da gestante, uma prescrição de exercícios adequada para mulheres deve ser capaz de reduzir os efeitos deletérios do sedentarismo. Para assegurar a melhor relação risco/benefício, a prática regular de exercícios deve obedecer a determinados fundamentos. Modalidade, duração, frequência, intensidade e modo de progressão são os principais parâmetros a serem observados.

O Posicionamento Oficial da Sociedade Brasileira de Medicina do Esporte: Atividade Física e Saúde enfatiza que "existe uma forte relação dose-resposta entre o nível de aptidão física e seu efeito protetor, com o risco de adquirir doença diminuindo à medida que a atividade física aumenta". Resultados expressivos podem ser alcançados tanto por meio de atividades programadas como de AVD e do lazer.

Um programa ideal deve ser adotado na maior parte dos dias da semana, com a duração das sessões variando entre 30 e 90 minutos, de maneira contínua ou não. É importante transformar o hábito de se exercitar em algo tão natural como, por exemplo, cuidar da própria higiene. Temos observado particularmente que programas com um longo período de duração estão mais frequentemente associados à desistência de seus praticantes. Exercícios de alongamento e de mobilidade articular de intensidade leve em razão do aumento da frouxidão ligamentar devem constar de um programa de treinamento, objetivando a diminuição de contraturas e dores e o relaxamento muscular.

A intensidade da fase aeróbica pode ser determinada por meio do percentual do consumo máximo de oxigênio ($VO_{2máx}$) ou da frequência cardíaca máxima ($FC_{máx}$) previamente estabelecidos em um teste de esforço ou estimados por meio de fórmulas específicas. Pode-se ainda utilizar a escala de percepção subjetiva do esforço (escala de Borg). Em geral, é recomendada uma intensidade moderada, como 40% a 75% do $VO_{2máx}$ ou 55% a 85% da $FC_{máx}$, o que costuma corresponder à escala de Borg de 3 a 5 ou de 12 a 13, conforme a escala preferida (0 a 10 ou 6 a 20, respectivamente). Essas intensidades variam de acordo com o nível de condicionamento físico de cada gestante e devem ser muito bem controladas (Leitão et al., 2000).

Recomenda-se que atividades físicas intensas não sejam realizadas de maneira a evitar problemas à saúde da mulher e do feto de modo geral. A continuidade de atividades físicas intensas tende a ser menor do que a de moderadas, quando são levados em consideração os desconfortos que podem causar.

Um interessante conceito, que vem sendo desenvolvido nos últimos anos, é o de "aptidão física total". Essa metodologia de treinamento deve contemplar o treinamento resistido. Um dos principais benefícios desse tipo de treinamento é auxiliar a manutenção da massa magra. Exercícios para os grandes grupos musculares devem ser enfatizados. Duas a três séries de oito a 10 repetições, realizadas entre duas e três vezes por semana, com intensidade de aproximadamente 60% da carga máxima, são suficientes para a obtenção de resultados satisfatórios. A percepção subjetiva de esforço é uma ferramenta interessante e mais segura do que os testes de carga para gestantes. A associação de exercícios de alongamento acompanhando as sessões de exercícios aeróbicos e de força é a base desse treinamento (Leitão et al., 2000).

Exercícios de flexibilidade são particularmente úteis na gestação para equilibrar a musculatura dorsolombar, abdominal e do assoalho pélvico, que em geral estão contraídas pela postura gravídica. Exercícios respiratórios também são importantes por favorecerem a conscientização corporal e promoverem as trocas gasosas. São úteis ainda para o relaxamento e para auxiliar o trabalho de parto (Leitão et al., 2000).

Quanto aos exercícios no puerpério, não havendo complicações, podem ser iniciados 30 dias após o parto normal e 45 dias após a cesariana, aplicando-se os mesmos princípios utilizados para a prescrição de exercícios na população em geral. O retorno às condições pré-gestacionais, especialmente em atletas, dependerá do grau de aptidão mantido pela mulher ao longo da gestação (Leitão et al., 2000).

Recomendações gerais

- A atividade física regular é um importante fator para promoção e manutenção da saúde da mulher em todas as idades e situações, inclusive na gestação e na fase pós-parto.
- Deve-se enfatizar que, em relação à doença arterial coronariana, o sedentarismo é hoje considerado fator de risco maior e deve ser combatido na população feminina de maneira sistemática e enfática, seja por meio da inserção de atividades cotidianas que envolvam maior gasto energético, seja por meio da prática de modalidades desportivas.
- As mulheres respondem a estímulos de treinamento de maneira semelhante aos homens, estando aptas a praticar esportes competitivos ou não, respeitadas suas características particulares.
- Os governos, em seus diversos níveis, as entidades profissionais e científicas e os meios de comunicação devem considerar o sedentarismo um problema

endêmico de saúde pública, divulgando esse tipo de informação e implementando programas para a prática orientada de exercício físico.

É importante ressaltar que diversos órgãos internacionais, como a Organização Mundial da Saúde, o Centers of Disease Control dos EUA, o American College of Sports Medicine (Pate et al., 1995), a American Heart Association e, no Brasil, o Programa "Agita São Paulo", recomendam que "todo cidadão deva fazer pelo menos 30 minutos de atividade física por dia, na maior parte dos dias da semana, de intensidade moderada, de maneira contínua ou acumulada".

Em relação à mulher grávida, podemos ressaltar que:

- as grávidas deveriam acumular pelo menos 30 minutos de atividade ao dia, o que significa que aquelas que quiserem, puderem ou estiverem acostumadas estão incluídas na mensagem, embora não se recomendem atividades contínuas que durem mais de 60 minutos;
- o que está sendo recomendado é a atividade física e não a prática desportiva. Assim, o que conta são as atividades cotidianas, como ir andando ao banco, à escola, ao mercado ou ao trabalho, subir escadas ou dançar;
- por estarmos querendo desenvolver mais um estilo de vida do que um acanhado programa de exercícios, devem ser considerados 5 dias na semana, se possível todos;
- a intensidade sugerida é a moderada (que permite conversar enquanto é realizada; de 4 a 7 METS), mas, com o progredir da gestação ou nos casos de dúvida, deve-se passar para a prática de atividades leves (< 4 METS);
- se a mulher tiver condições físicas e tempo para realizar as atividades de modo continuado, muito bem; mas se não for o caso, e principalmente nas grávidas sedentárias ou nas fases mais tardias da gestação, deve ser lembrado o seguinte conceito: pode-se "acumular" saúde em sessões de pelo menos 10 minutos de duração. Em outras palavras, tanto faz a grávida caminhar os 30 minutos de uma só vez ou acumular três sessões de 10 minutos cada.

Sugestões de exercícios para gestantes

Os exercícios de fortalecimento muscular apresentados a seguir abordarão de maneira geral um conjunto de movimentos e de manutenção da postura que devem ser indicados nas prescrições para gestantes.

Exercícios para os membros superiores

- **Peitorais:** em decúbito dorsal, a gestante realiza movimentos de adução e abdução horizontal de ombros (abrir e fechar os braços). Esses movimentos devem ser executados em grande amplitude, se não houver limitação ortopédica, evitando que o cotovelo encoste no solo, para impedir o relaxamento da musculatura e tomar impulso na fase concêntrica (exercício conhecido classicamente como crucifixo).
- **Bíceps:** os exercícios clássicos são aqueles conhecidos como rosca direta. A gestante, de pé, com joelhos semiflexionados, coluna alinhada e cotovelo ao lado do corpo, utiliza dois halteres. Para esse exercício exige-se apenas que ela flexione e estenda os cotovelos, segurando firmemente os halteres.
- **Ombros:** também de pé, a gestante deve manter os joelhos semiflexionados para promover mais base e equilíbrio para a realização dos movimentos e manter a coluna bem alinhada. Realizar abdução acompanhada de adução de ombros, levantando e abaixando os braços lateralmente com os cotovelos levemente flexionados (exercício popularmente conhecido como elevação lateral).
- **Costas:** ainda de pé, a gestante realiza leve inclinação anterior do tronco e mantém os joelhos semiflexionados com pequeno afastamento laterolateral e coluna bem alinhada. Puxa os halteres, realizando a extensão de ombros e a flexão de cotovelos, e logo em seguida retorna à posição inicial. Esse movimento é parecido com o gesto de usar um serrote.
- **Tríceps:** a gestante deve estar sentada em cadeira confortável ou banco específico de academia. Os pés e a coluna deverão estar bem apoiados e o braço erguido com a estabilização do cotovelo atrás da nuca. Realizar extensão acompanhada de flexão de cotovelo com o halter na mão (tríceps francês).

Exercícios para os membros inferiores

- **Abdutores:** em decúbito lateral (de lado) com os joelhos semiflexionados e a cabeça apoiada no braço, a gestante deve realizar o movimento de abdução e adução de quadril (elevar e abaixar a perna). O bom alinhamento da coluna e do pé deve ser recomendado para melhorar o rendimento e a eficácia do exercício.
- **Adutores:** na mesma posição do exercício anterior, em decúbito lateral (de lado) com joelhos levemente flexionados, um dos pés apoiado no chão e ca-

beça apoiada no braço, a gestante realiza o movimento de adução de quadril (elevar e abaixar a perna). O bom alinhamento da coluna e do pé também deve ser muito bem observado durante a atividade.

- **Panturrilha:** de pé, a gestante deve apoiar-se em uma cadeira e realizar a flexão plantar, ficando nas pontas dos pés e retornando lentamente, sem tocar o solo com o calcanhar.
- **Glúteos:** ainda na posição de pé, a gestante deve apoiar-se em uma cadeira e estender o quadril lentamente, elevando uma das pernas para trás. Realizar esse movimento com ambas as pernas de maneira unilateral. O alinhamento da coluna deve ser mantido durante todo o movimento.
- **Agachamento:** na posição de pé, apoiada em uma cadeira, a gestante deve realizar o movimento de agachar, como se fosse sentar, cuidando para que os joelhos não ultrapassem a linha imaginária dos pés. Este é um ótimo exercício para o fortalecimento geral dos músculos dos membros inferiores.

O fortalecimento da musculatura do assoalho pélvico e do períneo é necessário em gestantes, visando melhorar o funcionamento fisiológico de todos os órgãos situados na pelve e a saúde da mulher.

Essa musculatura geralmente sofre com as pressões do dia a dia, e a solicitação é ainda maior durante a gestação. Os músculos são mais requisitados em virtude do aumento do peso e do volume abdominal. Na gestação, ocorre ainda o aumento da produção de urina, bem como da pressão do útero sobre a bexiga, ocasionando pequenas perdas de urina ao esforço. Portanto, o fortalecimento muscular é necessário e tem como objetivos principais:

- Aquisição de consciência corporal.
- Auxiliar o controle do parto normal.
- Promover uma melhor recuperação pós-parto.
- Prevenir a incontinência urinária.

Sugestões de atividades
- Contrair e relaxar o períneo, como se fosse segurar a urina.
- Como nas recomendações anteriores, realizar contrações de tempos em tempos (contrair, contrair e relaxar, relaxar).

- Contrair e relaxar de acordo com comandos verbais e/ou visuais.
- Contrair e manter o máximo de tempo que puder, sem prender a respiração, relaxando aos poucos.

Outros exercícios podem ser associados ao fortalecimento do períneo, como apertar uma bola entre as pernas, como demonstrado na Figura 9.8.

Posições para relaxamento durante o período gestacional

As gestantes devem ser orientadas a adotar algumas posturas para promover conforto e alívio das dores nas costas, quando presentes. Movimentos como apoiar a região das costas na parede, diminuindo a hiperlordose lombar, e em decúbito dorsal, também com o objetivo de diminuir a hiperlordose lombar, costumam causar ligeiro alívio dos incômodos sentidos pelas gestantes. Essas posições, associadas ao trabalho de respiração, também são estratégias interessantes para melhorar os resultados nas dores apresentadas pelas grávidas.

Posições de relaxamento e respiração durante o trabalho de parto

Durante o trabalho de parto, que pode durar algumas horas, dores costumam ocorrer e incomodar as futuras mamães. Em geral, durante as contrações, algumas providências podem ser tomadas para amenizar esses desconfortos.

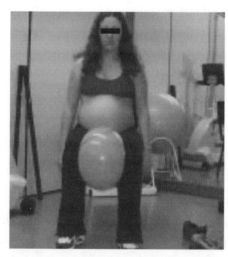

Figura 9.8 Exercício de fortalecimento da musculatura do assoalho pélvico e do períneo.

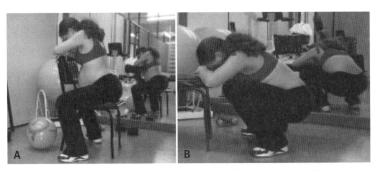

Figura 9.9 A e B Posições de relaxamento e respiração durante o trabalho de parto.

Quando as contrações se tornam menos espaçadas e desconfortáveis, estão indicadas posições de inclinação do tronco, como as apresentadas na Figura 9.9A e B.

O emprego de massagem lombar costuma promover alívio. Movimentos circulares devem ser realizados de modo a proporcionar o relaxamento da musculatura. Esses benefícios são ainda maiores quando os movimentos são associados a posições com inclinação do tronco para a frente.

Por fim, não podemos deixar de ressaltar que, durante o trabalho de parto e o parto, a respiração deverá ser lenta e profunda. Respirações curtas e ofegantes não são recomendadas, pois poderão causar tontura e falta de ar.

CONSIDERAÇÕES FINAIS

Os avanços e as mudanças socioculturais devem conduzir à revalorização da mulher, da gestação e de um nascimento mais humanizado. Deve-se aliar toda a prática educativa em benefício à assistência à maternidade.

A participação do professor de educação física nos projetos da área da saúde constitui um novo passo para a ampliação da atuação interdisciplinar no atendimento à mulher na gravidez, buscando melhorar cada vez mais a qualidade desse atendimento.

Assim, uma boa fundamentação teórica, associada à experiência prática, torna-se fundamental para um atendimento de excelência durante a avaliação, a prescrição e o acompanhamento de exercícios físicos para gestantes.

REFERÊNCIAS

Arnoni AS, Andrade J, Esteves CA,. Tratamento com métodos intervencionistas nas gestantes e escolha do momento. In: Souza AGMR, Mansur AJ. SOCESP Cardiologia. 2. ed, São Paulo: Atheneu, 1996:1038-42.

216 Capítulo 9 – Gestantes e Atividade Física

Artal R, Wiswell R. Exercícios na gravidez. São Paulo: Manole, 1986.

Azevedo AFR. Qualidade de vida da grávida no terceiro trimestre. Resultados preliminares. XVI Encontro Nacional Apeo. Aveiro, 2013.

Barbosa RKL. Gravidez, sexualidade e importância do enfermeiro no pré-natal. Universidade Estadual da Paraíba, Campina Grande, 2012.

Barros TL, Ghorayeb N. Exercícios, saúde e gravidez. In: O exercício – preparação fisiológica, avaliação médica, aspectos especiais e preventivos. São Paulo: Atheneu, 1999.

Batista DC, Chiara UL, Gugelmin SA, Martins PD. Atividade física e gestação: saúde da gestação não atleta e crescimento fetal. Ver Brasileira de Saúde Materna infantil. Abr. 2003;3(2).

Bennell K. The female athlete. In: Brukner P, Khan K. Clinical sports medicine. 2. ed. Austrália: McGraw-Hill, 2001:674-99.

Borg-Stein J, Dugan SA, Gruber J. Musculoskeletal aspects of pregnancy. American Journal of Physical Medicine e Rehabilitation 2005; 84:180-92.

Garshasbi A, Faghih Zadeh S. The effect of exercise on the intensity of low back pain in pregnant women. Int J Gynaecol Obstet 2005; 88:271-5.

Haas JS, Jackson RA, Fuentes-Afflick E et al. Changes in the health status of women during and after pregnancy. Gen Intern Med 2005; 20:45-51.

Hanlon TW. Ginástica para gestantes – O guia oficial da YMCA para exercícios pré-natais. São Paulo: Manole, 1999.

Hartmann S, Bung P. Physical exercise during pregnancy: physiological considerations and recommendations. J Perinat Med 1999; 27:204-15.

Leitão MB, Lazzoli JK, Oliveira MAB. Posicionamento oficial da Sociedade Brasileira de Medicina do Esporte: atividade física e saúde na mulher. Rev Bras Med Esporte nov/dez 2000; 6(6).

McArdle WD, Katch FI, Katch VL. Fisiologia do exercício: energia, nutrição e desempenho humano. Rio de Janeiro: Guanabara Koogan, 2003.

Pate RR, Pratt M, Blair SN, Haskell WL, Macera CA, Bouchard C. Physical activity and public health – A recommendation from the Centers for Disease Control and Prevention and the American College of Sports Medicine. JAMA 1995; 273:402-7.

Robergs RA, Robergs SO. Princípios fundamentais de fisiologia do exercício para aptidão, desempenho e saúde. São Paulo: Phorte, 2000.

Romen Y, Masaki DI, Mittelmark RA: Physiological and endocrine adjustment to pregnancy. In: Exercise in pregnancy. 2. ed. Baltimore: Williams & Wilkins, 1991:9-29.

Souza AGMR, Mansur AJ. SOCESP – Cardiologia. 2. ed. São Paulo: Atheneu, 1996.

Sport Medicine Australia (SMA). SMA statement the benefits and risks of exercise during pregnancy. J Sci Med Sport 2002 Mar; (1):11-9.

Wilmore JH, Costill DL. Fisiologia do esporte e do exercício. São Paulo: Manole, 2001.

Capítulo 10

FIBROMIALGIA

Hugo Ribeiro Zanetti
Mauro Lúcio Mazini Filho
Morgana Borges Silva Ramos
Giovanni da Silva Novaes
Rafael Pedroza Savoia

Introdução

A fibromialgia (FM) se caracteriza como uma condição crônica e difusa ocasionada por dores musculoesqueléticas generalizadas com predomínio nas mulheres. Dentre as queixas mais comuns das clientes/pacientes com FM estão fadiga, distúrbios do sono, rigidez matinal, parestesias de extremidades, sensação subjetiva de edema e distúrbios cognitivos (Clauw, 2009; Spitzer & Broadman, 2010).

Em países industrializados, a FM ocorre em 1% a 4% dos indivíduos, sendo a segunda principal doença reumatológica, atrás somente da osteoartrite (Walker et al., 1997).

Desse modo, a FM pode ocasionar diversas comorbidades, sendo um fator de impacto negativo na qualidade de vida dos clientes/pacientes (Gormsem et al., 2010; Provenza, Paiva & Heymann, 2006). Dentre as síndromes mais comumente relacionadas com a FM estão:

- Depressão e ansiedade.
- Síndrome da fadiga crônica.
- Síndrome miofascial.

218 CAPÍTULO 10 – FIBROMIALGIA

- Síndrome do cólon irritável.
- Síndrome uretral inespecífica.

Essa síndrome costuma se apresentar sob diferentes formas, o que exige uma avaliação mais cuidadosa e detalhada. Todos os clientes/pacientes apresentam dores envolvendo o esqueleto axial e em ambos os hemicorpos, acima e abaixo da cintura. Relatam dores do tipo em queimação, peso ou pontada, e não conseguem especificar a origem da dor. Esse sintoma se agrava, geralmente, com mudanças de temperatura, umidade e tensão emocional (Russel, 1992).

Alguns clientes/pacientes relatam que no início a dor é mais localizada, principalmente na coluna cervical, com ou sem o envolvimento do trapézio. Em outras ocasiões, apresenta-se como uma cervicodorsalgia ou cervicobraquialgia. Outros relatam a manifestação de maneira difusa, afetando a coluna vertebral e os membros superiores e inferiores.

Alguns sintomas acompanham o quadro de dor, como distúrbios do sono, levando à não restauração da energia e ao cansaço, que aparece logo pela manhã. A sensação de exaustão fácil é outro sintoma frequente nesses clientes/pacientes.

Outras queixas também são relatadas, como vertigem, taquicardia, dor abdominal e torácica atípica, cefaleia, perda de memória, urgência miccional, diarreia e dificuldade na digestão.

Para um cliente/paciente ser classificado como fibromiálgico é necessário apresentar um escore 7 no *Widespread Pain Index* (WPI – Índice de Dor Generalizada) e 5 no *Sympton Severity Score* (SS – Escala de Severidade dos Sintomas). Entretanto, caso os resultados estejam entre 3 e 6 no WPI e 9 no SS, com os sintomas apresentando duração de mais de 3 meses, o cliente/paciente pode ser diagnosticado com FM (Wolf et al., 2010).

A Tabela 10.1 exibe o WPI. Nesse questionário, deve-se atribuir um ponto para cada área em que o cliente/paciente apresentou dor na última semana.

Provenza et al. (2004) detalham os pares de pontos dolorosos que podem ser observados e conhecidos como *tender points*, os quais estão presentes nas seguintes localizações:

- **Suboccipital:** na inserção do músculo suboccipital.
- **Cervical baixo:** no ligamento intertransverso C5-C6, no terço inferior do esternocleidomastóideo.

Tabela 10.1 *Widespread Pain Index* (WPI)

Cintura escapular direita		Glúteo direito	
Cintura escapular esquerda		Glúteo esquerdo	
Braço direito		Coxa direita	
Braço esquerdo		Coxa esquerda	
Antebraço direito		Perna direita	
Antebraço esquerdo		Perna esquerda	
Mandíbula direita		Região superior da coluna	
Mandíbula esquerda		Região inferior da coluna	
Tórax		Pescoço	
Abdome		Total	

- **Trapézio:** no ponto médio da borda superior do músculo.
- **Supraespinhoso:** acima da escápula, próximo à borda medial na origem do músculo supraespinhoso.
- **Segunda junção costocondral:** na origem do músculo peitoral maior.
- **Epicôndilo lateral:** de 2 a 5cm de distância do epicôndilo lateral nos cotovelos.
- **Glúteo médio:** na parte média da porção anterior do músculo glúteo médio.
- **Trocantérico:** posterior à proeminência do trocanter maior do fêmur.
- **Joelho:** pouco acima da linha média do joelho, no coxim gorduroso.

A Figura 10.1 ilustra os *tender points*.

O questionário SS (Figura 10.2) aborda questões referentes à gravidade dos sintomas, devendo o cliente/paciente assinalar uma nota para cada item pesquisado. As notas atribuídas são: 0 (sem problemas), 1 (problemas ligeiros ou suaves), 2 (moderados, muitas vezes presentes) e 3 (graves, contínuos e que interferem com a vida diária).

Assim, o SS torna-se um instrumento importante para determinação das alterações da vida diária que os clientes/pacientes com FM enfrentam no cotidiano.

Dentre outros questionários aplicáveis, existe o *Fibromyalgia Impact Questionnaire* (FIQ), que avalia especificamente a qualidade de vida dos clientes/pacientes. Trata-se de uma ferramenta usada em todo o mundo e que deve ser utilizada na anamnese dos clientes/pacientes (Offenbacher et al., 2007).

220 Capítulo 10 – Fibromialgia

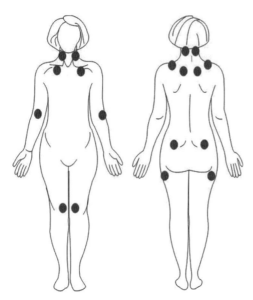

Figura 10.1 Tender points.

Figura 10.2 Questionário SS.

Epidemiologia

A prevalência de FM é de, aproximadamente, 2% a 5% na população em geral, sendo responsável por 15% das consultas ambulatoriais de reumatologia e por até 10% dos atendimentos em ambulatórios clínicos. Consiste em uma patologia predominantemente feminina, visto que a proporção entre mulheres e homens é de 6 a 10:1. A idade de maior acometimento é entre os 30 e os 50 anos de idade, mas podem ocorrer casos tanto na infância como na terceira idade (Wolf, 1997).

Em estudo realizado no Brasil, a FM foi a segunda doença reumatológica mais frequente. Nesse estudo, observou-se FM em 2,5% da população, acometendo mais o sexo feminino – 40,8% das mulheres com FM se encontravam entre 35 e 44 anos de idade, confirmando os dados mundiais (Senna et al., 2004).

Fisiopatologia

Estudos demonstram interesse em compreender os fatores que desencadeiam a FM. Atualmente, acredita-se que o sistema nervoso central (SNC) seja o principal responsável pela patologia. Essa suspeita é sustentada por uma desordem dos impulsos nociceptivos que desencadeia alterações referentes à dor, à qualidade do sono e ao humor. Assim, alguns neurotransmissores, como a serotonina e a noradrenalina (substâncias inibidoras da dor), estão diminuídos e a substância P (substância excitatória da dor) está aumentada, podendo causar deformidades na percepção da dor e na modulação de resposta pelo SNC (Dadabhoy & Claw, 2006; Martinez-Lavin, 2003; Riberto & Pato, 2004).

Segundo Cardoso et al. (2011), a FM também pode ser explicada por alterações na função autonômica ou no sistema endócrino, por influência genética e exposição a fatores estressantes que podem se sobrepor à FM, como transtorno depressivo maior, distúrbio temporomandibular e síndrome do intestino irritável. Alterações na parte central do SNC e déficits na inibição endógena da dor podem contribuir para piora da sensibilidade dolorosa desses clientes/pacientes.

Acredita-se que a atividade reduzida da serotonina se deva às diferenças funcionais dos respectivos receptores, uma vez que essas diferenças já foram encontradas em clientes/pacientes com FM (Bondy et al., 1999).

A Figura 10.3 apresenta um organograma que pode também sugerir a origem da FM, retratando a predisposição genética associada a alterações dos sistemas nervoso e endócrino que, por sua vez, desencadeiam a FM e sua sintomatologia.

Prescrição de exercício

Sabe-se que a maioria dos indivíduos com FM tende a permanecer sedentária em virtude das dores generalizadas. Entretanto, evidências demonstram os

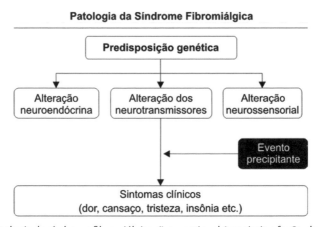

Figura 10.3 Patologia da síndrome fibromiálgica. (International Association for Study of Pain, 2008.)

benefícios conhecidos da prática regular de exercício. De fato, clientes/pacientes fibromiálgicos têm a capacidade de realizar testes cardiopulmonares, de força muscular e flexibilidade, os quais são uma ferramenta útil na prescrição do exercício (Clark, 1994).

Os clientes/pacientes com FM apresentam grande redução de força e desempenho muscular, o que interfere até mesmo nas atividades da vida diária (AVD), pois esse componente está relacionado com a saúde (Cardoso et al., 2011).

Antes do início da prática de exercício físico, é de extrema importância a checagem de alguns itens que nortearão a prescrição mais fidedigna do exercício e a orientação para os clientes/pacientes que aderem à prática regular de exercícios. A seguir, encontram-se assinalados alguns pontos-chave:

- Avaliação do risco cardiovascular.
- Avaliação das comorbidades musculoesqueléticas.
- Avaliação funcional.
- Checagem dos medicamentos em uso.
- Em caso de indicação de uso de medicamentos para FM, estes devem ser iniciados 4 semanas antes do programa de exercício para diminuir a dor e aumentar a tolerância ao esforço.
- Perguntas sobre a história pregressa de atividades físicas.
- Explicação da importância do exercício físico, com ênfase ao princípio da reversibilidade.

Além disso, é muito importante relacionar a prática do exercicio físico com as principais fragilidades da FM. Portanto, enumeramos os seis pontos-chave que devem ser levados em consideração para que as intervenções do exercício físico tenham maiores chances de sucesso:

1. Deficiência no desempenho muscular.
2. Deficiência na capacidade aeróbica.
3. Deficiência na amplitude de movimento.
4. Deficiência na postura.
5. Resposta inadequada ao estresse emocional.
6. Dor.

Como se pode observar, o exercício físico tem condições de reverter e melhorar esse quadro, uma vez que todas as capacidades físicas são trabalhadas em exercícios combinados (força, resistência aeróbica e flexibilidade), além de melhorar a postura e o humor e diminuir a incidência de dor em virtude das adaptações proporcionadas pelo exercício físico.

As avaliações cardiovasculares, funcionais e musculoesqueléticas são de extrema importância, uma vez que podem, de algum modo, interferir nas respostas e no desempenho nos exercícios propostos. Como alguns medicamentos usados no tratamento da FM alteram a resposta hemodinâmica, ajustes devem ser realizados a cada semana. Principalmente nesse tipo de cliente/paciente, é necessária uma anamnese detalhada sobre a prática de exercício físico (modalidade, frequência, intensidade, relação da família com exercícios). Devem ser demonstrados os benefícios da prática do exercício e a importância de se manter fisicamente ativo e que, caso o cliente/paciente desista do exercício, os benefícios conquistados até o exato momento se perderão (princípio da reversibilidade) (Valim, 2006).

Mazini Filho et al. (2010) destacaram a importância do exercício físico para portadores de FM. Em seu estudo, compararam um grupo de mulheres ativas praticantes de ginástica de academia e um grupo sedentário. A intenção dos pesquisadores foi levantar dados sobre a qualidade de vida dessas clientes/pacientes, constatando que o grupo praticante de atividades foi considerado superior quando comparado ao grupo que não praticava exercícios físicos. Para isso, os pesquisadores utilizaram como instrumento avaliativo o questionário *Fibromyalgia Impact Questionnaire* (FIQ), que foi aplicado a 18 mulheres, oito sedentárias e 10 ativas. Os resultados demonstraram 65 pontos para o grupo sedentário e 36 pontos para grupo ativo, e foi constatado que, quanto maior a pontuação, menor a qualidade de vida avaliada pelo instrumento. O estudo apontou relação significativa entre o estilo de vida ativo e o engajamento dessas clientes/pacientes no exercício físico e a qualidade de vida, sugerindo que o movimento tende a ser uma ferramenta positiva não medicamentosa de ajuda ao tratamento dessa patologia.

No entanto, após realizadas todas as avaliações prévias, é muito importante saber conduzir o exercício físico quanto às suas variáveis, como tipo de exercício indicado, modo, frequência, volume, intensidade, duração e progressão, visando ao sucesso da intervenção e à adesão do cliente/paciente portador da doença.

224 Capítulo 10 – Fibromialgia

Além dos critérios avaliativos, como resultados dos testes prévios, avaliações subjetivas por questionários específicos e escalas de intensidade do exercício e de dores, o *feeling* entre o professor e o aluno torna-se muito importante para a prática regular da atividade física e a adesão do cliente/paciente portador de FM.

Para maior adesão, atividades leves constituem as recomendações iniciais em detrimento de atividades moderadas e complexas. Nesse sentido, os clientes/pacientes começam a evoluir nos objetivos traçados, ganhando mais confiança e vontade de continuar com o tratamento proposto por essas atividades.

Na fase inicial, na primeira semana, os objetivos devem ser o controle do estresse e a diminuição da dor. Para isso, sugerimos exercícios na seguinte ordem:

1. Relaxamento.
2. Relaxamento progressivo.
3. Respiração profunda autogênica.
4. Visualização.
5. Respiração profunda.
6. Alongamentos.

Quando passamos para a segunda semana, traçamos objetivos para o equilíbrio musculoesquelético e indicamos a seguinte sequência de atividades:

1. Alongamentos.
2. Automobilizações.
3. Técnicas neuromusculares: manter e relaxar, contrair e relaxar.
4. Exercícios resistidos.
5. Exercícios de equilíbrio.
6. Exercícios para coluna vertebral.
7. Exercícios excêntricos em cadeia fechada.
8. Exercícios aeróbicos adaptados de acordo com os níveis de dor: bicicleta ergométrica e atividades aquáticas.

Para as próximas fases, com os objetivos de manutenção e evolução, as sugestões podem obedecer à seguinte ordenação:

1. Alongamentos contínuos.
2. Equilíbrio musculoesquelético contínuo.
3. Exercícios resistidos variados.
4. Exercícios aeróbicos variados em meio terrestre e/ou aquático.

Cabe ressaltar, porém, que não estamos apresentando uma receita fixa, apenas buscamos orientar nossos leitores com informações que possam somar em suas futuras intervenções, quando forem adotar a prática do exercício físico regular para o tratamento da FM.

Exercício aeróbico

O exercício aeróbico pode ser considerado uma boa opção de treinamento para os clientes/pacientes com FM. Os benefícios mais comuns desse tipo de programa são a redução da dor generalizada, de pontos dolorosos, da depressão e da ansiedade e a melhora do FIQ, nas AVD e nos fatores psicológicos (Busch et al., 2002).

As evidências sobre esses benefícios foram observadas com a utilização de esteira e bicicleta e a realização de atividades em grupos. A duração das atividades, na maior parte dos estudos, variou de 8 a 24 semanas, evidenciando melhora a partir de 12 semanas de treino. Os treinamentos de alta intensidade parecem não alterar de maneira significativa o estado psicológico e de saúde geral, porém poderão ser aplicados se fizerem parte do plano de treino. Assim, a regularidade na prática esportiva exige um planejamento adequado para cada tipo de cliente/paciente (Meiworm et al., 2000).

O American College of Sports Medicine (ACSM, 1998) recomenda o treinamento aeróbico, preconizando os grandes grupamentos musculares, para clientes/pacientes saudáveis, do seguinte modo:

- **Volume:** 20 a 60 minutos.
- **Intensidade:** 55% a 65% a 90% da frequência cardíaca (FC) máxima ou 40% a 50% a 90% do $VO_{2máx}$.
- **Frequência:** três a cinco vezes por semana.

Quando o foco passa a ser a intervenção de exercícios aeróbicos para clientes/pacientes portadores da FM, alguns cuidados devem ser levados em consideração na prescrição do exercício. No início da atividade, clientes/pacientes sedentários já podem se beneficiar com 2 a 5 minutos, progredindo de acordo com as características de cada caso. Já na fase final de tratamento, a FC pode ser trabalhada tranquilamente por volta dos 60%. Técnicas de monitoramento, como uso de frequencímetros e escalas subjetivas de esforço, devem ser utilizadas como parâmetros para controle da intensidade dessas atividades.

Programas de caminhada com monitoramento da intensidade e da progressão têm se mostrado efetivos na melhora do condicionamento físico e da FM desses clientes/pacientes. Entretanto, é de crucial importância que o profissional de educação física saiba elaborar um treinamento adequado a essa população e monitorar toda a evolução. O *feedback* entre o professor e o aluno é fundamental para o sucesso do tratamento. Programas de atividades aquáticas também têm sido apontados como ferramenta de sucesso para o tratamento da FM e a melhora do condicionamento físico.

Outra sugestão pouco usual, mas que também tem mostrado resultados positivos em intervenções práticas, consiste em adaptações de atividades que visam atender os clientes/pacientes portadores de FM (por exemplo, como executar uma atividade em bicicleta ergométrica, uma vez que os pontos dolorosos não permitem um contato com as superfícies do selim da bicicleta ou a manutenção da postura durante o ato de pedalar). Adaptações como os clientes/pacientes se deitarem em um colchonete atrás da bicicleta para pedalar, progredindo para a posição sentada convencional, têm se mostrado um meio interessante para intervenção no exercício e diminuição dos níveis de dor relatados durante a prática da atividade física (Figuras 10.4 e 10.5).

Exercício resistido

Os benefícios do exercício resistido também devem ser considerados. Além das mudanças ocasionadas por esse tipo de treinamento, como aumento da massa e da força muscular, observa-se também diminuição da percepção subjetiva de fadiga, da depressão e das dores, principalmente na região do pescoço (Hakkinen et al., 2001).

Assim, com objetivos diversos, o exercício resistido tem sido considerado eficaz no tratamento da FM. Além do condicionamento muscular obtido com essa intervenção, esse tipo de treinamento controla e corrige desordens relacio-

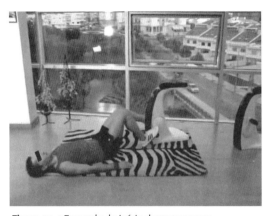 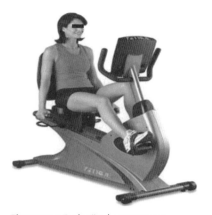

Figura 10.4 Exemplo do início do tratamento.　　　**Figura 10.5** Evolução do tratamento.

nadas com o equilíbrio muscular muitas vezes apresentadas por essa população. Nesse contexto, o treinamento resistido deve ser iniciado na fase intermediária da intervenção com a finalidade de ser mantido ao longo do tratamento. Em consequência, há aumento da força muscular, o que está positivamente relacionado com os sintomas da FM (Hakkinen et al., 2001).

Dessa maneira, os programas de exercícios resistidos são aceitáveis, seguros e efetivos, desde que sejam respeitados os princípios básicos do treinamento desportivo. Com base no princípio da estruturação de um fortalecimento geral, estão indicadas as mesmas condições de treinamento recomendadas nas atividades aeróbicas para essa população, ou seja, evolução gradual do volume e da intensidade, de modo a respeitar os limites individuais de condicionamento físico e o quadro de dor apresentado por esses clientes/pacientes.

Sugestões seguras e efetivas, e que têm obtido resultados positivos no tratamento proposto por essa intervenção no início do treinamento, podem consistir nos seguintes padrões:

- Pouca resistência e poucas repetições.
- Evitar a manutenção de posturas estáticas.
- Monitorar os sintomas e progredir lentamente.
- Permitir que o cliente/paciente participe ativamente com opiniões sobre a maneira de execução das atividades também pode auxiliar o tratamento, promovendo maior satisfação e aumentando o nível de adesão.
- Podem ser utilizados exercícios isométricos ou isotônicos.

Em relação à escolha dos exercícios isométricos, deve ser evitada a manutenção de posturas estáticas por períodos prolongados, com tempo de contração que não ultrapasse de 3 a 5 segundos e variação de três a seis séries por exercício, três vezes por semana.

Quando se opta pela realização dos exercícios isotônicos, recomenda-se velocidade lenta com grande amplitude de movimento. Elásticos e máquinas têm recebido maior preferência por parte dos clientes/pacientes do que os pesos livres. O método Pilates também tem chamado a atenção de pesquisadores e é considerado positivamente na reabilitação da força e flexibilidade desses clientes/pacientes.

Para clientes/pacientes portadores de FM sedentários, que não tiveram experiência prévia com exercícios resistidos, recomenda-se a realização de três a cinco exercícios, em uma a três séries, progredindo lentamente, e três a cinco repetições com pesos leves e monitoramento da resposta relativa à dor entre 24 e 48 horas. A escala de OMNI-RES é uma ferramenta interessante para o controle da intensidade desses exercícios. É importante deixar claro que a continuidade é um fator muito importante para o sucesso do tratamento, e a interrupção do tratamento faz desaparecerem os benefícios proporcionados pelo treinamento resistido.

Exercícios de flexibilidade

Já é do senso comum que a flexibilidade aumenta os arcos articulares, ampliando as possibilidades de execução das AVD e diminuindo as dores que o encurtamento muscular pode acarretar. A combinação dos exercícios de flexibilidade com exercícios de força muscular e os aeróbicos tende a ser muito positiva na melhora dos parâmetros fisiológicos e físicos desses clientes/pacientes (Mazini Filho et al., 2011).

Assim, o ACSM, em seus diversos posicionamentos, recomenda o treinamento da flexibilidade com os mais diversificados métodos: estáticos, dinâmicos e o de facilitação neuromuscular proprioceptiva (FNP). Entretanto, são sugeridos exercícios de flexibilidade que não ocasionem dor, mas apenas um leve desconforto muscular, progredindo lentamente de acordo com as características de cada um. A ideia geral é que se inicie um trabalho com métodos simples e que o treinamento não afete a doença em questão. Trabalhos de alongamento submáximos são muito eficientes para o treinamento inicial desses clientes/pacientes. A respiração também deve ser muito bem orientada nesses clientes/pacientes durante o treinamento, os quais tendem a apresentar episódios de apneia.

Assim, podemos fornecer a seguinte sugestão para a prescrição do treinamento da flexibilidade:

- **Intensidade:** os exercícios devem oscilar entre 10 e 30 segundos de duração, até um ponto de desconforto médio, progredindo lentamente.
- **Séries/repetições:** de três a quatro séries para cada movimento.
- **Frequência semanal:** recomenda-se treinar a flexibilidade de três a quatro vezes por semana para melhora e/ou manutenção dos níveis dos arcos articulares.

Exercícios posturais

As falhas biomecânicas associadas ao desequilíbrio musculoesquelético resultam em desalinhamento corporal, o que tende a contribuir para o aumento das dores em clientes/pacientes com FM. Nesse contexto, é muito importante uma avaliação postural detalhada, com o cliente/paciente deitado, sentado, em pé e executando movimentos estáticos e dinâmicos, bem como a avaliação dos níveis de força muscular, para verificação dos possíveis desequilíbrios, além da avaliação da flexibilidade, que produz encurtamentos musculares que devem ser trabalhados. Intervenções que possam corrigir esses problemas tendem a promover melhora nas posturas e redução das dores.

Orientações acerca da ergonomia voltada para as AVD, bem como a realização dos exercícios e a manutenção da postura, devem fazer parte da estratégia de tratamento. A associação de exercícios de alongamento a exercícios de fortalecimento das regiões afetadas tem sido recomendada para esses clientes/pacientes.

Exercícios funcionais com a utilização do peso do próprio corpo têm sido utilizados como estratégias efetivas nessas intervenções, pois se baseiam nas especificidades dos movimentos executados nas AVD. Exemplos clássicos são alcançar objetos acima da cabeça sem que ocorram dores nas costas ou nos ombros e ficar em pé sem dores nas costas e no quadril.

Exercícios que mantêm o indivíduo na posição de pé, realizando atividades de fortalecimento específicas, como trabalho de fortalecimento das costas (por exemplo, puxar elásticos amarrados em algum ponto fixo), têm sido estratégias bem-sucedidas nessas intervenções. Além de fortalecerem as costas, esses exercícios também servem para o alinhamento corporal e o trabalho de flexibilidade.

Outras estratégias e tipos de exercícios têm sido sugeridos na literatura, desde que o profissional se capacite a trabalhar com essa população.

Além dessas recomendações, outras não podem ser negligenciadas, como resposta inadequada ao estresse emocional e à dor (principal objetivo do tratamento), as precauções e contraindicações, a adesão ao exercício, a clareza na instrução, a determinação do ritmo, a execução do exercício, as respostas individuais de cada cliente/paciente, os medicamentos utilizados e o estado psicológico, além do nível de instrução individual.

Exercício em ambiente aquático

As estratégias para tratamento da FM em meio aquático ainda são escassas, porém nota-se melhora das dores generalizadas e da qualidade de vida dos clientes/pacientes que executam atividades em meio hídrico, principalmente quando o programa de exercício é focado em alongamentos e exercícios de *endurance* muscular, na temperatura próxima a 34°C (Jentoft et al., 2001).

A diminuição do impacto quando o exercício é realizado na água é responsável pela grande aceitação das atividades em meio aquático.

CONSIDERAÇÕES FINAIS

Independentemente da natureza do exercício, sabe-se que promove maior bem-estar e diminuição das dores relacionadas com a FM. Assim, o exercício físico deve ser considerado um componente na rotina diária dos clientes/pacientes e seu volume e intensidade devem estar bem controlados para que esses benefícios se tornem evidentes. Entretanto, estudos ainda necessitam ser realizados para melhor compreensão do papel do exercício em outras variáveis da FM.

Referências

American College of Sports Medicine Position Stand. The recommended quantity and quality of exercise for developing and maintaining cardiorrespiratory and muscular fitness, and flexibility in healthy adults. Medicine Science of Sports Exercise 1998; 30(6):975-91.

Bondy B, Spaeth M, Offenbaecher M et al. The T102 polymorphism of the 5-HT2A-receptor gene in fibromialgia. Neurobiology Disease 1999; 6:43343-9.

Busch A, Schachter CL, Peloso PN, Bombardier C. Exercise for treating fibromyalgia syndrome. Cochrane Database of Systematic Reviews 2002; (3).

Cardoso FS, Curtolo M, Natour J, Junior IL. Avaliação da qualidade de vida, força muscular e capacidade funcional em mulheres com fibromialgia. Revista Brasileira de Reumatologia 2011; 51(4):338-50.

Claw DJ. Fibromyalgia: an overview original research article. Am J Med 2009; 122(12):3-13.

Dadabhoy D, Claw DJ. Therapy insight: fibromyalgia – different type of pain needing a different type of treatment. Nature Clinical Practice Rheumatology 2006; 2(7):364-72.

Gormsem L, Rosenberg R, Bach FW, Jensen TS. Depression, anxiety, health-related quality of life and pain in patients with chronic fibromyalgia and neuropathic pain. European Journal of Pain 2010; 14(2):127-35.

Hakkinen A, Hakkinen K, Hannonen P, Alen M. Strenght training induced adaptations in neuromuscular function of premenopausal women with fibromyalgia: comparison with healthy women. Annals of Rheumatic Disease 2001; 60:21-6.

Hakkinen A, Hakkinen K, Hannonen P et al. Strength training induced adaptions in neuromuscular training in premenopausal women with fybromialgia: comparison with health women. Ann Rheum Dis 2001; 60:21-6.

Jentoft ES, Kvalvik AG, Mengshoel AM. Effects of pool-based and land-based aerobic exercise on women with fibromyalgia/chronic widespread muscle pain. Arthritis ad Rheumatis 2001; 45:42-7.

Martinez-Lavin M. Fibromyalgia as a neuropathic pain syndrome. Revista Brasileira de Reumatologia 2003; 43(3):167-70.

Mazini Filho ML, Rodrigues BM, Aidar FJ et al. Influência dos exercícios aeróbio e resistido sobre o perfil hemodinâmico e lipídico em idosas hipertensas. Rev Bras Ci e Mov 2011; 19(4):15-22.

Mazini Filho ML, Venturini GRO, Oliveira MHM, Mendonça CC, Rodrigues BM. Diferença na qualidade de vida de mulheres ativas e sedentárias com síndrome de fibromialgia. Coleção Pesquisa em Educação Física 2010; 9(5).

Meiworm L, Jakob E, Walker UA, Peter HH, Keul J. Patients with fibromyalgia benefit from aerobic endurance exercise. Clinical Rheumatology 2000; 19:253-7.

Offenbacher M, Cieza A, Brockow T, Amann E, Kollerits B, Stucki G. Are the contents of treatment outcomes in fibromyalgia trials represented in the International Classification of functioning, disability, and health? Clin J Pain 2007; 23(8):691-701.

Provenza JR, Paiva E, Heymann RE. Manifestações Clínicas. In: Heymann RE, coordenador. Fibromialgia e síndrome miofascial. São Paulo: Legnar, 2006.

Provenza JR, Pollak DF, Martinez JE et al. Fibromialgia. Projeto Diretrizes da Sociedade Brasileira de Reumatologia, 2 de março 2004.

Riberto M, Pato TR. Fisiopatologia da fibromialgia. Acta Fisiátrica 2004; 11(2):78-81.

Russel IJ. Fibrositis/Fibromyalgia. The clinical and scientific basis of myalgic encephalomyelitis/chronic fatigue syndrome. Ottawa: Nightingale Research Foundation, 1992.

Senna ER, De Barros AL, Silva EO et al. Prevelence of rheumatic diseases in Brazil: a study using the COPCORD approach. J Rheumatol 2004; 31(3):594-7.

Spitzer AR, Broadman M. A retrospective review of the sleep characteristics in patients with chronic fatigue syndrome and fibromyalgia. Pain Practice 2010; 10(4):294-300.

Valim V. Benefícios dos exercícios físicos na fibromialgia. Revista Brasileira de Reumatologia 2006; 46(1):49-55.

Walker EA, Keegan D, Gardner G, Sullivan M, Katon WJ, Bernstein D. Psychosocial factors in fibromyalgia compared with rheumatoid arthritis: I. Psychiatric diagnoses and functional disability. Psychosom Med 1997; 59:565-71.

Wolf F. The relation between tender points and fibromyalgia symptom variables: evidence that fibromyalgia is not a discrete disorder in the clinic. Ann Rheum Dis 1997; 56:268-71.

Wolf F, Claw DJ, Fitzcharles MA et al. The American College of Rheumatology preliminary diagnostics criteria for fibromyalgia and measurement of symptom severity. Arthritis Care & Research 2010; 62(5):600-0.

CAPÍTULO 11

DOENÇA PULMONAR OBSTRUTIVA CRÔNICA (DPOC)

HUGO RIBEIRO ZANETTI
MAURO LÚCIO MAZINI FILHO
MORGANA BORGES SILVA RAMOS
RAFAEL PEDROZA SAVOIA
GIOVANNI DA SILVA NOVAES

INTRODUÇÃO

Sabe-se atualmente que as doenças não transmissíveis são responsáveis por aproximadamente 63% das mortes registradas em todo o mundo, sendo a doença pulmonar obstrutiva crônica (DPOC) responsável por 12% dessas mortes. No Brasil, essa doença corresponde a 6% dos óbitos, com a maioria dos casos ocorrendo em pessoas com mais de 40 anos de idade (WHO, 2012).

Essas doenças pulmonares, de modo generalizado, representam a quarta causa de morte no mundo, porém estima-se que em 2020 elas passarão a ocupar a terceira posição, ficando atrás apenas do câncer e das doenças cardiovasculares (Murray & Lopez, 1997).

De acordo com a American Lung Association (2008), a DPOC compreende duas doenças distintas, o enfisema pulmonar e a bronquite crônica. Ambas as doenças promovem obstrução das vias aéreas, causando bloqueio do fluxo de ar e de respiração, e podem ser prevenidas e tratadas, porém não totalmente revertidas. Somente no Brasil, segundo o Ministério da Saúde, cerca de 5 milhões de pessoas sofrem com essa doença.

A DPOC ainda pode levar a outros agravos, como a necessidade de oxigenoterapia, uso de medicamentos antibióticos e/ou corticoides ou ventilação não invasiva. Dessa maneira, há a perda progressiva da autonomia do cliente/paciente,

234 Capítulo 11 – Doença Pulmonar Obstrutiva Crônica (DPOC)

uma vez que ele passa a encontrar dificuldades para executar as atividades da vida diária (AVD), levando ao sedentarismo e, em casos mais extremos, ao acamamento do indivíduo (Sociedade Brasileira de Pneumologia e Tisiologia, 2004).

Outras alterações importantes decorrentes da DPOC são:

- Descondicionamento físico (principalmente da musculatura periférica).
- Diminuição da saturação de oxigênio (SatO$_2$).
- Alterações musculares causadas pelo uso de corticoides.
- Desnutrição.
- Fadiga hipoxêmica.
- Desequilíbrio hidroeletrolítico.
- Problemas cardíacos.
- Problemas psicossociais (isolamento, depressão e ansiedade).

Alguns desses problemas, de algum modo, causam alterações significativas na oferta e na utilização de oxigênio pelo músculo, tornando difícil a prática do exercício físico mesmo de baixa intensidade (Bagatin, Jardim & Stirbulov, 2006).

Para diagnosticar clinicamente a DPOC é necessária a realização de um teste espirométrico que visa analisar os componentes pulmonares. Assim, a doença pode ser confirmada quando o resultado da razão entre o volume expiratório forçado no primeiro segundo (VEF$_1$) e a capacidade vital forçada (CVF) é < 0,7, sendo realizados dois testes, um com e o outro sem a administração de broncodilatador. A partir desses dados, torna-se possível a classificação do cliente/paciente. A Tabela 11.1 apresenta a classificação de acordo com o GOLD.

A partir dessa classificação serão tomadas as decisões acerca do melhor tratamento para o cliente/paciente, sendo a maioria dos casos tratada de modo ambulatorial. No entanto, fatores como dificuldade de diagnóstico, presença de

Tabela 11.1 Classificação da gravidade da limitação do fluxo aéreo em DPOC

Clientes/pacientes com VEF$_1$/CVF < 0,7 (% de 0,7)		
Estágio I	Leve	FEV$_1$ ≥ 80%
Estágio II	Moderado	50% ≤ FEV$_1$ < 80%
Estágio III	Grave	30% ≤ FEV$_1$ < 50%
Estágio IV	Gravíssimo	FEV$_1$ < 30%

Fonte: Sociedade Brasileira de Pneumologia e Tisiologia (2004).

CAPÍTULO 11 – DOENÇA PULMONAR OBSTRUTIVA CRÔNICA (DPOC) **235**

outras comorbidades, piora progressiva da dispneia, aumento da concentração de dióxido de carbono e complicações mentais devem ser considerados para uma possível internação e maior investigação do cliente/paciente (Cardoso, 2009).

Por isso, apenas clientes/pacientes cuja situação esteja plenamente compensada, independentemente da utilização de oxigenoterapia, podem iniciar o programa de exercício. Contudo, a prescrição do exercício deve ser feita de maneira individualizada, potencializando os efeitos benéficos do exercício sobre o cliente/paciente e respeitando as limitações decorrentes da doença.

EPIDEMIOLOGIA

Um estudo realizado com residentes da Região Metropolitana de São Paulo, com idade superior a 40 anos, avaliou a capacidade pulmonar desses indivíduos por meio de teste espirométrico associado a um questionário específico que procurou investigar os hábitos dessa população. Os resultados demonstraram que a prevalência de DPOC foi de 15,8%, sendo maior em homens (18%) do que em mulheres (14%). Além disso, foi observado que 24% dos indivíduos eram tabagistas ativos, 33,1% ex-tabagistas e 42% nunca haviam fumado (Menezes et al., 2005).

Esses números podem ser ampliados para o Brasil, uma vez que milhões de brasileiros são portadores de DPOC e a prevalência de óbitos relacionados com a doença ultrapassa 30 mil casos por ano (Halbert et al., 2006).

ETIOLOGIA

Dentre os fatores de risco que desencadeiam a DPOC, o tabagismo é apontado como o principal. Entretanto, outros fatores são de extrema relevância. Na Tabela 11.2 são mostrados alguns fatores que podem desencadear a doença.

Tabela 11.2 Fatores de risco para DPOC

Fatores externos	Fatores individuais
Tabagismo	Deficiência de alfa-1-antitripsina
Poeira ocupacional	Deficiência de glutationa transferase
Irritantes químicos	Alfa-1-antiquimotripsina
Fumaça de lenha	Hiper-responsividade brônquica
Infecções respiratórias graves	Desnutrição
Condição socioeconômica	Prematuridade

Fonte: Sociedade Brasileira de Pneumologia e Tisiologia (2004).

Como visto na tabela, o desencadeamento da DPOC pode ser ocasionado tanto por fatores externos como individuais. Na investigação da presença de DPOC é importante relevar questões referentes ao estilo de vida. Devem ser considerados fatores como histórico de tabagismo, local de moradia, tempo de exposição a irritantes químicos, poluentes e fumaça, bem como a presença de infecções respiratórias.

Entretanto, deficiências fisiológicas também podem desencadear a DPOC. A deficiência de alfa-1-antitripsina pode causar destruição do parênquima pulmonar, limitando o fluxo de ar nos pulmões. Outros fatores hereditários, como produção de alfa-1-antiquimotripsina, podem alterar de maneira significativa a função pulmonar (Sociedade Brasileira de Pneumologia e Tisiologia, 2004).

Enfisema pulmonar

Segundo Bruno et al. (2009), o enfisema pode ser definido como uma dilatação permanente de qualquer parte do ácino respiratório, como destruição do tecido e ausência de cicatrização. Essa elasticidade perdida nas fibras elásticas pulmonares não é reversível, tornando reduzida a área disponível para as trocas gasosas.

A doença incide com maior frequência em indivíduos do sexo masculino e de cor branca, possivelmente em razão de fatores genéticos. As manifestações são mais frequentes em idade avançada, por volta dos 50 anos. Quando os sintomas aparecem precocemente, o fator é hereditário.

Quatro formas de enfisema foram definidas segundo a localização da lesão no ácino respiratório:

- **Enfisema centroacinar:** acomete mais os lobos superiores e o ápice. A forma mais comum está associada ao tabagismo e à bronquite crônica.

- **Enfisema panacinar ou panlobular:** acomete desde o brônquio terminal até os alvéolos. É mais comum em idosos e fumantes. Relaciona-se com o desequilíbrio entre a protease e a antiprotease, ou seja, ocorre deficiência de alfa--1-antitripsina.

- **Enfisema parasseptal ou acinar distal:** acomete a porção mais distal do ácino com preservação das demais áreas. Ocorrem espaços císticos, área de fibrose e atelectasia, sendo esta a principal causa de pneumotórax.

- **Enfisema paracicatricial ou irregular:** acomete todo o ácino de maneira irregular. É sempre secundário a um processo cicatricial.

Exame físico no enfisematoso
- Diminuição da expansão torácica em virtude da hiperinsuflação pulmonar.
- Tiragem por diminuição de força, levando à hipertrofia da musculatura acessória da respiração.
- Tórax volumoso com aumento do diâmetro anteroposterior e da cifose dorsal.
- Cianose por diminuição da troca gasosa.

Bronquite crônica

Caracterizada por tosse crônica, com expectoração mucopurulenta, a bronquite crônica tem a duração de pelo menos 3 meses, durante 2 anos consecutivos, desde que não seja resultado de outra causa, como bronquiectasia e tuberculose. Sua incidência é alta em adultos tabagistas entre 40 e 50 anos de idade. Pode ser causada, também, por inalação de agentes irritantes.

FISIOPATOLOGIA

A bronquite crônica é decorrente de processos inflamatórios das grandes e pequenas vias aéreas. Em geral, há edema, aumento do número de células (hiperplasia) das glândulas submucosas e, consequentemente, aumento da secreção de muco. Dessa maneira, ocorrem inflamação e diminuição do fluxo de ar conduzido e expelido do pulmão, baixa saturação arterial de oxigênio, menor eliminação de dióxido de carbono e, provavelmente, a presença de muco ou catarro (Matfin & Porth, 2011).

O enfisema tem como principais características a perda de elasticidade do tecido pulmonar e o aumento anormal dos alvéolos, levando à destruição destes e dos capilares e prejudicando, assim, a função pulmonar. Normalmente, clientes/pacientes com enfisema pulmonar apresentam baixo peso e adotam uma posição corporal que facilita a respiração, com o tronco ligeiramente inclinado para a frente e os braços apoiados sobre o joelho (McArdle, Katch & Katch, 2011).

PRESCRIÇÃO DE EXERCÍCIO

É de grande importância que o cliente/paciente passe por um programa de reabilitação direcionado ao portador de DPOC e à sua família, elaborado por equipe multiprofissional de especialistas com o objetivo de alcançar e manter o indivíduo com o nível máximo de independência e função na comunidade.

O programa de reabilitação tem como objetivos, segundo a AACPR (1997):

- Treinar, motivar e reabilitar o cliente/paciente com o objetivo de alcançar seu potencial máximo por meio do trabalho organizado pela equipe.
- Reduzir a carga econômica da doença pulmonar para a sociedade mediante a redução das exacerbações agudas, como hospitalizações, idas ao pronto-socorro, convalescença por período prolongado, e fazendo com que o cliente/paciente possa retornar a suas atividades com certo nível de independêcia.
- Conscientizar a comunidade sobre os efeitos nocivos do tabagismo e do fumo passivo e o tratamento disponível para a cessação do tabagismo.

O desequilíbrio entre o aumento da necessidade ventilátoria e a diminuição da capacidade ventilátoria leva a uma importante limitação do exercício, deixando sedentário o cliente/paciente. Isso é conhecido como ciclo vicioso do sedentarismo. Outros fatores que contribuem para esse sedentarismo são a desnutrição e a limitação cardiovascular, que podem provocar anaerobiose a esforços cada vez menores, pois o organismo do cliente/paciente entra precocemente no limiar anaeróbico com acúmulo de ácido lático no músculo. Este é tamponado pelo bicarbonato de sódio, resultando na produção de gás carbônico, o que interfere na respiração e leva ao aumento do volume-minuto e, consequentemente, à sensação de dispneia, promovendo diminuição da atividade física e levando o indivíduo a um menor condicionamento muscular. Isso ocasiona anaerobiose cada vez mais precoce com todas as suas implicações (Neto & Amaral, 2003).

Antes do início de um programa de treinamento, faz-se necessária uma avaliação médica bem direcionada com anamnese clínica completa, na qual se avaliem os sintomas característicos (dispneia crônica e progressiva, tosse produtiva) e a história de exposição a fatores de risco (principalmente tabaco), medicação/técnica inalatória e comorbidades. Deve ser feito um exame físico cuidadoso com atenção especial aos sinais de dificuldade respiratória, à cianose central e/ou periférica, ao padrão ventilatório/assincronismos e à ausculta pulmonar (Antônio, Gonçalves & Tavares, 2010; Powers & Howley, 2009).

Os exames complementares para o diagnóstico devem incluir: espirometria (pré e pós-broncodilatação), prova de 6 minutos da marcha padronizada, medição da pressão inspiratória máxima e da pressão expiratória máxima, gasometria, hemograma e bioquímica básica, telerradiografia do tórax e eletrocardiograma de repouso (Antônio, Gonçalves & Tavares, 2010; Simão & Almeida, 2009).

O grau de dispneia pode ser avaliado por meio do *Medical Research Council Dyspnoea Questionnaire*, obrigatoriamente, ou de escalas como as de Borg, de Fletcher ou de Mahler modificada (opcionais). Já a avaliação nutricional pode ser verificada pelo índice de massa corporal (IMC), pela avaliação da composição corporal ou por meio de inquérito alimentar.

A avaliação do estado de preparação física do doente pode ser feita medindo a força muscular periférica (membros superiores e inferiores) mediante a determinação de 17RM (resistências máximas), ou seja, o peso máximo que o doente consegue levantar 17 vezes seguidas. Também é importante a avaliação das atividades da vida diária (AVD), usando a escala *London Chest Activity of Daily Living* (LCADL), obrigatória, ou outras (Antônio, Gonçalves & Tavares, 2010; Simão & Almeida, 2009).

A qualidade de vida costuma ser avaliada por meio de escalas globais, como a EuroQol ou outras, como o *Saint George Respiratory Questionnaire*.

A partir do diagnóstico traçado, as prescrições devem ser realistas, respeitando a individualidade biológica e o grau em que se encontra o cliente/paciente para a realização das atividades físicas.

Nesse contexto, observa-se a importância do exercício físico, o qual pode ajudar a reduzir o risco de internação e reinternação hospitalar em portadores de DPOC, de acordo com um estudo do Departamento de Pesquisa e Avaliação do Hospital Kaiser Permanente do Sul da Califórnia – EUA.

Em investigação publicada (abril de 2014) na revista *Annals of American Thoracic Society*, verificou-se o registro de seis mil clientes/pacientes diagnosticados com DPOC na Califórnia de faixa etária igual ou superior a 40 anos, internados durante os anos 2011/2012. Nesse estudo, os clientes/pacientes ofereceram informações sobre seus níveis de atividade física.

Comparados a indivíduos sedentários, os indivíduos que realizavam 150 minutos de atividades semanais, o equivalente a 30 minutos de exercícios por 5 dias na semana ou mais, apresentaram, em média, diminuição de 34% na probabilidade de reinternações nos próximos 30 dias. Mesmo aqueles que não conseguiam se exercitar 150 minutos por semana obtiveram resultados muito positivos, se comparados aos indivíduos sedentários, com chances menores de internação (na casa dos 33%), o que revela a importância da realização de atividade física mesmo que por período inferior ao recomendado.

Ainda é cedo para afirmar que o exercício reduza o número de internações de clientes/pacientes com DPOC, cabendo mais investigações acerca do assunto, de modo a estabelecer as relações de causa e efeito entre o exercício e as internações/reinternações. Independentemente dessas limitações, esses achados sugerem forte relação entre atividade e melhora da qualidade de vida desses clientes/pacientes, que tenderiam a diminuir a frequência de reinternações no período de 30 dias.

Aspectos a considerar na prática de atividade física

Antônio, Gonçalves & Tavares (2010) e Pamplona & Morais (2007) sugerem algumas recomendações para a prática de atividade física por portadores de DPOC:

- **Motivação:** quanto mais motivado estiver o doente, mais facilmente ele aceitará e alterará seu estilo de vida.

- **Expectativa:** doente, família e equipe de reabilitação respiratória devem ter expectativas realistas.

- **Compreensão:** deve ser usada linguagem adequada a cada doente.

- **Situação domiciliar:** o apoio familiar e evitar o isolamento social contribuem para o sucesso do tratamento; ambiente de fumo e poluição é prejudicial.

- **Tabagismo:** benefícios comparáveis em fumantes, não fumantes ou ex-fumantes.

- **Idade e sexo:** benefícios independentemente da idade ou do sexo.

- **Gravidade da doença:** benefícios independentemente da gravidade da doença; o tratamento deve ser mantido durante a fase estável e também no período de recuperação de exacerbação da doença.

- **Medicação:** deve otimizar a terapêutica farmacológica e a oxigenoterapia.

- **Comorbidades:** devem ser tratadas e estabilizadas as doenças concomitantes e a desnutrição.

Benefícios provenientes da atividade física

- Redução dos sintomas respiratórios.
- Aumento da tolerância ao esforço.
- Melhora da qualidade de vida.
- Diminuição do número de internações.
- Diminuição do número de dias de internação.
- Redução da ansiedade e da depressão associadas à DPOC em consequência da melhora dos sintomas psicossociais.

Cuidados que o cliente/paciente deve ter ao se exercitar

Como já salientado, a DPOC não é apenas uma doença pulmonar, podendo também ser considerada uma inflamação que atinge a corrente sanguínea e libera mediadores inflamatórios que enfraquecem a musculatura.

Como consequência dessa perda de força, o ciclo de sedentarismo se estabelece nos indivíduos portadores dessa patologia, o que faz com que o processo da sarcopenia se acelere, dificultando ainda mais a recuperação desses clientes/pacientes, diminuindo sua qualidade de vida e dificultando a realização até mesmo das AVD.

Além disso, a falta de ar, principal característica dessa doença, é outro fator limitante. Assim, observa-se o importante papel do exercício físico diante dessas duas variáveis, o qual auxiliará o condicionamento cardiorrespiratório com atividades aeróbicas, bem como o aumento da força/potência/resistência muscular com exercícios resistidos por meio de halteres, elásticos e outros objetos.

Assim, a atividade física pode ser classificada como uma ferramenta importante para o tratamento da DPOC; entretanto, alguns cuidados devem ser levados em consideração antes de seu início, como avaliações clínicas e físicas, bem como a observação dos sinais e sintomas que o corpo transmite antes, durante e após os exercícios.

A seguir, encontram-se descritas algumas recomendações que não podem ser negligenciadas por esses clientes/pacientes. Os profissionais que vão trabalhar diretamente com esse público devem levar em consideração as informações presentes neste capítulo, bem como outras disponíveis na literatura. É extremamente importante conhecer bem a doença e suas consequências, as limitações, as medicações e seus efeitos colaterais, mas conhecer bem os clientes/pacientes também auxiliará muito a intervenção e o sucesso dessa prática.

Uso de suplementação de oxigênio

Para alguns clientes/pacientes será recomendada a utilização de oxigênio extra para a realização dos exercícios. Normalmente, o oxigênio chega ao cliente/paciente através de um cateter plástico que sai de um recipiente encaixado no nariz. Quando a oferta de oxigênio não se faz mais necessária, o recipiente pode ser retirado. É importante deixar claro que nem todos os clientes/pacientes necessitam desse procedimento, cabendo ao médico determinar se esse processo é necessário e o modo de administração, o que será analisado com o profissional de educação física depois de uma conversa formal em que serão discutidas forma, volume, intensidade e progressão, dentre outras variáveis do treinamento.

Atenção aos sinais e sintomas

O sintoma mais importante é a falta de ar, seguida por cansaço extremo, chiado no peito, tontura e taquicardia. Caso isso aconteça, é interessante interromper as atividades e respirar tranquilamente, até que se restabeleça o equilíbrio. Ainda assim, se estiver sendo difícil respirar, em vez de soltar o ar pela boca de uma única vez, deve-se expirar várias vezes, como se estivesse soprando. Essa manobra visa fazer com que o ar chegue a todo o pulmão.

Respiração

Sugere-se que esses clientes/pacientes respirem naturalmente, de maneira confortável, de modo que não lhes falte o ar. Deve-se evitar a apneia. Sugestões básicas, como respirar pelo nariz, continuam valendo, uma vez que o nariz aquece, umidifica e filtra o ar; no entanto, se necessário, deve-se respirar pela boca. Para os clientes/pacientes que utilizam cateter nasal com suplementação de oxigênio durante a prática dos exercícios, recomenda-se que toda a inspiração seja realizada exclusivamente pelo nariz para que se utilize todo o oxigênio necessário à execução das atividades e funções vitais. Mesmo assim, se a falta de ar for relatada pelos clientes/pacientes, estes devem interromper o exercício e expirar pela boca, como se estivessem soprando, com a intenção de aumentar o fluxo de oxigênio em todo o pulmão.

Intensidade

Recomenda-se que o início das atividades seja leve e que a progressão se faça gradativamente, pois esses clientes/pacientes apresentam uma restrição funcional que deve ser respeitada. Os sistemas respiratório e cardiovascular usualmente apresentam mais dificuldades na condução do oxigênio até os músculos, o que, por sua vez, diminui o desempenho desses indivíduos, se comparado ao de pessoas saudáveis com o mesmo nível de treinamento, pois a fadiga muscular sempre se estabelecerá em menos tempo.

Pausas

Poderão ser consentidas quantas pausas se fizerem necessárias, pois o objetivo dessa intervenção é melhorar a saúde e a qualidade de vida dos clientes/pacientes e não estimular o treinamento atlético. As pausas ajudam a estabilizar a oxigenação do sangue durante o exercício físico. Recomenda-se que sejam liberadas durante a falta de ar, para manutenção da homeostase, e intervalos entre 1 e 2 minutos costumam ser suficientes para o restabelecimento da homeostase. Passada a falta de ar, a intensidade deve ser diminuída e o exercício continuado sem grandes problemas; caso a falta de ar persista, o exercício deverá ser interrompido.

Exercício aeróbico

Esse tipo de exercício promove uma gama extensa de benefícios para os indivíduos, como:

- Diminuição do LDL-c e do VLDL-c.
- Diminuição da resistência à insulina.
- Aumento do HDL-c.
- Aumento da capilarização dos músculos treinados.
- Aumento da densidade mitocondrial.
- Aumento das enzimas oxidativas mitocondriais.
- Aumento do limiar anaeróbico.
- Diminuição da pressão arterial (PA).

Outro benefício é o menor acúmulo de lactato e CO_2, que está diretamente relacionado com a diminuição da dispneia, pois menores concentrações de H^+

reduzem o estímulo de quimiorreceptores, tanto periféricos como centrais, havendo, desse modo, menor estímulo do centro da respiração localizado no bulbo (Martinez, Pádua & Filho, 2004).

Clientes/pacientes treinados aerobicamente apresentam aumento da distância total percorrida no teste de 6 minutos (TC6) e melhora nos questionários de qualidade de vida e de intolerância ao esforço físico. Estudos demonstram que, quando comparados a grupos de controle, grupos treinados melhoram relativamente o VO_2 de pico, o tempo de *endurance* em carga constante e a sensação de dispneia (American Thoraric Society, 1999).

Ainda existem lacunas quanto à intensidade ideal para a prescrição do exercício. Todavia, o American College of Sports Medicine (ACSM) preconiza exercícios na faixa de 60% a 80% das taxas máximas de trabalho (com base em taxas de dispneia a partir de um teste de esforço), uma vez que essa intensidade proporciona melhores resultados em comparação com os exercícios de baixa intensidade. O exercícios moderados/vigorosos tendem a promover maior adaptação, porém dependem da capacidade funcional do indivíduo, e a periodização seria uma estratégia interessante para o controle do volume/intensidade do treinamento.

Durante a prática do exercício físico, deve-se proceder ao monitoramento de variáveis fisiológicas, como PA, frequência cardíaca (FC), frequência respiratória, saturação de oxigênio e dispneia. Esta última pode ser acompanhada por meio da escala de Borg modificada, pois clientes/pacientes com DPOC apresentam desconforto respiratório durante o exercício e a resposta da FC pode ser maior do que em pessoas saudáveis (McArdle, Katch & Katch, 2011).

Dessa maneira, o ACSM (2010) propõe que o programa de exercício aeróbico para DPOC seja fundamentado nos seguintes parâmetros:

- **Volume:** 20 a 60 minutos/dia, sendo a atividade física contínua ou intermitente.
- **Intensidade:** 60% a 80% da taxa máxima de trabalho.
- **Frequência:** pelo menos 3 a 5 dias/semana.

Outras recomendações podem ser levadas em consideração, como a da American Thoracic Society/European Respiratory Society (2006):

- **Duração:** 7 semanas.
- **Frequência:** três vezes por semana de maneira supervisionada.

- **Treinamento de *endurance* para membros inferiores:** é sugerido o uso de esteiras ergométricas ou cicloergômetros com intensidade variando entre 60% e 75% da carga máxima atingida no teste incremental e volume de 30 minutos. Outra variável a ser considerada consiste na utilização da escala de Borg para controle da intensidade.

- **Treinamento de *endurance* para membros superiores:** a modalidade sugerida é o cicloergômetro de braço com intensidade de 60% a 75% da carga máxima atingida em teste incremental. Convém considerar a escala de Borg para auxiliar o controle da intensidade.

Exercício resistido

O exercício resistido produz alterações significativas na musculatura esquelética, tendo como principal consequência o aumento da massa muscular. Esse fato se reveste de extrema importância para clientes/pacientes com DPOC, os quais apresentam fraqueza muscular com consequente intolerância ao esforço. Os músculos mais prejudicados pela DPOC localizam-se nos membros inferiores, que apresentam maior diminuição de força do que a musculatura dos membros superiores (Silva & Dourado, 2008).

Clientes/pacientes submetidos a exercícios resistidos apresentam valores maiores de força muscular, quando comparados às pessoas treinadas aerobicamente. Em contrapartida, indivíduos treinados, independentemente da natureza do exercício, apresentam maior capacidade de exercitar-se do que os sedentários.

A prescrição de exercícios resistidos apresenta variáveis como intensidade, frequência semanal e número de exercícios que permanecem, de certo modo, obscuras na literatura. Vonbank et al. (2011) realizaram um estudo que priorizou grandes grupamentos musculares em oito exercícios com carga de oito a 15 repetições máximas e frequência de duas vezes por semana. Os resultados demonstraram aumento da força muscular e do VEF_1 em comparação com o período pré-treinamento.

Ainda não existe consenso, porém a avaliação diária e as respostas cardiopulmonares ao exercício e aos testes de carga constituem a melhor maneira de avaliar o programa de exercício, sempre respeitando os princípios do treinamento desportivo.

246 Capítulo 11 – Doença Pulmonar Obstrutiva Crônica (DPOC)

Segundo O'Shea et al. (2004), a prescrição do exercício resistido pode obedecer aos seguintes parâmetros:

- **Intensidade:** 50% a 85% de 1RM ou seguir a escala subjetiva de esforço de OMNI-RES.
- **Séries:** duas a quatro séries.
- **Repetições:** seis a 12 repetições.
- **Frequência semanal:** iniciando três vezes por semana e aumentando progressivamente.

Exercícios respiratórios

A aplicação de exercícios respiratórios na rotina de treino deve ser considerada com os objetivos de diminuir/aliviar a dispneia, melhorar a troca gasosa, fortalecer os músculos agonistas e sinergistas da respiração e otimizar a respiração toracoabdominal.

Exercícios respiratórios, como o frenolabial e o diafragmático, constituem estratégias que podem ser aplicadas no cotidiano do treinamento e na vida pessoal do cliente/paciente. Assim, as orientações acerca desse tipo de exercício são de suma importância para promover a melhora respiratória (Fernandes, 2009).

Exercícios de flexibilidade

Tanto na literatura como no campo prático de intervenção por meio de atividade física, é evidente a crescente demanda de publicações e aulas práticas e específicas sobre alongamento e flexibilidade. Entre os principais benefícios estão a melhora do encurtamento muscular, a diminuição do nível de dor, principalmente nas regiões lombar e cervical, e a melhora no desempenho de atividades da vida diária e desportivas, dentre outras. Atividades que combinem a flexibilidade com outras valências físicas dentro de uma mesma sessão de treinamento têm sido apontadas como grandes aliadas dos componentes neuromusculares e cardiopulmonares (Mazini Filho, 2011).

O ACSM recomenda o treinamento da flexibilidade por meio de diferentes métodos, considerando:

- **Intensidade:** os tempos devem oscilar entre 10 e 30 segundos em um ponto de desconforto médio.

- **Séries/repetições:** de três a quatro séries para cada movimento.
- **Frequência semanal:** recomenda-se treinar a flexibilidade de três a quatro vezes por semana para melhora e/ou manutenção dos níveis dos arcos articulares.

ORIENTAÇÕES E CONTRAINDICAÇÕES À PRÁTICA DE EXERCÍCIOS

Os clientes/pacientes que fazem uso de oxigenoterapia devem aumentar em 2 litros o consumo de oxigênio, além daquele de uso diário, para realização do exercício. A saturação de oxigênio deve ser sempre monitorada por meio de um oxímetro de pulso.

Os motivos mais comuns para interrupção ou retardo do início do exercício são:

- Falta de ar intensa.
- Fadiga.
- Palpitações.
- Desconforto torácico.
- Redução de 3% a 5% na oximetria de pulso.

REFERÊNCIAS

ACCP/AACPR. Pulmonary rehabilitation guideline panel. Joint ACCP/AACPR Evidence-Based Guidelines. Chest 1997; 112:1363-96.

American College of Sports Medicine. Diretrizes do ACSM para os testes de esforço e sua prescrição. 8. ed. Rio de Janeiro: Guanabara Koogan, 2010.

American Lung Association. Lung disease. Chronic Obstructive Pulmonary Disease 2008; 41-53.

American Thoracic Society/European Respiratory Society. Statement on pulmonar rehabilitation. Am J Respir Crit Care Med 2006; 173:1390-413.

American Thoracic Society-European Respiratory Society. Skeletal muscle dysfunction in chronic obstructive pulmonary disease. Am J Respir Crit Care Med 1999; 159:S1-28.

Antonio C, Gonçalves AP, Tavares A. Doença pulmonar obstrutiva crônica e exercício físico. Revista Portuguesa de Pneumologia. 2010; XVI(4).

Bagatin E, Jardim JRB, Stirbulov R. Doença pulmonar obstrutiva crônica ocupacional. Jornal Brasileiro de Pneumologia 2006; 32:S35-S40.

Bruno LP, Capone D, Motta JPS et al. Imagem em DPOC. Pulmão RJ – Atualizações Temáticas. 2009; 1(1):38-44.

Cardoso AP. DPOC – exacerbação aguda – diagnosticar, prevenir e tratar. Pulmão RJ – Atualizações Temáticas 2009; 1(1)68-70.

Fernandes ABS. Reabilitação respiratória em DPOC – a importância da abordagem fisioterapêutica. Pulmão RJ 2009; 1(1):71-8.

Global Initiative for Chronic Obstructive Lung Disease. Pocket guide to COPD diagnosis, management, and prevention. 2011:1-32.

Halbert RJ, Natoli JL, Gano A, Badamgarav E, Buist AS, Mannino DM. Global burden of COPD: systematic review and meta-analysis. European Respiratory Journal 2006; 28(3):523-32.

Martinez JAB, Padua AI, Filho JT. Dispnéia. Medicina Ribeirão Preto 2004; 37:83-92.

Matfin G, Porth CM. Fisiopatologia. 6. ed. Rio de Janeiro: Guanabara Koogan, 2011.

Mazini Filho ML, Rodrigues BM, Aidar FJ et al. Influência dos exercícios aeróbio e resistido sobre o perfil hemodinâmico e lipídico em idosas hipertensas. Rev Bras. Ci e Mov 2011; 19(4):15-22.

McArdle WD, Katch FI, Katch VL. Fisiologia do exercício: nutrição, energia e desempenho humano. 7. ed. Rio de Janeiro: Guanabara Koogan, 2011.

Menezes AM, Perez-Padilla R, Jardim JR et al. Chronic obstrutive pulmonary disease in five Latin American cities (the PLATINO study): a prevalence study. Lancet 2005; 366(9500):1875-81.

Murray CJL, Lopez AD. Alternative projections of mortality and disability by cause 1990–2020: Global Burden of Disease Study. Lancet 1997; 349:1498-504.

Neto JECM, Amaral RO. Reabilitação pulmonar e qualidade de vida em pacientes com DPOC. Lato & Sensu, Belém, 2003; 4(1):3-5.

O'Shea SD, Taylor NF, Paratz J. Pheripheral muscle strength training in COPD: a systematic review. Chest 2004; 126(3):903-14.

Pamplona P, Morais L. Treino de exercício na doença pulmonar crónica. Rev Port Pneumol 2007; XIII(1):101-28.

Powers SK, Howley ET. Fisiologia do exercício: teoria e aplicação ao condicionamento e desempenho. 6. ed. Barueri: Manole, 2009.

Silva EG, Dourado VZ. Treinamento de força para pacientes com doença pulmonar obstrutiva crônica. Revista Brasileira de Medicina do Esporte 2008; 14(3):231-8.

Sociedade Brasileira de Pneumologia e Tisiologia. II Consenso Brasileiro sobre Doença Pulmonar Obstrutiva Pulmonar 2004; 30(5):S1-S42.

Spruit MA, Gosselink R, Troosters T, De Paepe K, Decramer M. Resistance versus endurance training in patients with COPD and peripheral muscle weakness. European Respiratory Journal 2002; 19:1072-8.

Stirbulov R, Lundgren FLC. Terapêutica medicamentosa da DPOC. Jornal Brasileiro de Pneumologia 2011; 37(4):419-21.

Troosters T, Gosselink R, Decramer M. Short- and long-term effects of outpatient rehabilitation in patients with chronic obstructive pulmonary disease: a randomized trial. American Journal of Medicine 2000; 109:207-12.

Vonbank K, Strasser B, Mondrzyk J et al. Strenght training increases maximum working capacity in patients with COPD – randomizes clinical trial comparing three training modalities. Respiratory Medicine 2011; 106(4):557-63.

World Health Organization. World health statistics, 2012.

CAPÍTULO 12

DOENÇA ARTERIAL OBSTRUTIVA PERIFÉRICA (DAOP)

HUGO RIBEIRO ZANETTI
MAURO LÚCIO MAZINI FILHO
MORGANA BORGES SILVA RAMOS
GIOVANNI DA SILVA NOVAES
RAFAEL PEDROZA SAVOIA

INTRODUÇÃO

A doença arterial obstrutiva periférica (DAOP) é caracterizada por oclusão ou estenose gradativa das artérias de irrigação dos membros inferiores acarretando, assim, redução do fluxo sanguíneo para regiões distais a esse acometimento, principalmente coxas, nádegas e panturrilhas.

Esse processo, que envolve a obstrução da artéria e seus ramos, ocasiona um ciclo de incapacidade progressiva e leva os indivíduos com DAOP a apresentarem diversas disfunções, como:

- disfunção endotelial;
- inflamação sistêmica;
- isquemia de reperfusão;
- liberação de radicais livres;
- atrofia;
- desnervação de fibras musculares.

Dessa maneira, há redução da força e resistência musculares e, consequentemente, prejuízo na capacidade de caminhar (Stewart et al., 2002).

Essas alterações reduzem a atividade física e a qualidade de vida do cliente/paciente por perda da autonomia até mesmo nas atividades da vida diária (AVD) (Spronk et al., 2007).

A Figura 12.1 ilustra com clareza a história natural da DAOP nos membros inferiores.

Um aspecto clínico da DAOP consiste em claudicação intermitente (CI), caracterizada por dor durante a deambulação, o que restringe as AVD (Medeiros et al., 2007). Segundo Borges (2005), a CI apresenta-se também com câimbra, parestesia ou desconforto na musculatura afetada e alívio em repouso.

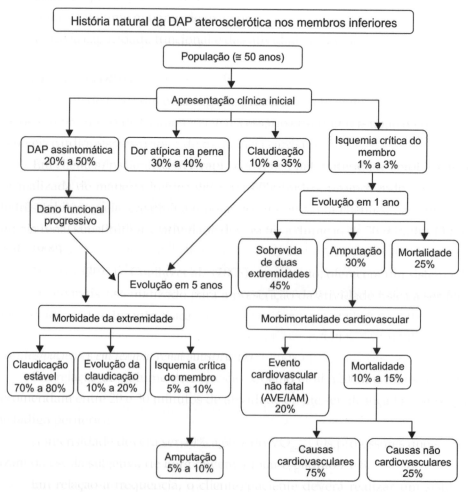

Figura 12.1 História natural da DAP aterosclerótica nos membros inferiores. (AVE: acidente vascular encefálico; DAP: doença arterial periférica; IAM: infarto agudo do miocárdio.) (J Vasc Bras 2009; 8 [2].)

Epidemiologia

A prevalência de DAOP na população é de aproximadamente 10% a 25% entre as pessoas com idade superior a 55 anos, aumentando com o avançar da idade. Na maioria dos casos (70% a 80%), o diagnóstico da doença é estabelecido de maneira assintomática (Norman, Eikelboom & Hankey, 2004).

No Brasil, indivíduos com mais de 45 anos de idade apresentam 5,3% de chance de desenvolver DAOP, sendo a prevalência da doença inferior a 2% em homens com menos de 50 anos, aumentando para mais de 5% naqueles com mais de 70 anos (Dormandy, 2000).

O prognóstico do cliente/paciente com diagnóstico de DAOP revela risco aumentado de morte por doença cardiovascular com acometimento coronariano e cerebrovascular. Esse risco aumenta quatro vezes em 10 anos em comparação a clientes/pacientes sem a doença (Norman, Eikelboom & Hankey, 2004).

Etiologia

Os fatores de risco para DAOP são divididos em dois grupos: os fatores conhecidos e os emergentes.

Dentre os fatores de risco conhecidos, estão idade avançada, hiperlipidemia, tabagismo, hipertensão arterial sistêmica (HAS) e *diabetes mellitus* (DM) (Selvin & Erlinger, 2004):

- **Idade avançada:** a prevalência de DAOP aumenta com a idade: de 4,3% em clientes/pacientes com mais de 40 anos para 14,5% a partir dos 70 anos. Em clientes/pacientes tabagistas e diabéticos entre os 50 e os 70 anos de idade, a prevalência aumenta para 29%.
- **Hiperlipidemia:** o risco de CI aumenta quando o indivíduo mantém intermitente o nível de colesterol. Níveis elevados de colesterol, lipoproteína de baixa densidade e triglicérides são fatores de risco independentes para a doença. Recentemente, os valores da proteína C reativa têm sido associados à DAOP. Vale ressaltar que essa proteína é útil para a verificação de marcadores inflamatórios no organismo. Um exemplo clássico é a inflamação nas paredes dos vasos sanguíneos com depósito de colesterol, o que aumenta a probabilidade de desenvolvimento de doenças cardiovasculares e suas possíveis consequências, como infarto agudo do miocárdio ou acidente vascular cerebral.

254 Capítulo 12 – Doença Arterial Obstrutiva Periférica (DAOP)

- **Tabagismo:** em pessoas que fumam, o risco de DAOP aumenta quatro vezes e é acelerado em torno de uma década. Esse é o fator de risco mais importante para o desenvolvimento de DAOP e também para o aparecimento de CI e isquemia crítica.

- **Hipertensão arterial sistêmica (HAS):** em clientes/pacientes com HAS, o risco de CI é aumentado em quatro vezes, independentemente do sexo. Estudos mostram alta prevalência de HAS com DAOP.

- *Diabetes mellitus:* aumenta quatro vezes o risco de DAOP. Tem risco elevado de complicações, como gangrenas e úlceras isquêmicas, sendo a causa mais comum de amputações nos EUA, e está associado a eventos cardiovasculares e aumento da mortalidade.

Os fatores de risco emergentes são raça e etnia, insuficiência renal crônica (IRC), genéticos, estados de hipercoagulabilidade e inflamação:

- **Raça e etnia:** estudos mostram maior prevalência de DAOP em negros e hispânicos (McDermott et al., 2005).

- **Insuficiência renal crônica:** estudos mostraram que 24% dos indivíduos portadores de IRC com 40 anos de idade apresentavam DAOP. A causa não é conhecida, mas acredita-se que pode estar relacionada com mecanismos de inflamação vascular e níveis elevados de homocisteína.

- **Genéticos:** acredita-se que há predisposição genética para DAOP, pois mesmo indivíduos que não apresentam fatores de risco desenvolvem prematuramente a doença. Em seu estudo, O'Hare (2005) não detectou a presença de um gene responsável, porém aponta para a presença de um fator genético entre as causas de seu desenvolvimento.

- **Estados de hipercoagulabilidade:** alguns estudos mostram a associação entre DAOP e níveis alterados de fatores hemostáticos, como lipoproteína A, homocisteína, anticorpos antifosfolípides e dímero D, o qual parece estar relacionado com piora da CI, enquanto a homocisteína e a lipoproteína A têm relação com DAOP difusa sem fatores de risco para a doença.

- **Inflamação:** tem sido observada uma relação entre a presença de fibrinogênio, leucócitos, proteína C reativa e interleucina 6 e a doença arteriosclerótica. Níveis elevados de fibrinogênio e proteína C reativa estão relacionados com DAOP.

CAPÍTULO 12 – DOENÇA ARTERIAL OBSTRUTIVA PERIFÉRICA (DAOP) **255**

O exame físico torna possível observar pele fina, seca e descamativa, apresentando rachaduras, calosidades e rarefação de pelos. Observa-se, também, alteração da cor para pálida, sugerindo isquemia na extremidade. Lesões tróficas, como úlceras, necrose ou gangrena, podem estar presentes. A tentativa de aliviar a dor, colocando a extremidade em posição pendente, pode ocasionar edema no membro acometido.

Mediante a simples palpação, podem ser verificados os pulsos arteriais, detectando sua intensidade, além de avaliada a elasticidade de uma artéria de grande ou médio calibre. Devem ser palpadas a aorta abdominal, as artérias ilíacas externas, as femorais, as poplíteas, as tibiais posteriores e pediosas nos membros inferiores.

Alguns testes têm por finalidade comprovar ou não a presença de diminuição do fluxo sanguíneo para as extremidades e, consequentemente, confirmar a isquemia. Com o cliente/paciente em posição supina, eleva-se a extremidade a ser examinada por 2 minutos, em um ângulo de aproximadamente 45 graus, e observa-se a coloração adquirida pelas plantas dos pés. Em presença de isquemia, a extremidade comprometida apresentará palidez na planta do pé em intensidade diretamente proporcional ao grau de isquemia. Esse teste, conhecido como palidez à elevação, é bastante fidedigno, uma vez que clientes/ pacientes com isquemia crítica não conseguem permanecer com os pés elevados durante 2 minutos em razão da dor desencadeada.

No teste denominado tempo de enchimento venoso, nas mesmas condições relatadas anteriormente, a elevação das extremidades provoca rápida drenagem venosa. Em seguida, pede-se ao cliente/paciente que se sente com os pés pendentes e observa-se o tempo, em segundos, necessário para o enchimento das veias superficiais. Em condições normais, esse período é de 10 a 15 segundos, em média. Um tempo maior representa dificuldade de chegada de sangue aos pés e, portanto, deficiência de seu retorno pelo sistema venoso. Pode-se observar então que, quanto maior o tempo de enchimento venoso, mais grave será a isquemia. No entanto, o teste não tem valor para clientes/pacientes com insuficiência venosa crônica ou varizes dos membros inferiores.

A elevação das extremidades provoca agravamento momentâneo da isquemia, agudizando um processo que é crônico. Nesse momento, substâncias vasoativas são produzidas na microcirculação. Ao sentar-se com as pernas pendentes, o brusco aumento de fluxo sanguíneo promove a lavagem dessas substâncias, produzindo vasodilatação na pele, a qual se caracteriza pela hiperemia cutânea, que será tanto mais intensa quanto maior for o grau de isquemia.

O teste de exercício de flexão-extensão dos pés é realizado com o cliente/paciente deitado em decúbito dorsal. Pede-se que ele eleve as extremidades em ângulo de 30 graus, para aumentar a isquemia, e exercite ativamente os pés com movimentos de flexão e extensão a um ritmo de 40 a 50 vezes por minuto, até o total de 5 minutos ou até que apresente dor muscular. Cessado esse exercício, mede-se a pressão a cada minuto até retornar ao valor de repouso ou até completar 20 minutos.

Um indicador da existência de DAOP é o índice de pressão tornozelo/braço (ITB) < 0,90. Em relação às medidas de pressões sistólicas segmentares, os gradientes podem ser verificados em duas posições: um membro em relação ao outro (gradiente horizontal) e no mesmo membro (gradiente longitudinal). Em clientes/pacientes diabéticos, com artérias calcificadas, esses índices podem mostrar-se elevados mesmo em vigência de doença obstrutiva. O ITB também tem sido bastante utilizado como fator preditivo da evolução clínica de clientes/pacientes portadores de CI.

Outros exames também são realizados para o diagnóstico de DAOP, como:

- ITB em teste de esforço.
- Detector ultrassônico de fluxo para mensuração do ITB.
- Ecografia Doppler.
- Arteriografia.
- Angiorressonância nuclear magnética.
- Testes de pista.
- Testes de esteira.

TRATAMENTO

A primeira medida a ser tomada consiste na interrupção do tabagismo, embora não existam estudos que confirmem a melhora na CI. Com a interrupção, há redução no risco de infarto do miocárdio e de morte de causa vascular.

Outro fator a ser considerado está relacionado com as dislipidemias: seu controle parece ter relação positiva com a diminuição da DAOP. Alguns estudos em que foram utilizadas vastatinas mostraram que a redução do colesterol é acompanhada de menor incidência de doença carotídea e vascular periférica, além de importante diminuição da mortalidade cardiovascular e global.

Curiosamente, o nível de colesterol presente em clientes/pacientes com manifestações de aterosclerose é geralmente comparável ao dos indivíduos sem qualquer evidência de doença coronariana ou vascular periférica. Entretanto, ao se reduzir o colesterol nos clientes/pacientes com manifestações da doença ou em indivíduos com fatores de risco que condicionem alto risco absoluto de eventos cardiovasculares, obtém-se a redução desses eventos mesmo quando a colesterolemia é considerada ideal (LDL-c < 100mg/dL). Nesse sentido, destaca--se a importância da manutenção do controle do colesterol.

Algumas investigações recomendam o uso de vastatinas por promove-rem maior estabilidade clínica, podendo atenuar a progressão ou levar à regressão de lesões já estabelecidas. Outros medicamentos hipolipemiantes tam-bém podem atenuar muitos aspectos da aterosclerose, como o uso de fibratos que, atuando via estimulação de receptores nucleares, promove alterações benéficas não apenas no perfil lipídico, mas também na função endotelial e na apoptose celular, determinando redução da aterosclerose. São medicamentos especialmente importantes para clientes/pacientes que necessitam reduzir os níveis de triglicérides e LDL-c e aumentar os de HDL-c.

O tratamento do DM associado e da HAS também deve ser considerado, visando à melhoria da saúde e da qualidade de vida desses clientes/pacientes.

A hiper-homocisteinemia deve ser tratada com orientação nutricional e suplementação de ácido fólico e outras vitaminas do complexo B, além do uso de hipolipemiantes de maneira apropriada, havendo maiores evidências de benefícios com as vastatinas.

Além do controle dos principais fatores de risco, alguns medicamentos devem ser considerados, geralmente para redução do risco cardiovascular global. O ácido acetilsalicílico (AAS) é um deles, o qual pode reduzir o risco de eventos cardiovasculares em clientes/pacientes com DAOP. Assim, o American College of Chest Physicians recomenda o uso de 81 a 325mg/dia de AAS nos clientes/pacientes com DAOP, enquanto a Food and Drug Administration (FDA) considerou insuficientes as evidências para recomendação de AAS nesses clientes/pacientes. Mais recentemente, o uso do clopidogrel tem proporcionado benefícios em adição ao AAS quanto à redução de eventos cardiovasculares em clientes/pacientes de alto risco.

Quanto à utilização de outros fármacos para o controle da CI, o cilostazol, um inibidor da fosfodiesterase 3, inibe a agregação plaquetária e causa vasodilatação, além de melhorar o perfil lipídico. Esse medicamento tem se revelado promissor e, em doses de 100mg duas vezes ao dia, mostrou ser mais útil no tratamento do que o placebo e a pentoxifilina.

No tratamento não farmacológico da claudicação, o exercício físico tem sido uma estratégia muito eficaz por proporcionar melhora não apenas na capacidade de caminhada, mas também na qualidade de vida de modo geral.

PRESCRIÇÃO DE EXERCÍCIO

Como a maioria dos clientes/pacientes com DAOP apresenta limitações para realização de AVD, é necessário que o exercício físico se torne uma rotina no dia a dia dessa população.

O tempo médio de reabilitação varia entre 5 e 6 meses de prática regular de exercício, sendo evidenciados benefícios como:

- Maior distância total percorrida.
- Aumento do $VO_{2máx}$.
- Maior distância em relação à claudicação inicial.
- Maior fluxo sanguíneo na panturrilha.
- Diminuição da dor relacionada com os membros inferiores.
- Aumento do $VO_{2máx}$.
- Melhora da qualidade de vida.
- Melhora do fluxo sanguíneo.

O exercício físico desempenha um papel fundamental na melhora dos aspectos biológicos, principalmente nas funções cardiopulmonares, musculares e hormonais (Fakhry et al., 2012).

O teste de esforço, que usualmente consiste no teste de 6 minutos, pode avaliar o tempo inicial da dor, a distância total percorrida e o tempo de desaparecimento da dor. Normalmente, este último fator é observado em 5 a 10 minutos após a aplicação do teste de caminhada. No entanto, o tempo pode ser menor ou maior do que o previsto, dependendo da gravidade da doença (Locatelli et al., 2009).

Tabela 12.1 Escala de percepção da dor de claudicação (EPDC)

Nota	Percepção
0	Ausência de dor
1	Início da dor
2	Dor moderada
3	Dor intensa
4	Dor máxima

Fonte: American College of Sports Medicine (2010).

Durante a realização dos exercícios, deve-se levar em consideração a dor da claudicação e quantificá-la por meio da escala de percepção da dor de claudicação (EPDC) (Tabela 12.1).

Exercício aeróbico

O exercício aeróbico é considerado a melhor intervenção no caso de indivíduos com DAOP, uma vez que a CI surge durante a caminhada. Além disso, estudos demonstram maior eficácia em comparação ao exercício combinado ou resistido isoladamente.

Em relação à intensidade do exercício, Gardner et al. (2005) compararam dois grupos: um que realizou exercícios de baixa intensidade (40% da carga máxima) e outro, de alta intensidade (80% da carga máxima). Ambos os grupos foram treinados três vezes por semana durante 6 meses. Ao final do estudo os autores concluíram que houve melhora de 109% no tempo de aparecimento da dor e de até 63% na distância total percorrida em ambos os grupos. Assim, as duas intensidades estudadas demonstraram benefícios para essa população.

Como o treinamento aeróbico promove angiogênese, melhora o aporte de oxigênio e aumenta o número de mitocôndrias, a isquemia ocasionada pelo exercício é retardada. Dessa maneira, o exercício aeróbico é tratado como padrão-ouro para os clientes/pacientes com DAOP.

Locatelli et al. (2009), em estudo de revisão, verificaram inúmeras metodologias de investigação acerca do exercício aeróbico e suas variações quanto a modo, volume, intensidade e progressão. A maior parte dos estudos se utilizou da frequência de três vezes por semana, mas houve variações de duas a sete vezes sem muitas diferenças. Vale ressaltar que a evolução deve ser gradativa e individualizada, de modo que o exercício promova melhora no quadro da patologia e na qualidade de vida do cliente/paciente com DAOP. Quando a variável intensidade foi considerada, na maior parte dos estudos foi de baixa a moderada, progredindo de acordo com a tolerância à dor e o aumento do condicionamento dos clientes/pacientes.

Segundo Leng, Fowler & Ernst (2000), resultados satisfatórios são obtidos com programas de caminhada que contemplem 3 dias da semana, próximo ao nível máximo de dor. O Inter-Society Consensus for the Management of Peripheral Arterial Disease (2007), por sua vez, sugere que o cliente/paciente interrompa a caminhada quando a dor da claudicação for considerada moderada.

Locatelli et al. (2009), ainda em sua revisão, verificaram que as velocidades e variações no treinamento aeróbico também se revelaram diversas. Segundo eles, enquanto alguns estudos se utilizaram de exercícios contínuos, outros usaram exercícios intervalados. A maior parte se utilizou da esteira ergométrica para as investigações, embora o cicloergômetro também tenha sido citado em um estudo. Intensidades de leves a moderadas e intensas foram o alvo dessas inúmeras investigações. A caminhada em esteira deve ser realizada a uma velocidade e inclinação que induzam a claudicação dentro de 3 a 5 minutos, e o cliente/paciente deve interromper a caminhada quando a dor da claudicação for moderada e descansar até que esta diminua, retornando, depois, à caminhada até o desconforto moderado da claudicação retornar.

Além disso, a velocidade e a inclinação da esteira deverão ser aumentadas quando o cliente/paciente for capaz de caminhar por 10 minutos ou mais na carga de trabalho mais baixa sem chegar a sentir a dor moderada da claudicação. Ademais, o aumento na inclinação é recomendado quando o cliente/paciente já consegue caminhar pelo menos 3,2km/h. A duração da maior parte dos estudos presentes na revisão de Locatelli et al. (2009) ficou entre 20 e 40 minutos, e alguns relataram a necessidade de descanso durante a intervenção. O ciclo de exercício e descanso deve ser de 35 a 50 minutos, de acordo com o nível de condicionamento e dor dos clientes/pacientes, sendo sempre recomendado evitar a fadiga dos membros inferiores.

O American College of Sports Medicine (2010) recomenda que os clientes/pacientes com DAOP sejam orientados a realizar o exercício da seguinte maneira:

- **Volume:** 30 a 60 minutos por dia, porém, em alguns casos de clientes/pacientes mais gravemente acometidos, esse tempo poderá ser fracionado em sessões de 10 minutos, até progredirem para o tempo estimado.
- **Intensidade:** entre 40% e 60% do VO_2R, permitindo que o cliente/paciente caminhe até alcançar um escore entre 3 e 4 na EPDC.
- **Frequência:** são recomendados exercícios aeróbicos de três a cinco vezes por semana.

Exercícios resistidos

Para que o exercício aeróbico produza melhora é necessário que, durante sua realização, ocorra a presença de dor (escore 3 e 4 na EPDC). Sabe-se, no entanto, que a maioria dos casos de desistência dos clientes/pacientes acontece justamente em razão do incômodo causado durante a caminhada. Desse modo, alguns estudos têm demonstrado a importância e o efeito do exercício resistido em clientes/pacientes com DAOP.

Acredita-se que o exercício resistido melhore tanto o tempo inicial da dor como o de seu desaparecimento. O motivo disso ainda não está totalmente esclarecido, porém pode ser atribuído ao fato de esse tipo de exercício aumentar o suporte de oxigênio ao músculo ou diminuir o custo da caminhada, retardando, assim, a ocorrência de isquemia. Outros fatores, como tipo de fibra muscular e funções mitocondriais, ainda necessitam ser investigados (Ritti-Dias et al., 2010).

Hiatt et al. (1994) e McGuigan et al. (2001), utilizando o treinamento resistido em clientes/pacientes portadores de DAOP, relataram melhora na capacidade de caminhar, promovendo aumentos significativos na distância da marcha, e na força muscular como resultado de exercícios *leg press* e flexão plantar. Além disso, observaram aumento da capilarização da musculatura da perna por meio de biópsia muscular, da velocidade da caminhada, da capacidade de subir e descer escadas e da qualidade de vida.

Uma vantagem importante dos exercícios resistidos em relação a outras modalidades de exercício, especialmente a caminhada, é a ausência de claudicação durante a execução dos programas de treinamento. Nos estudos supracitados, não foi relatada claudificação durante a intervenção dos exercícios resistidos, queixa comum em indivíduos com DAOP, o que tem sido apontado como um dos fatores que poderiam comprometer a aderência terapêutica (Gardner et al., 1995).

Entendido isso, o profissional de educação física responsável pelo treinamento proposto ao cliente/paciente com DAOP deve conhecer as variáveis que irão proporcionar ao cliente/paciente um programa seguro e eficaz. Definidos os objetivos, a primeira proposta deve ser melhorar a aptidão física geral, o que resultará no aumento da autonomia e da qualidade de vida desses clientes/pacientes.

Com a liberação médica, a avaliação clínica por parte do médico e a avaliação do profissional de educação física com fins específicos, o cliente/paciente se submeterá ao início do programa de exercícios de acordo com recomendações específicas e suas limitações e individualidade.

O volume mínimo de treinamento semanal recomendado é de duas vezes em dias alternados. A maior parte dos estudos, entretanto, sugere 3 dias por semana de treinamento resistido, também em dias alternados.

Em relação aos exercícios, dois aspectos devem ser considerados: a quantidade de exercícios e os grupamentos musculares utilizados. Ainda não há consenso quanto à quantidade de exercícios necessária para os clientes/pacientes com DAOP; entretanto, parece que seis a 10 exercícios têm se mostrado eficientes no tratamento desses clientes/pacientes (Kraemer et al., 2002). A seleção dos exercícios baseia-se no nível de treinamento de cada paciente, ficando os sedentários condicionados aos grandes grupamentos musculares e progredindo para grupamentos específicos de acordo com a evolução do treinamento (ACSM,1998; Kraemer et al., 2002).

O número de séries sugerido para clientes/pacientes com DAOP deve ser de uma a três, de acordo com a disponibilidade de tempo e o nível de condicionamento físico geral, com contrações preferencialmente isotônicas e repetições que variem de oito a 15. O cliente/paciente com DAOP deve realizar os movimentos sem bloquear a respiração e manter a velocidade de execução dos movimentos com a percepção subjetiva de esforço classificada como ligeiramente cansativa ou cansativa. Recomenda-se que sejam dados pelo menos 90 segundos de intervalo para recuperação entre as séries, e o cliente/paciente deve conseguir executar a amplitude de movimento sem apresentar algia.

A Tabela 12.2 apresenta as indicações para facilitar o entendimento e auxiliar futuras prescrições. Trata-se de recomendações revisadas a partir dos estudos de Câmara et al. (2007).

Capítulo 12 – Doença Arterial Obstrutiva Periférica (DAOP) 263

Tabela 12.2 Prescrição de exercício para clientes/pacientes com DAOP

Variável	Recomendação
Volume semanal	Pelo menos 2 sessões semanais
Exercícios	6 a 10 para grandes grupamentos musculares
Número de séries	1 a 3
Tipo de contração	Isotônica (dinâmica)
Número de repetições	8 a 15
Intensidade	Ligeiramente cansativo a cansativo segundo a percepção subjetiva de esforço, sem apneia
Intervalo de pelo menos 90 segundos	
Amplitude limitada pelas sensações dolorosas	

Segundo o ACSM, a prescrição de exercícios resistidos para os clientes/pacientes com DAOP deve obedecer aos seguintes padrões:

- **Intensidade:** 40% a 60% de 1RM. A percepção subjetiva de esforço da escala de OMNI-RES, com valores entre 4 e 6, seria uma estratégia mais interessante, uma vez que não levaria o avaliado a um esforço extremo. Esses valores são considerados moderados na referida escala.
- **Séries:** duas a quatro.
- **Repetições:** seis a 12 repetições.
- **Frequência semanal:** iniciando duas vezes por semana e aumentando progressivamente.

Exercícios de flexibilidade

As recomendações para a prática de exercícios de flexibilidade não diferem das prescrições para pessoas saudáveis:

- **Intensidade:** os tempos de execução devem oscilar entre 10 e 30 segundos de duração no ponto de desconforto médio.
- **Séries/repetições:** três a quatro séries para cada movimento.
- **Frequência semanal:** recomenda-se o treinamento entre três e quatro vezes por semana para melhora e/ou manutenção dos níveis dos arcos articulares.

Recomenda-se evitar apneia em virtude da manobra de Valsalva e do aumento do pico pressórico.

Referências

American College of Sports Medicine Position Statement. Exercise and physical activity for older adults. Med Sci Sports Exerc 1998; 30:992-1008.

American College of Sports Medicine. Diretrizes do ACSM para os testes de esforço e sua prescrição. 8. ed. Rio de Janeiro: Guanabara Koogan, 2010.

Bhatt DL, Steg PG, Ohman EM et al. International prevalence, recognition, and treatment of cardiovascular risk factors in outpatients with atherothrombosis. JAMA 2006; 295:180-9.

Borges JL. Doença arterial obstrutiva periférica no idoso. In: Gorges JL (ed.) Manual de cardiogeriatria. 2. ed. São Paulo: BBS, 2005:83-94.

Câmara LC, Santarém JM, Wolosker N, Dias RMR. Exerccícios resistidos terapêuticos para indivíduos com doença arterial obstrutiva periférica: evidências para prescrição. J Vasc Bras 2007; 6(3).

Clemens MR, Ruess M. Effect of pentoxifylline on erythrocyte membrane and plasma lipids. Eur J Clin Pharmacol 1991; 41(6):623-4.

Dormandy JA, Rutherford RB. Management of peripheral arterial disease (PAD). Trans Atlantic inter-Society Consensus (TASC) working group. J Vasc Surg 2000; 31(Suppl 1):S5-13.

Fakhry F, van de Luijtgaarden KM, Bax L et al. Supervised walking therapy in patients with intermittent claudication. J Vasc Surg 2012; 56(4):1132-42.

Gardner AW, Montgomery PS, Flinn WR, Katzel LI. The effect of exercise intensity on the response to exercise rehabilitation in patients with intermittent claudication. J Vasc Surg 2005; 42(4):702-9.

Gardner AW, Poehlman ET. Exercise rehabilitation programs for the treatment of claudication pain. A meta-analysis. JAMA 1995; 274:975-80.

Hiatti WR, Wolfel EE, Meier RH, Regensteiner JG. Superiority of treadmill walking exercise versus strength training for patients with peripheral arterial disease. Implications for the mechanism of the training response. Circulations 1994; 90:1866-74.

Kraemer WJ, Adams K, Caferelli E et al. American College of Sports Medicine Position Statement. Progression models in resistance training for health adults. Med Sci Sports Exerc 2002; 34: 364-80.

Leng GC, Fowler B, Ernst E. Exercise for intermittent claudication. Cochrane Database Syst Rev 2000; 2:CD 000990.

Liu Y, Fong M, Cone J, Wang S, Yoshitake M, Kambayashi J. Inhibition of adenosine uptake and augmentation of ischemia-induced increase of interstitial adenosine by cilostazol, an agent to treat intermittent claudication. J Cardiovasc Pharm 2000; 36(3):351-60.

Locatelli EC, Pelizzari S, Scapini KB, Leguisamo CP, Silva AB. Exercícios físicos na doença arterial obstrutiva periférica. J Vasc Bras 2009; 8(3):247-54.

Mangiafico RA, Messina R, Attinà T, Dell'Arte S, Giuliano L, Malatino LS. Impact of a 4-week treatment with prostaglandin E1 on health-related quality of life of patients with intermittent claudication. Angiology 2000; 51(6):441-9.

Mazini Filho ML, Rodrigues BM, Aidar FJ et al. Influência dos exercícios aeróbio e resistido sobre o perfil hemodinâmico e lipídico em idosas hipertensas. Rev Bras Ci e Mov 2011; 19(4):15-22.

McDermott MM, Guralnik JM, Corsi A et al. Patterns of inflammation associated with peripheral arterial disease: the InCHIANTI study. Am Heart J 2005; 150:276-81

McGuigan MR, Bronks R, Newton RU et al. Resistance training in patients with peripheral arterial disease: effects on myosin isoforms, fiber type distribution, and capillary supply to skeletal muscle. J Gerontol A Biol Sci Med Sci. 2001; 56:B302-10.

Medeiros AH, Chalegre ST, Carvalho CC. Eletroestimulação muscular: alternativa de tratamento coadjuvante para pacientes com doença arterial obstrutiva periférica. J Vasc Bras 2007; 6:156-62.

Norgren L, Hiatt WR, Dormandy JA et al. Inter-Society Consensus for the Management of Peripheral Arterial Disease (TASC II). J Vasc Surg 2007; 45(suppl S):S5-S67.

Norman PE, Eikelboom JW, Hankey GG. Peripheral arterial disease: prognostic significance and prevention of atherothrombotic complications. MJA 2004; 181(3):150-4.

O'Hare AM. Management of peripheral arterial disease in chronic kidney disease. Cardiol Clin 2005; 23:225-36.

Ritti-Dias RM, Wolosker N, Forjaz CLM et al. Strenght training increases walking tolerance in intermittent claudication patients: randomized trial. J Vasc Surg 2010; 51:89-95.

Selvin E, Erlinger TP. Prevalence of and risk factors for peripheral arterial disease in the United States: results from the National Health and Nutrition Examination Survey, 1999-2000. Circulation 2004; 110:738-43.

Spronk S, White JV, Bosch JL, Hunink MG. Impact of caludication and its treatment on quality of life. Semin Vasc Surg 2007; 20:3-9.

Stewart KJ, Hiatt WR, Regensteiner JG, Hirsch AT. Exercises training for claudication. New Engl J Med 2002; 347:1941-51.

CAPÍTULO 13

DOENÇA HEPÁTICA GORDUROSA NÃO ALCOÓLICA (ESTEATOSE HEPÁTICA)

ALEXANDRE VELOSO DE SOUSA
LUCIANO ANTONACCI CONDESSA
RAFAEL PEDROZA SAVOIA
GIOVANNI DA SILVA NOVAES

INTRODUÇÃO

Atualmente, a doença hepática gordurosa não alcoólica (DHGNA) é a causa mais comum de doença hepática em adultos nos EUA, sendo o principal motivo de encaminhamento aos serviços de hepatologia. Estima-se que a prevalência na população em geral dos EUA, Japão e Itália esteja em torno de 25%, 29%, 20%, respectivamente. No Brasil, a prevalência da DHGNA é estimada entre 10% e 24% (Sheth et al., 1996). Embora a fisiopatologia exata da DHGNA ainda não tenha sido elucidada (Choudhury et al., 2004), sabe-se que características da síndrome metabólica, como obesidade abdominal, *diabetes mellitus* tipo 2 (DM2) e dislipidemia, também são comuns em clientes/pacientes que desenvolvem a DHGNA (Assy et al., 2000).

O principal mecanismo da DHGNA está relacionado com a resistência à insulina (RI), mas o sedentarismo e hábitos alimentares pouco saudáveis também são considerados fatores de agressão e sobrecarga hepática.

Em adultos com DHGNA, a perda de peso pode ser alcançada por meio de dieta e exercício físico adequado, o que induz a melhora significativa da histologia hepática e dos níveis séricos de alanina aminotransferase (ALT) (Kim et al., 2009), redução da infiltração gordurosa e diminuição da necroinflamação (Huang et al., 2005).

268 Capítulo 13 – Doença Hepática Gordurosa não Alcoólica

Assim, este capítulo visa contribuir na identificação da prevalência e de fatores associados à DHGNA, seus problemas e formas de minimizar os efeitos da patologia por meio de exercícios físicos e alimentação saudável.

Etimologia

Os triglicérides são os lípides mais comumente encontrados em caso de infiltração gordurosa do fígado (Fong et al., 2000). Os fatores de risco para DHGNA podem ser classificados em "não modificáveis", a exemplo da herança genética, etnia, sexo e idade, e "modificáveis" ou "comportamentais", destacando-se alimentação inadequada, tabagismo, inatividade física e consumo de álcool e outras drogas. Os fatores de risco comportamentais são potencializados pelos fatores socioeconômicos, culturais e ambientais (OPAS, 2007; WHO, 2005).

A DHGNA tem características histopatológicas semelhantes às encontradas na hepatite alcoólica, em clientes/pacientes sem história de consumo significativo de álcool (< 20g de etanol/dia). Seu espectro consiste em esteatose simples com acúmulo de gordura nos hepatócitos, esteato-hepatite com componente necroinflamatório, com ou sem fibrose, e cirrose, que pode evoluir para carcinoma hepatocelular. A esteato-hepatite é considerada a forma clínica e histológica mais relevante da DHGNA, pois tem maior potencial de evoluir para formas mais graves da doença (Santos & Cotrim, 2006).

A Figura 13.1 apresenta esquematicamente a história natural da doença.

Epidemiologia

A prevalência de sobrepeso e obesidade vem aumentando significativamente no mundo, sendo considerada um importante problema de saúde pública tanto nos países desenvolvidos como naqueles em desenvolvimento (Sass, Chang & Chopa, 2005). Estimativas da Organização Mundial da Saúde (OMS) indicaram a existência de mais de um bilhão de adultos com excesso de peso, sendo 300 milhões considerados obesos. Atualmente, estima-se que mais de 115 milhões de pessoas cursem com problemas relacionados com a obesidade nos países em desenvolvimento (WHO, 2002).

Em razão do aumento do sedentarismo e da prevalência de obesidade, a DHGNA tornou-se uma causa comum de doença hepática crônica. Além disso,

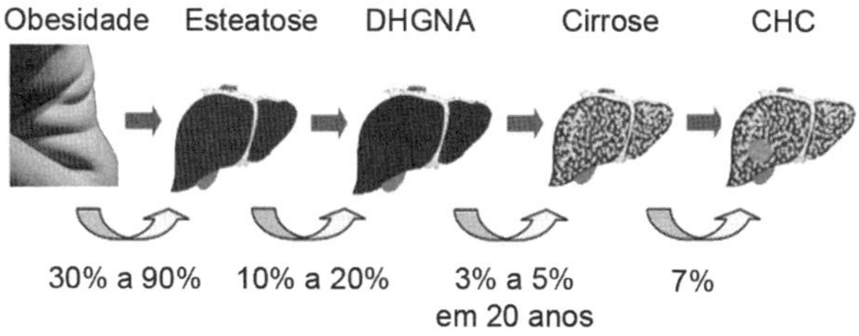

Obesidade   Esteatose   DHGNA   Cirrose   CHC

30% a 90%   10% a 20%   3% a 5%   7%
em 20 anos

Figura 13.1 História natural da doença hepática gordurosa não alcoólica. (CHC: carcinoma hepatocelular.)

estudos epidemiológicos relatam menor prevalência de síndrome metabólica em indivíduos com maior participação em atividade física e maior resistência muscular e cardiorrespiratória (McArdle, Katch & Katch, 2001).

ETIOLOGIA

Etiologicamente, a DHGNA está vinculada à obesidade, ao sedentarismo, à adoção de hábitos alimentares inadequados e, possivelmente, a fatores genéticos. No entanto, ainda existe uma quantidade substancial de casos cuja origem é desconhecida (Cotrim, 2006). O dano causado pela DHGNA ao organismo varia de acordo com o grau de infiltração gordurosa e o estado de saúde do cliente/paciente, assim como a presença de doenças tipicamente associadas, como hipertensão, obesidade, diabetes etc. (Huang et al., 2005).

Elevações entre leves e moderadas nas transaminases hepáticas são os achados mais comuns nos exames laboratoriais, embora isso também seja indício de muitas outras doenças e, portanto, essa alteração não seja suficiente para se estabelecer o diagnóstico conclusivo de DHGNA. Na hepatite alcoólica, a aspartato transaminase (AST) está geralmente muito acima da ALT, perfazendo relação AST/ALT > 1. Entretanto, na esteato-hepatite não alcoólica verifica-se uma relação AST/ALT tipicamente < 1, o que pode ser um achado relevante no diagnóstico diferencial entre as duas enfermidades (Chaves et al., 2009).

O tecido adiposo constitui um órgão endócrino e metabólico que pode alterar a fisiologia de outros tecidos (Rajala, 2003). Ele libera diversas proteínas, conhecidas como adipocinas, que exercem inúmeras funções no controle fisiológico do organismo. Há liberação de peptídeos hormonais, como leptina, resistina, citocinas inflamatórias, como fator de necrose tumoral alfa (TNF-α), interleucina 6 (IL-6) e interleucina 1 (IL-1) (Trujillo & Scherer, 2006).

O aumento da liberação de ácidos graxos lives, resistina, IL-6 e TNF-α pelo tecido adiposo e a redução da liberação de adiponectinas contribuem para o desenvolvimento da resistência à insulina (RI) na obesidade e o aumento do risco de desenvolver DHGNA (Calle, 2004).

FISIOPATOLOGIA

A DHGNA é caracterizada por depósito de lípides nos hepatócitos do parênquima hepático (Sheth, Gordon & Chopra, 1997), embora várias classes de lípides possam se acumular no fígado em virtude da hepatotoxicidade de medicamentos ou em decorrência de desordens metabólicas (Fong et al., 2000).

Para o diagnóstico da doença hepática gordurosa é necessária uma combinação de anamnese, exame físico, exames laboratoriais e, eventualmente, avaliação por recursos de imagem e histopatologia, quando necessários. Embora seja o método que representa maiores custo e risco para o cliente/paciente, a biópsia hepática possibilita uma visão mais ampla da natureza da doença hepática, determinando o acesso à morfologia da lesão e sendo considerada o padrão-ouro (Tostes & Bandarra, 2002).

A gordura hepática pode ser detectada por meio de técnicas radiográficas, como ressonância magnética, tomografia computadorizada, ultrassonografia e biópsia hepática (Zwiebel, 1995). O método mais simples, não invasivo e sem risco à saúde humana para diagnóstico de DHGNA é a ultrassonografia, que demonstra achados sugestivos de esteatose ("fígado brilhante") em mais de 16% das pessoas saudáveis não obesas e em cerca de 95% dos obesos que fazem uso de álcool (Zwiebel, 1995). Trata-se de um método em que não se utiliza nenhum tipo de radiação e não apresenta efeitos colaterais.

A relação entre o aumento do consumo de gorduras e o desenvolvimento de DHGNA parece ser ainda contraditória na literatura, e os carboidratos consumidos na dieta são considerados mais prejudiciais do que a ingestão quantitativa de gordura no processo de patogênese dessa enfermidade.

Solga, Alkhuraishe & Clark (2004) demonstraram que, em clientes/pacientes obesos mórbidos, a ingestão de carboidratos foi associada a maior grau de inflamação do fígado, enquanto o consumo elevado de gordura esteve associado a um grau menor de processo inflamatório. De Vries, Vork & Roemen

(1997), estudando as gorduras, apontam os ácidos graxos livres saturados de cadeia longa como os maiores vilões para a lipotoxicidade.

A RI é definida como uma resposta metabólica diminuída de tecidos como músculos, fígado e tecido adiposo. Com isso, a captação de glicose estimulada pela insulina encontra-se diminuída nos tecidos supracitados (Campbell, 2004).

Sumariamente, podemos descrever a importância da RI e da hiperinsulinemia para a fisiopatologia da DHGNA relatando que a dieta pode aumentar o risco de esteatose hepática por meio de diversos mecanismos: (1) aumento da secreção de insulina pós-prandial; (2) alteração da ação da insulina no fígado; (3) aumento da disponibilidade de substrato para o fígado; e (4) aumento do ganho de peso que, por sua vez, leva à RI e à hiperinsulinemia (Scribner et al., 2007).

Ainda não há tratamento efetivo que altere a história natural da DHGNA. Embora existam exceções (Santos & Cotrim, 2006), a RI sobressai como o principal fator de risco na maioria dos clientes/pacientes com DHGNA.

Os hábitos alimentares podem estar associados ao desenvolvimento da DHGNA nas diferentes etapas da fisiopatogenia. Um estudo cruzado recente estabelece o grau da esteatose hepática em função do índice glicêmico de dietas, sem relação com o total de energia proveniente da ingestão dos carboidratos, provavelmente porque os alimentos com alto teor glicêmico aumentam a demanda de glicose para o fígado (Valtuena et al., 2006).

ATIVIDADE FÍSICA/EXERCÍCIO FÍSICO

A atividade física consiste em qualquer movimento corporal produzido pela musculatura esquelética que resulte em dispêndio de energia, ocasionando um gasto energético acima dos níveis de repouso. O exercício físico, por sua vez, é mais específico, podendo ser classificado como ações repetidas e estruturadas que obedecem a uma sistematização que visa à obtenção de um objetivo concreto, tendo em vista a manutenção ou a melhora da aptidão física (Caspersen et al., 1985).

Assim, considerando seus benefícios na redução da RI e da obesidade, o exercício físico pode ser definido como um conjunto de sessões de caminhadas ou corridas, aplicadas de maneira sistemática (continuada), cujo objetivo seria elevar o nível de funcionamento do organismo (Scott & Powers, 2009).

O exercício físico promove a estimulação da captação da glicose no músculo esquelético, independentemente de insulina. Portanto, a prática de exercícios regulares pode reduzir a quantidade necessária de insulina para a regulação da glicose. Diversos são os mecanismos propostos para a compreensão desse efeito (Powers & Howley, 2005):

- Translocação do GLUT4 para o sarcolema, incrementando a absorção de glicose mesmo com menor disponibilidade de insulina.

- Aumento da perfusão sanguínea durante o exercício físico para os tecidos musculares utilizados, aumentando, portanto, a disponibilidade de nutrientes para esse tecido durante a atividade e também a manutenção da quantidade total de insulina disponível para essa região.

- Existência de um gradiente de concentração favorável à captação de glicose no tecido muscular exercitado, já que este está utilizando uma grande quantidade de glicose e, assim, pode captá-la da corrente sanguínea com mais facilidade.

- A adinopectina – ACRP 30 ou AMP1 – tem sido citada como uma importante citosina metabólica e seus níveis baixos precedem e predizem o surgimento do diabetes tipo 2 (Spranger, Kruke & Mohlig, 2003), uma vez que na obesidade os níveis plasmáticos de adinopectina estão diminuídos e o exercício físico beneficia o controle da obesidade, melhorando a RI com efeito positivo indireto sobre a esteatose hepática e/ou suas formas agravantes. O fato é que o exercício físico é o principal adjuvante no processo de emagrecimento, estabelecendo novamente os índices de adinopectina conforme o indivíduo perde massa corporal (Tripathy et al., 2003).

Os benefícios do exercício físico estão esquematizados no diagrama apresentado na Figura 13.2, a qual traz o delineamento dos possíveis mecanismos pelos quais o exercício aprimora a ação da insulina e o controle da glicose sanguínea (Ivy et al., 1999).

O exercício físico pode ser benéfica para o tratamento da DHGNA, mesmo considerando que a depleção do glicogênio no tecido hepático e no músculo esquelético facilitará a atividade metabólica do fígado. Esse mecanismo ocorre porque no organismo há aumento da demanda de glicose devido ao maior gasto energético durante o exercício, fazendo com que a transformação de glicogênio em glicose seja incrementada em ambos os tecidos. Além disso, o exercício físico cria uma via metabólica para escoar essa glicose que, em vez de ser convertida pelo fígado em triglicérides, será armazenada como glicogênio hepático e muscular durante a recuperação da atividade. Ademais, é o fígado que fornece a glicose armazenada sob a forma de glicogênio para manutenção adequada da glicemia durante a prática do exercício, reduzindo também seus próprios estoques de carboidratos. Essas condições estimulam mecanismos para maiores síntese e armazenamento do glicogênio, substrato energético utilizado durante a recuperação pós-exercício e, assim, observa-se queda na conversão e no armazenamento de triglicérides (Berne et al., 2005).

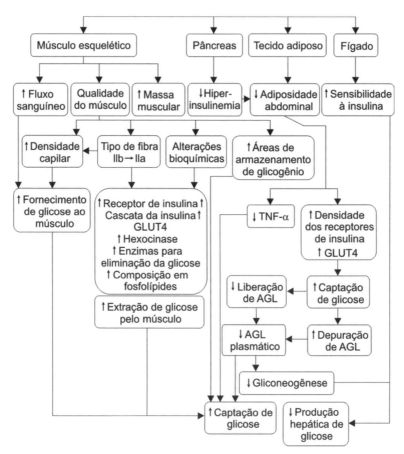

Figura 13.2 Mecanismos de estímulo à ação da insulina e controle da glicose sanguínea por meio de exercício. (AGL: ácidos graxos livres.) (Adaptada de Ivy et al., 1999.)

Além disso, a atividade física consiste em um tratamento coadjuvante fundamental para controle do peso e redução da obesidade. Considerando que o exercício físico irá atuar controlando o aumento da massa gordurosa, principalmente em virtude do aumento do gasto calórico (McArdle, Katch & Katch, 2001), podemos inferir também que o exercício físico poderá ter influência sobre a DHGNA em virtude desse mesmo mecanismo.

Muito pouco foi investigado sobre a DHGNA e os exercícios físicos sistematizados, o que dificulta a adoção de um modelo de atividades aeróbicas e neuromusculares que sirva de padronização para prescrições fundamentadas. Sugere-se bom senso em relação ao volume e à intensidade, embora as recomendações do Colégio Americano de Medicina do Esporte (ACSM) e outros posicionamentos de entidades específicas possam nortear a prática de exercícios físicos por pessoas com essa patologia.

Considerações finais

O sedentarismo, os índices antropométricos elevados e a obesidade contribuem para o surgimento e o desenvolvimento da DHGNA. Desse modo, o diagnóstico, as orientações e o estímulo para mudanças no estilo de vida, com hábitos alimentares mais saudáveis e a prática regular de exercício físico, devem ser prioridade nas ações em benefício da saúde, reduzindo assim os riscos de doenças crônicas não transmissíveis (DCNT) e prevenindo as complicações e os desfechos desfavoráveis.

Portanto, o benefício do exercício físico pode ser a chave no tratamento de DHGNA, tendo em vista que recentemente essa doença foi considerada a manifestação hepática da síndrome metabólica (SM). Existem evidências científicas que comprovam que o exercício é um grande adjuvante no tratamento dos mais diversos fatores associados à SM (Marchesini et al., 2003).

Nesse sentido, devemos promover a educação da população em geral com a finalidade de melhorar a adesão às práticas alimentares adequadas e à atividade física diária, estimulando, assim, um estilo de vida mais saudável, com consequente melhora da saúde, reduzindo a mortalidade relacionada com as doenças hepáticas. Contudo, reveste-se de importância a adesão a um programa de exercício físico, como caminhada, exercício resistido, flexibilidade e equilíbrio, visando auxiliar a prevenção de possíveis complicações hepáticas, bem como a interação de médico, nutricionista e profissional de educação física, trabalhando de maneira integrada.

REFERÊNCIAS

Benchimol KB, Cardoso IS. Esteatohepatite não-alcoólica induzida por rápida perda de peso em uso de balão intragástrico: um relato de caso. Arq Bras Endocrinol Metab 2007; 51:631-4.

Brunt EM. Nonalcoholic steatohepatitis. Semin Liver Dis 2004; 24(1):3-20.

Dufour S, Feng J et al. Increased prevalence of insulin resistance and nonalcoholic fatty liver disease in Asian-Indian men. Proc Natl Acad Sci USA 2006; 103:18273-7.

Carvalheira JBC, Saad MJA. Doenças associadas à resistência à insulina/hiperinsulinemia, não incluídas na síndrome metabólica. Arq Bras Endocrinol Metab 2006 abr; 50(2):360-7.

Carvalheira, BC, Zecchin HG, Saad MJA. Vias de sinalização da insulina. Arq Bras Endocrinal Met 2002; 46:419-25.

Caspersen CJ, Powell KE, Cristenson GM. Physical activity, exercise and physical fitness: definitions and distinations for health-related research. Public Health Rep 1985; 100:126-31.

Chaves GV, Pereira SE, Saboya CJ, Cortes C, Ramalho R. Ultrassonografia e ressonância magnética: estudo comparativo no diagnóstico da esteatose em obesos grau III. Rev Assoc Med Bras 2009; 55(1):45-9.

Chitturi S, Farrel G, Frost L, Kriketos A, Lin R, Fung C. Serun leptin in NASH correlates with hepatic steatosis but not fibrosis: a manifestation of lipotoxicity? Hepatology 2002; 36:403-9.

Cotrim HP. Doença hepática gordurosa não alcoólica. Programa de Educação Médica Continuada da Sociedade Brasileira de Hepatologia, 2006.

De Vries JE, Vork M, Roemen THM. Saturated but not mono-insaturated fatty acids induce apoptotic cell death in neonatal rat ventricular myocytes. J Lipid Res 1997; 38:1384-94.

Fong DG, Nehera V, Lindor KD, Buchman AL. Metabolic and nutritional considerations in nonalcoholic Fatty Liver. Hepatology 2000; 32:3-10.

Grundy SM. Metabolic syndrome: connecting and reconciling cardiovascular and diabetes worlds. JACC 2006; 47:1093-100.

Hoff FL. Computed tomography of the abdomen and pelvis. In: Gore RM, Levine MS. Textbook of gastrointestinal radiology. 2. ed. Vol. 2. Philadelphia: WB Saunders Company, 2000: 1168-79.

Hu Y, Block G, Norkus EP, Morrow JD, Dietrich M, Hudes M. Relations of glycemic index and glycemic load with plasma oxidative stress markers. Am J Clin Nutr 2006; 84:70-6.

Huang MA, Greenson JK, Chao C et al. One year intense nutritional counseling results in histological improvement in patients with non-alcoholic steatohepatitis: a pilot study. Am J Gastroenterol 2005; 100:1072-81.

Jacobs BP, Dennehy C, Ramirez G, Sapp J, Lawrence VA. Milke thistle for the treatment of liver disease: a systematic review and meta-analysis. Am J Med 2002; 113:506-15.

Johnson NA, Sachinwalla T, Walton DW et al. Aerobic exercise training reduces hepatic and visceral lipids in obese individuals without weight loss. Hepatology 2009; 50:1105-12.

Kim HK, Park JY, Lee KU et al. Effect of body weight and lifestyle changes on longterm course of nonalcoholic fatty liver disease in Koreans. Am J Med Sci 2009; 337:98-102.

Lê KA, Bortolotti M. Role of dietary carbohydrates and macronutrients in the pathogenesis of nonalcoholic fatty liver disease. Current Opinion in Clinical Nutrition and Metabolic Care 2008; 11:477-82.

Lees SJ, Booth FW. Physical inactivity is a disease. World Rev Nutr Diet 2005; 95:73.

Lohman TG, Roche AF, Martorell R. Anthropometric standardization reference manual. Human Kinetics Books 1988; 1:124.

Mancini MC, Halpern A. Obesidade: como diagnosticar e tratar. Rev Med Bras 2006; 63:132-43.

Marchesini G, Bugianesi E, Forlani G et al. Nonalcoholic fatty liver, steatohepatitis, and the metabolic syndrome. Hepatology 2003; 37:917-23.

Marins JCB, Giannichi. Avaliação e prescrição de atividade física: guia prático. Rio de Janeiro: Shape, 1998.

McArdle WD, Katch FI, Katch VL. Transferência de energia no corpo. In: Fisiologia do exercício. Rio de Janeiro: Guanabara Koogan, 2003:142-50.

Mossberg HO. Forty-year follow-up of overweight children. Lancet 1989; 2:491-3.

Nobili V, Manco M, Devito R et al. Lifestyle intervention and antioxidant therapy in children with nonalcoholic fatty liver disease: a randomized, controlled trial. Hepatology 2008; 48:119-28.

Valtuena S, Pellegrini N, Ardigo D et al. Dietary glycemic index and liver steatosis. Am J Clin Nutr 2006; 84:136–142 [quiz 268-9].

Organização Pan-Americana da Saúde. Estratégia regional e plano de ação para um enfoque integrado da prevenção e controle das doenças crônicas. Washington: OPAS, 2007.

Powers SK, Criswell D, Lawler J et al. Influence of exercise and fiber type on antioxidant enzyme activity in rat skeletal muscle. American journal physiology regulatory integrative comparative physiology. Bethesda, 1994; 266(2):R375-380.

Powers SK, Howley ET. fisiologia do exercício – Teoria e aplicação ao condicionamento físico e ao desempenho. 5. ed. Barueri: Manole, 2005.

Rajala MW, Scherer PE. Minireview the adipocyte-at the crossroads of energy homeostasis, inflammation, and atherosclerosis. Endocrinology 2003; 144(9):3765-73.

Santos RR, Cotrim HP. Relevância das medidas antropométricas na avaliação de pacientes com doença hepática gordurosa não alcoólica. Revista Brasileira de Nutrição Clínica 2006; 21:229-32.

Sass DA, Chang P, Chopra KB. Nonalcoholic fatty liver disease: a clinical review. Dig Dis Sci 2005; 50:171-80.

Scott RP, Edward TH. Fisiologia do exercício – Teoria e aplicação ao condicionamento e ao desempenho. 6. ed. Barueri: Manole, 2009.

Scribner KB, Pawlak DB, Ludwig DS. Hepatic steatosis and inereased adiposity in mice consuming rapdilly vs. Slowey absorbed carbohydrate. Obesity 2007; 15(9):2190-9.

Sheth SG, Gordon FD, Chopra S. Nonalcoholic steatohepatitis. Ann Intern Med 1997; 126:137- 45.

Solga S, Alkhuraishe AR, Clark JM. Dietary consumption and nonalcoholic fatty liver disease. Dig Dis Sci 2004; 49:1578-83.

Spranger J, Kruke A, Mohlig M et al. Adiponectin and protection against type 2 diabetes mellitus. Lancet 2003; 361:226-8.

Sreekumar R, Rosado B, Rasmussen D, Charlton M. Hepatic gene expression in histologically progressive nonalcoholic steatohepatitis. Hepatology 2003; 38:244-51.

Tominaga K, Fujimoto E, Suzuki K, Hayashi M, Ichikawa M, Inaba Y. Prevalence of non-alcoholic fatty liver disease in children and relationship to metabolic syndrome, insulin resistance, and waist circumference. Environ Health Prev Med 2009; 14:142-9.

Tostes RA, Bandarra EP. Biópsia hepática em cães: relação entre a qualidade da amostra e o grau de conclusão do diagnóstico. Arq Bras Med Vet Zootec 54(5):468-72

Tripath D, Mohanty P, Dhindsa S. Elevation of free fatty acids induces inflammation and impairs vascular reactivity in healthy subjects. Diabetes 2003; 52:2882-7.

Trujillo ME, Scherer PE. Adipose tissue derived factors: impact on health and disease. Endocr Rev 2006; 27(7):762-78.

Valtuena S, Pellegrini N. Ardigo D et al. Dietary glycemic index and liver steatosis. Am J Clin Nutr 2006; 84:136-42 [quiz 268-9].

World Health Organization. Chronic diseases and their common risk factors. Geneva: World Health Organization, 2005.

World Health Organization. Diet, nutrition and the prevention of chronic diseases. Report FAO/WHO Expert Consulation. Geneva: World Health Organization, 2003.

World Health Organization. Obesity: preventing and managing the global epidemic. Report on a WHO Consultation. Technical Report Series, 2000; 894:1-265.

Zwiebel J. Sonographic diagnosis of hepatic vascular disorders. Semin Ultrasound CT MRI 1995; 16:34-48.

CAPÍTULO 14

DOENÇA RENAL CRÔNICA

RAFAEL PEDROZA SAVOIA
GABRIELA REZENDE DE OLIVEIRA VENTURINI
MAURO LÚCIO MAZINI FILHO
CARLOS GONÇALVES TAVARES

INTRODUÇÃO

Os rins são órgãos pares, em formato de grão de feijão, localizados logo acima da cintura, entre o peritônio e a parede posterior do abdome. Sua coloração é vermelho-parda. Os rins estão situados de cada lado da coluna vertebral, à frente da região superior da parede posterior do abdome, estendendo-se entre a 11ª costela e o processo transverso da terceira vértebra lombar. São descritos como órgãos retroperitoneais por estarem posicionados por trás do peritônio da cavidade abdominal. A Figura 14.1A a C exibe as estruturas anatomofisiológicas dos rins.

Os rins constituem órgãos essenciais à manutenção da homeostase do corpo humano, exercendo funções regulatórias, excretórias e endócrinas. Desse modo, a redução progressiva do ritmo de filtração glomerular e/ou a perda das funções renais observadas na doença renal crônica comprometem toda a homeostase do organismo (Marquito et al., 2014).

A doença renal crônica é descrita como uma síndrome complexa dos rins caracterizada pela perda lenta, progressiva e irreversível das funções renais, não havendo, no Brasil, dados esclarecedores sobre a incidência e a prevalência dessa doença em virtude da dificuldade em se obter um diagnóstico precoce (Cabral, Arruda & Diniz, 2005).

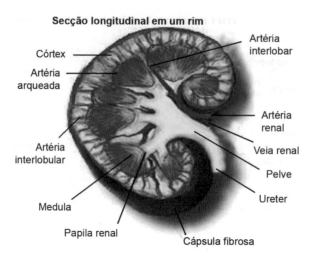

Figura 14.1 Corte longitudinal de um rim humano.

No Brasil, o número estimado de clientes/pacientes em terapia renal substitutiva aproxima-se dos 100 mil: 0,3% dos clientes/pacientes dialíticos têm entre 1 e 12 anos de idade, 4,6% têm entre 13 e 18 anos, a maior parte dos clientes/pacientes (63,6%) tem entre 19 e 64 anos, 27% estão na faixa etária entre 65 e 80 anos e 4,2% têm idade igual ou acima de 81 anos (Sociedade Brasileira de Nefrologia, 2012).

Em conformidade com censos anteriores, o diagnóstico etiológico da doença renal crônica mais frequentemente encontrado foi o de hipertensão arterial sistêmica, seguida por *diabetes mellitus* (Marquito et al., 2014).

Segundo Cabral, Arruda & Diniz (2005), a doença renal crônica é determinada pelos seguintes critérios: lesão presente nos rins por um período 3 meses, anormalidades estruturais ou funcionais do rim, marcadores de lesão renal, incluindo alterações sanguíneas ou urinárias, ou nos exames de imagem, e ritmo de filtração glomerular < 60mL/min/1,73m por um período de 3 meses, com ou sem lesão renal. Em outras palavras, a doença renal crônica pode ser definida como uma síndrome complexa, que se caracteriza pela perda lenta, progressiva e irreversível das funções renais.

Segundo a National Kidney Foundation (2002), a doença renal crônica é classificada nos seguintes estágios:

- **Estágio 1:** lesão renal com ritmo de filtração glomerular normal ou aumentado – o ritmo de filtração glomerular deve ser $\geq$ 90mL/min/1,73m^2.

- **Estágio 2:** lesão renal com leve diminuição do ritmo de filtração glomerular – o ritmo de filtração glomerular deve estar entre 60 e 89mL/min/1,73m^2.
- **Estágio 3:** lesão renal com moderada diminuição do ritmo de filtração glomerular – o ritmo de filtração glomerular está entre 30 e 59 mL/min/1,73m^2.
- **Estágio 4:** lesão renal com acentuada diminuição do ritmo de filtração glomerular – o ritmo de filtração glomerular varia entre 15 e 29mL/min/1,73m^2.
- **Estágio 5:** falência renal funcional – ritmo de filtração glomerular < 15mL/min/1,73m^2.

FISIOPATOLOGIA

A doença renal crônica é diagnosticada por meio de exames de sangue, o qual se torna moderadamente ácido em razão do acúmulo de ureia e creatinina, que normalmente seriam filtradas pelo sangue.

As principais causas da doença renal crônica são (Draibe, 2002):

- Doença renal primária.
- Doenças sistêmicas.
- Doenças hereditárias.
- Malformações congênitas.

A progressão da doença pode ocasionar hipertensão arterial, insuficiência cardíaca congestiva, edema pulmonar, pericardite, anemia, alterações bioquímicas, doença óssea renal e complicações neurológicas (Kusumota, 2005).

TRATAMENTO

Segundo Kusumota (2005), o tratamento pode ser conservador para clientes/pacientes com *clearance* de creatina > 10mL/min/1,73m^2 e para clientes/pacientes diabéticos com *clearance* de creatinina > 15mL/min/1,73m^2. Quando esse tratamento se torna ineficiente, é necessário iniciar a diálise, que substitui, em parte, a função dos rins.

Diálise

A diálise é um processo físico-químico que se utiliza de mecanismos de transporte de solutos, solventes e convecção por meio de uma membrana semipermeável, podendo consistir no uso de hemodiálise ou diálise peritoneal.

Hemodiálise

Caracteriza-se como a diálise promovida por uma máquina, com a filtração ocorrendo fora do organismo. O processo de hemodiálise pode levar à remoção de 1 a 4 litros de fluido no período médio de 4 horas e, dependendo do cliente/paciente e da eficiência da diálise, as alterações no volume do fluido corporal podem resultar em situações que variam desde edema e congestão pulmonar até hipotensão e desidratação (Kamimura, 2004).

A Figura 14.2*A* ilustra o procedimento da hemodiálise, enquanto a Figura 14.2*B* mostra uma máquina que realiza essa intervenção.

Diálise peritoneal

Realizada no peritônio, consiste em uma opção de tratamento por meio da qual o sangue que circula nos vasos sanguíneos do peritônio (uma membrana presente na cavidade abdominal) fica em contato com um líquido de diálise que é colocado na cavidade abdominal através de um cateter. Isso permite que as substâncias acumuladas no sangue, como ureia, creatinina e potássio, sejam removidas, assim como o excesso de líquido que não está sendo eliminado pelos rins (Sociedade Brasileira de Nefrologia, 2012) (Figura 14.3*A* e *B*).

Transplante renal

O transplante renal consiste na doação de um rim de um doador vivo ou falecido ao receptor renal crônico que se mantém em diálise (Kusumota, 2005).

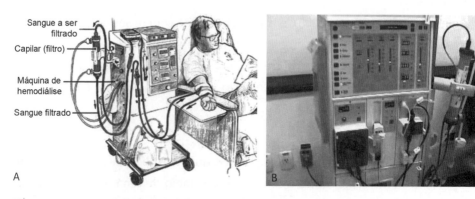

Figura 14.2A Processo de hemodiálise. **B** Máquina que realiza o procedimento de hemodiálise.

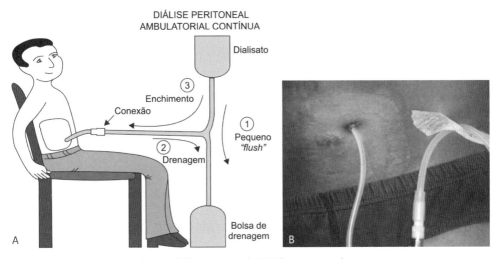

Figura 14.3 A Organograma de uma diálise peritoneal. **B** Diálise peritoneal.

Trata-se de uma opção de tratamento para os clientes/pacientes que sofrem de doença renal crônica avançada. Os rins de uma pessoa com doença renal avançada não conseguem eliminar o excesso de água, sal, potássio, ureia e outras substâncias do sangue (Sociedade Brasileira de Nefrologia, 2012).

Portanto, a última opção de tratamento é o transplante renal. No transplante renal, um rim saudável de uma pessoa viva ou falecida é doado a um portador de insuficiência renal crônica avançada. Por meio de uma cirurgia, esse rim é implantado no cliente/paciente e passa a exercer as funções de filtração e eliminação de líquidos e toxinas (Sociedade Brasileira de Nefrologia, 2012).

O cliente/paciente transplantado deve evitar esforços físicos abdominais, como levantar-se e deitar-se na cama bruscamente. Em relação à atividade física, os exercícios físicos são importantes para a recuperação da força física.

Prescrição da atividade física para o cliente/paciente renal crônico

Segundo Mansur (2012), a atividade física para o cliente/paciente renal tende a promover inúmeros benefícios, entre os quais:

- Melhora do controle pressórico.
- Melhora da força e resistência muscular.

284 Capítulo 14 – Doença Renal Crônica

- Melhora da morfologia muscular.
- Melhora da função cardíaca.
- Aumento da concentração de hemoglobina e hematócrito.
- Melhora do metabolismo lipídico.
- Redução do uso de medicamentos.
- Aumento da variabilidade da frequência cardíaca.
- Melhora da remoção dos solutos na terapia renal substitutiva.
- Auxílio à redução do peso corporal de gordura.
- Aumento da produção de óxido nítrico.
- Melhora do volume máximo de oxigênio.
- Melhora da capacidade funcional e das atividades da vida diária.

Atividade aeróbica

A atividade física deve ser segura, prazerosa e eficiente. Antes da prescrição de um programa de treinamento é necessário observar o estágio da doença e os níveis cardiorrespiratórios e de frequência cardíaca.

Em clientes/pacientes em terapia convencional, a atividade aeróbica deve ser realizada de maneira ininterrupta por 60 minutos, promovendo a remoção de três solutos: ureia, creatinina e potássio. Todavia, em clientes/pacientes em terapia renal substitutiva, a atividade deverá ter a duração de 30 minutos (Kong et al., 1999).

Mansur (2011) e Coelho et al., (2006), no entanto, oferecem um sistema de treinamento mais sistematizado para a prescrição da atividade física a ser feita pelo professor de educação física.

Clientes/pacientes em terapia renal substitutiva

Em relação ao volume de exercício, Coelho et al. (2006) e Mansur (2011) recomendam entre 20 e 30 minutos de atividade ou até ser alcançada a sensação de fadiga periférica.

A intensidade deverá ser 40% a 60% do $VO_{2máx}$. Os professores que se utilizam da escala subjetiva de Borg devem adotar o padrão 7 e 8.

Em relação à frequência, o cliente/paciente deverá realizar um sistema 3×4, ou seja, treinar 3 dias e descansar 4. Esse sistema deve ser preferido em detrimento do sistema de dias alternados.

Clientes/pacientes com doença renal crônica em tratamento conservador

Em relação ao volume de exercício, Coelho et al. (2006) e Mansur (2011) recomendam entre 30 e 40 minutos de atividade ou até a sensação de fadiga periférica. A intensidade deverá ser de 50% a 70% do $VO_{2máx}$. Os professores que se utilizam de escala subjetiva de Borg deverão utilizar o padrão 8 e 9.

Em relação à frequência, o cliente/paciente poderá se exercitar por até 7 dias na semana, mas a intervenção mínima não deverá ser inferior a cinco vezes por semana.

Treinamento de força

O cliente/paciente com doença renal crônica é incapaz de manter o balanço ácido-base, o que ativa a via proteolítica do proteossoma. O proteassoma é capaz de degradar praticamente qualquer proteína em consumo de ATP (adenosina trifosfato). Em resumo, o proteassoma é constituído por um complexo catalítico.

A musculatura esquelética representa cerca de 40% a 45% da massa corporal e contém a maior quantidade de proteínas do organismo. O catabolismo promovido pelo proteassoma afeta diretamente essa musculatura.

A fim de minimizar essa perda, Corrêa (2005) pesquisou o aumento da força de membros inferiores em clientes/pacientes submetidos à hemodiálise em um volume de duas vezes por semana com intensidade de 50% a partir do teste de repetição máxima. Esse protocolo promoveu uma diferença significativa na obtenção de força muscular.

Segundo Mansur (2011), a atividade física resistida deve ter um volume de três sessões por semana. O número de repetições deverá estar entre 10 e 15 com intensidade entre 60% e 80% a partir do teste de repetição máxima. O intervalo de recuperação sugerido é de 2 minutos.

Exercício de flexibilidade

O *diabetes mellitus* é uma das principais causas da doença renal crônica. Com isso, a glicolisação ocasiona a diminuição do arco de movimento, denominada limitação da mobilidade articular, demonstrada inicialmente nas mãos, mas também podendo acometer a coluna, os joelhos, os quadris, os tornozelos, os punhos e os cotovelos. Sua prevalência é de até 58% (Arkkila & Gautier, 2003; International Diabetes Federation, 2002; Savas et al., 2007).

Desse modo, exercícios de flexibilidade devem fazer parte de qualquer programa de treinamento, principalmente para clientes/pacientes com doença renal crônica e diabéticos.

Em virtude da carência de estudos científicos, Mansur (2011) propõe o volume de uma série, podendo chegar a três séries por exercício. A intensidade deve gerar desconforto mínimo, com tempo variando entre 20 e 30 segundos. A frequência deve ser de duas a três vezes por semana.

Considerações finais

O presente capítulo visa orientar o professor de educação física quanto à prescrição da atividade física. A carência de pesquisas nacionais e internacionais obriga o profissional a respeitar os limites fisiológicos dos alunos, assim como sua individualidade biológica.

Portanto, é necessário que, além da atividade física orientada, o cliente/ paciente dialítico esteja recebendo tratamento multidisciplinar com intervenções médicas, de enfermagem e nutricionais.

Referências

Arkkila PET, Gautier JF. Musculoskeletal disorders in diabetes mellitus: an update. Best Pract Res Clin Rheumatol 2003; 17(6):945-70.

Cabral PC, Arruda IKG, Diniz AS. Avaliação nutricional de pacientes em hemodiálise. Rev Nutr Campinas, jan./fev. 2005; 18(1).

Coelho DM, Castro AM, Tavares HA et al. Efeitos de um programa de exercícios físicos no condicionamento de pacientes em hemodiálise. J Bras Nefrol 2006; 28:121-7.

International Diabetes Federation. Complicações do diabetes e educação. Diabetes Clínica 2002; 6(3): 217-20.

Kamimura MA, Draibe SA, Sigulem DM, Cuppari L. Métodos de avaliação da composição corporal em pacientes submetidos à hemodiálise. Rev Nutr Campinas, mar. 2004; 17(1).

Kong CH, Tattersall JE, Greenwood RN, Farringyon G. The effect of exercise during haemodialysis on solute removal. Nephrol Dial Transplant 1999; 14(12):2927-31.

Kusumoto L, Marques S, Haas VJ, Rodrigues RAP. Adults and elderly on hemodialysis evaluation of health related quality of life. Acta Paul Enferm, São Paulo, 2008; 21(n. spe).

Marquito AB, Fernandes NMS, Colugnati FAB, Paula RB. Interações medicamentosas potenciais em pacientes com doenca renal crônica. J Bras Nefrol, São Paulo, mar. 2014; 36(1).

National Kidney Foundation. Clinical practice guidelines for chronic kidney disease: evaluation, classification and stratification. Am J Kidney Dis 2002; 39(suppl.2):s1-s246.

Novaes G, Mansur HN, Nunes RAM. Grupos especiais: avaliação, prescrição e emergências clínicas em atividades físicas. Vol. 1. 1. ed. São Paulo: Ícone Editora, 2011:159.

Riella MC. Princípios de nefrologia e distúrbios eletrolíticos. 4. ed. Rio de Janeiro: Guanabara Koogan, 2003.

Savas S, Köroglu BK, Koyuncuoglu HR, Uzarc E, Çelika H, Tameret NM. The effects of the diabetes related soft tissue hand lesions and the reduced hand strength on functional disability of hand in type 2 diabetic patients. Diabetes Res Clin Pract 2007; 77(1):77-83.

Sesso RC, Lopes AA, Thomé FS, Lugon JR, Santos DR. Relatório do Censo Brasileiro de Diálise de 2012. J Bras Nefrol 2011; 33:442-7.

Capítulo 15

RELAÇÃO ENTRE INSÔNIA E ATIVIDADE FÍSICA

Rafael Pedroza Savoia
Giovanni da Silva Novaes
Carlos Gonçalves Tavares

Introdução

Nas últimas décadas, pesquisas que relacionam o sono e suas funções com o exercício físico têm ganhado corpo, associando-os à saúde e à qualidade de vida dos seres humanos. Nesses estudos, os resultados apontam que a associação de uma noite bem dormida a exercícios físicos regulares tende a ser uma ferramenta de sucesso. Entretanto, ainda não há consenso na literatura quanto aos melhores horários de treinamento, modo, frequência, volume, intensidade, duração, progressão e atividades mais indicadas e sua relação com a insônia.

O sono é um estado fisiológico que interrompe a vigília e torna possível a restauração das condições do início da vigília precedente. No entanto, esse mecanismo tão essencial à vida tem sido cada vez mais interrompido, sendo essa interrupção denominada insônia.

A Classificação Internacional dos Transtornos do Sono diferencia a insônia em insônia psicofisiológica, ou seja, dificuldade em começar a dormir ou manter esse sono, e insônia idiopática, que seria a incapacidade de se obter a quantidade adequada de sono, desde a infância, presumivelmente em razão da anormalidade do controle neurológico do sistema vigília-sono. Do ponto de vista clínico e polissonográfico, existe uma grande semelhança entre essas entidades clínicas e a insônia primária.

Para a mensuração da qualidade do sono, formas subjetivas e objetivas fazem parte de estratégias para investigações simples e mais complexas. Subjetivamente, podemos verificar a qualidade do sono mediante a aplicação de questionários específicos por meio de entrevistas. Quando a intenção é obter dados mais precisos, a polissonografia é considerada o padrão-ouro para mensuração da qualidade do sono. Nesse exame são coletados registros contínuos e simultâneos de algumas variáveis fisiológicas durante o sono, como eletroencefalograma, eletro-oculograma, eletromiograma, eletrocardiograma, fluxo aéreo (nasal e oral), esforço respiratório (torácico e abdominal), gases sanguíneos (saturação de oxigênio e concentração de dióxido de carbono) e temperatura corpórea, dentre outras (Silva, 1996).

Sono

Segundo a Sociedade Brasileira de Sono (2003), o sono normal sofre variações de acordo com a faixa etária. Do recém-nascido ao idoso, o sono sofre modificações que passam do sono polifásico para o monofásico na idade adulta, podendo ser fragmentado no envelhecimento. Um adulto normalmente necessita de 7 a 8 horas de sono por dia e os chamados dormidores curtos dormem de 4 a 5 horas por dia. Os chamados dormidores longos necessitam de mais de 9 horas de sono por dia.

O sono é dividido em ciclos ou estágios. Uma pessoa comum tem, geralmente, quatro ou cinco ciclos de sono durante a noite. Evidentemente, os jovens têm ciclos maiores do que os idosos, mas o tempo de sono é essencial para a quantificação desses ciclos.

Rechtschaffen & Kales (1968) definiram o estágio do sono da seguinte maneira: vigília, estágio 1, estágio 2, estágio 3, estágio 4 e sono REM.

O sono se divide em dois tipos fisiologicamente distintos:

- NREM (*Non Rapid Eye Movement* ou movimento não rápido dos olhos).
- REM (*Rapid Eye Movement* ou movimento rápido dos olhos).

A Figura 15.1 ilustra um hipnograma que mostra as diversas fases do sono durante o período de sono, desde o estágio de vigília (0), passando pelos estágios 1, 2, 3 e 4 (NREM), até o sono REM.

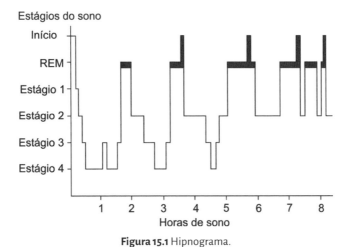

Figura 15.1 Hipnograma.

Sono NREM

O sono NREM é responsável por cerca de 75% do tempo do sono e se divide em quatro estágios distintos. A combinação dos estágios 3 e 4 constitui o sono de ondas lentas, ou sono delta, período em que, de acordo com as pesquisas, acontecem o repouso do cérebro e o aumento da recuperação física (Buckworth & Dishman, 2002). Nesse contexto, já se pode perceber a importância da integração dessas duas variáveis.

Alguns achados sugerem que a temperatura corporal mantida dentro dos valores fisiológicos para o funcionamento orgânico normal das células pode ter relação com o estado de sonolência que ocorre à noite (Gilbert et al., 2004). Esse processo de diminuição da temperatura corporal central é mediado pela vasodilatação periférica com ênfase nas mãos e nos pés (Krauchi et al., 1999).

Convém ressaltar também a relação do sono com a liberação de alguns hormônios que apresentam padrões distintos. O GH (hormônio do crescimento) tem maior atuação na primeira metade da noite em relação ao cortisol e à corticotropina. Já na segunda metade da noite essa predominância se inverte (Steiger, 2003). As privações parciais e/ou totais do sono ocasionam alterações significativas no GH (Brandenberger et al., 2000).

Outro fato relevante está relacionado com o relógio biológico dos seres humanos, sendo os horários de dormir e acordar normalmente predefinidos de acordo com a individualidade e a necessidade de cada indivíduo. No entanto, fatores extrínsecos, como iluminação, ruídos, temperatura, estresse e condições de saúde, dentre outros, podem afetar negativamente a qualidade do sono.

Uma vez afetada a qualidade do sono, inúmeros problemas podem ocorrer tanto na fase aguda como na crônica. Em praticantes de exercícios, observa-se baixo rendimento em razão do curto período de recuperação com fracasso em muitas atividades. Ao mesmo tempo que impera o cansaço para a realização dessas tarefas, a diminuição do metabolismo em virtude do déficit de sono, associada às mudanças fisiológicas proporcionadas por esse déficit, faz com que essas pessoas tenham dificuldade em perder peso e apresentem a tendência, até mesmo, de aumentá-lo em razão da diminuição do gasto energético associado à possibilidade de aumento da ingesta calórica por causa do maior tempo em que ficam acordadas. Em pessoas sedentárias, a possibilidade de engordar é ainda maior. A Figura 15.2 apresenta um organograma que ilustra melhor o que aqui foi descrito.

Estágios do sono NREM

O primeiro estágio dessa fase do sono, denominado estágio de transição ou meio sono, se estabelece e dura, em média, de 1 a 7 minutos. Esse estágio representa até 5% do tempo total de sono. O estágio 2 do sono NREM é reconhecido pela atividade de fundo e episódios de fusos de sono e complexos K. Os fusos

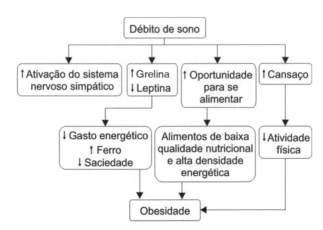

Figura 15.2 Esquema dos mecanismos que explicam a relação entre débito de sono e obesidade.

de sono são ondas de curta duração (12 a 14Hz) que aumentam e diminuem em amplitude para produzir uma característica de fuso. O complexo K é uma onda com componente negativo de alta amplitude, seguido imediatamente por um componente positivo mais lento; às vezes, os complexos K estão relacionados com estímulos auditivos, mas também parecem ocorrer espontaneamente. Esse estágio normalmente constitui a maior proporção do sono nos humanos adultos (45% a 55% do tempo total de sono).

O estágio 3 do sono NREM caracteriza-se por ondas lentas e alta amplitude, > 75mV (medido do valor mais baixo ao mais alto da onda – *peak to peak*), que aparecem em 20% a 50% do período do registro. Esse estágio tem a duração de cerca de 15 a 20 minutos. O estágio 4 do sono NREM é semelhante ao estágio anterior e tem a duração de 40 minutos (Martins Mello & Tufik, 2001).

Sono REM

No sono REM, ocorre relaxamento total do músculo esquelético, denominado atomia. Como característica do sono REM, passam a ocorrer surtos de movimentos oculares. Cada episódio apresenta entre cinco e 50 movimentos. Esses movimentos ocupam entre 5% e 15% do período REM, que é responsável por cerca de 15% a 25% do tempo total do sono (Buysse et al., 1994; Martinez, 2005).

DISTÚRBIOS DO SONO E INSÔNIA

São muitas as pessoas que procuram médicos especialistas todos os anos para tratamento de algum distúrbio relacionado com o sono. Pesquisas recentes têm auxiliado muito esses tratamentos, havendo, muitas vezes, a orientação para a prática sistematizada de exercício físico moderado.

Dos distúrbios relacionados com o sono, oito categorias se destacam de acordo com a International Classification of Sleep Disorders (2005), quais sejam:

1. **Insônias** (por exemplo, insônia idiopática, insônia psicofisiológica).
2. **Distúrbios respiratórios ligados ao sono** (por exemplo, síndrome da apneia obstrutiva do sono, síndrome da apneia central do sono).
3. **Hipersonias de origem central não causadas pelos distúrbios do ritmo circadiano do sono, distúrbios respiratórios relacionados com o sono ou outras causas de sono noturno interrompido** (por exemplo, narcolepsia).

4. Distúrbios do ritmo circadiano do sono (por exemplo, distúrbios da fase atrasada do sono).

5. Parassonias (por exemplo, sonambulismo, terror noturno, distúrbio comportamental do sono REM).

6. Distúrbios do movimento relacionados com o sono (por exemplo, síndrome das pernas inquietas, movimento periódico dos membros, bruxismo).

7. Sintomas isolados, variantes aparentemente normais e de importância não determinada (por exemplo, ronco, sonilóquio).

8. Outros distúrbios do sono.

Entendendo um pouco desses distúrbios, podemos classificar alguns como transtornos primários do sono, subdividindo-os em dissonias (caracterizadas por produzir sonolência diurna excessiva ou dificuldade para iniciar e/ou manter o sono) e parassonias (caracterizadas pela presença de condutas anormais associadas ao sono, como é o caso do sonambulismo e do sonilóquio).

Em relação à insônia, esta pode ser caracterizada como primária, em que há dificuldade para iniciar ou manter o sono e a sensação de não ter tido um sono reparador durante período não inferior a 1 mês (Monti, 2000), ou secundária, causada por outros distúrbios médicos ou mentais, por dependência de drogas ou outras substâncias, por estresse psicossocial ou por hábitos de vida incompatíveis com o sono (Spielman & Glovinasky, 2001).

Os clientes/pacientes com insônia crônica apresentam incidência mais alta de queixas médicas do que a população em geral; sendo assim, tendem a apresentar qualidade de vida diminuída. Em todos os estágios, o despertar está associado à ativação simpática com consequente aumento da frequência cardíaca e da pressão arterial. Muitas vezes, esses sintomas fazem parte do despertar fisiológico. Muitos clientes/pacientes relatam taquicardia noturna tão intensa que não conseguem ficar deitados na cama (Sociedade Brasileira de Sono, 2003).

Causas da insônia

Para Martinez (2004), as doenças mentais estão presentes em 30% a 80% dos casos de insônia, mas outros fatores também podem interferir, como:

- Transtornos de humor (depressivos e bipolares).
- Transtornos de ansiedade (pânicos, fobias, transtornos obsessivo-compulsivos, estresse pós-traumático).

- Esquizofrenia.
- Transtornos de personalidade.
- Transtornos somatoformes (hipocondria, transtorno doloroso).
- Transtornos relacionados com substâncias tóxicas (álcool, cigarro, efedrinas, anfetaminas, cocaína, sedativos, hipnóticos).
- Falta de higiene pessoal.
- Luz e telas (televisões, telas de computadores, letreiros).

Consequências da insônia

A insônia vem sendo relacionada com alterações do humor, irritabilidade, redução do desempenho acadêmico e profissional e diminuição da concentração e da memória. Além disso, a insônia e a fadiga aumentam significativamente o risco de acidentes de trabalho, domésticos e de trânsito (Souza & Reimão, 2004). Há relatos, também, de uso excessivo de drogas. O consumo de bebida alcoólica também é comum, por meio do qual o insone busca uma forma paliativa de alcançar o sono.

ATIVIDADE FÍSICA E INSÔNIA

Segundo Buckworth & Dishman (2002), cerca de 30% da população adulta nos EUA e 20% a 40% da população mundial são acometidos por problemas relacionados com o sono, piorando a qualidade de vida, aumentando o risco de acidentes e diminuindo a produtividade no trabalho, entre outras consequências.

Embora o sono e a atividade física sejam mediados por mecanismos fisiológicos diferentes, a literatura aponta uma relação entre ambos. Alguns estudos epidemiológicos demonstraram que o exercício físico provoca impactos positivos na qualidade do sono e, concomitantemente, na qualidade de vida das pessoas. Os praticantes de atividade física normalmente apresentam menos queixas relacionadas com o sono, demonstrando, como consequência, melhor qualidade e menor incidência de sonolência diurna (Sherrill, Kotchou & Quan, 1998).

Um recente levantamento epidemiológico, realizado na cidade de São Paulo, revelou que entre 27,1% e 28,9% das pessoas fisicamente ativas e 72,9% a 71,1% das sedentárias se queixavam de insônia e sonolência excessiva, respectivamente (Mello et al., 2008).

Estudos mais recentes confirmaram o aumento do sono de ondas lentas em consequência do exercício físico. Youngstedt, Kripke & Elliott (1999) verificaram os efeitos do exercício sobre o sono após o consumo de altas doses de cafeína durante o dia e observaram aumento no sono de ondas lentas após o exercício (sem cafeína); entretanto, esse aumento foi um terço menor após o consumo de cafeína. Isso sugere a participação do sistema de neurotransmissão adenosinérgico no aumento no sono de ondas lentas após o exercício.

Um grupo de 16 homens, entre 19 e 41 anos de idade, realizou 15 minutos de exercícios a cada hora, durante 8 horas. Tanto o ritmo da temperatura corporal como os níveis de hormônio melatonina ajustaram-se ao horário de sono durante o dia. Esses sujeitos relataram período maior de sono, menos fadiga, mais vigor e menos distúrbios do humor (Eastman et al., 1995). A realização de 3 horas de exercícios contínuos, durante a noite, levou a atraso entre 1 e 2 horas na secreção de melatonina e tireotropina (Van Reeth et al., 1995). O estudo realizado por Buxton et al. (1997) mostrou que exercícios contínuos por 1 hora eram suficientes para produzir os efeitos sincronizadores em humanos.

Para Mello et al. (2008), o sono de pessoas ativas é melhor do que o de pessoas inativas, o que levanta a hipótese de que um sono melhorado proporcionaria menos cansaço durante o dia seguinte e mais disposição para a prática de atividade física. Pode-se afirmar que o exercício físico melhora o sono da população em geral, principalmente de indivíduos sedentários. Parâmetros indiretos, como diminuição da ansiedade e da depressão, não podem ser negligenciados como efeitos positivos do exercício físico e sua relação com a qualidade do sono.

Entretanto, resta um pergunta: o exercício físico pode promover a melhora do padrão de sono? Alguns estudos realizados têm procurado responder essa questão, apoiando-se inicialmente em três hipóteses.

A primeira hipótese, conhecida como termorregulatória, afirma que o aumento da temperatura corporal como consequência do exercício físico facilitaria o disparo do início do sono graças à ativação dos mecanismos de dissipação do calor e de indução do sono, processos estes controlados pelo hipotálamo (Mello et al., 2005).

A segunda hipótese, conhecida como conservação de energia, defende que o aumento do gasto energético promovido pelo exercício durante a vigília aumentaria a necessidade de sono a fim de alcançar um balanço energético positivo, restabelecendo uma condição adequada para um novo ciclo de vigília (Mello et al., 2005).

A terceira hipótese, restauradora ou compensatória, da mesma maneira que a anterior, defende que a alta atividade catabólica durante a vigília reduziria as reservas energéticas, aumentando a necessidade de sono e favorecendo a atividade anabólica (Mello et al., 2005).

Segundo Driver & Taylor (2000) e Montgomery, Trinder & Paxton (1982), em relação ao tempo total de sono, exercícios agudos ocasionam aumento do episódio total de sono. Assim como acontece com o exercício físico crônico, indivíduos treinados apresentam mais tempo de sono em comparação com indivíduos sedentários, o que reforça a necessidade de maior período de sono para restabelecer a homeostase perturbada pelo exercício físico.

Assim, verificou-se que o exercício físico e o sono de boa qualidade são fundamentais para uma boa qualidade de vida e para a recuperação física e mental do ser humano.

Prescrição de atividade física para o cliente/paciente com insônia

Em observação prática no campo que envolve o esporte e a insônia, foram verificados melhora significativa na qualidade do tempo de sono e diminuição no tempo de vigília. Embora a eficácia do exercício físico sobre o sono tenha sido demonstrada e aceita pela American Sleep Disorders Association (1991) como uma intervenção não farmacológica para melhora do sono, poucos profissionais da área da saúde têm recomendado e prescrito o exercício físico com esse intuito.

Inúmeras investigações são encontradas na literatura com diferentes desenhos experimentais em suas metodologias, o que dificulta um pouco a comparação entre os estudos. Variações na intensidade, no volume, no horário de treinamento, no modo, na frequência, na progressão e no tipo de atividade prescrita são descritas na literatura. Assim, entendemos que, independentemente da atividade, o importante é manter-se ativo e executar, de preferência, atividades que proporcionem prazer. Entretanto, oscilações em algumas variáveis são tão importantes como em qualquer outra situação voltada ao exercício.

A seguir, descrevemos algumas sugestões que ajudarão a nortear a prática de exercícios físicos para alunos iniciantes, intermediários e avançados que enfrentam distúrbios relacionados com o sono.

Atividade anaeróbica

Para alunos iniciantes, recomenda-se a prática três vezes por semana, enquanto os alunos intermediários e avançados devem aumentar a frequência para quatro ou cinco vezes por semana, e o exercício deve ser realizado, preferencialmente, durante o período matutino, evoluindo, no máximo, até o período vespertino.

Para Mello et al. (2005), as variáveis relacionadas com o exercício físico, a intensidade e o volume são extremamente importantes, pois, quando a sobrecarga é aumentada até um nível ideal, ocorre melhora da resposta na qualidade do sono. Por outro lado, quando a sobrecarga imposta pelo exercício é demasiadamente alta, ocorre uma influência negativa direta sobre a qualidade do sono.

Atividade aeróbica

A mesma padronização para as atividades anaeróbicas aplica-se às atividades aeróbicas em relação ao nível dos clientes/pacientes, ao volume, à intensidade, à progressão e ao horário de treinamento.

O tempo de atividade não deve ser superior a 60 minutos por dia. As atividades anaeróbicas podem e devem ser associadas às atividades aeróbicas, lembrando a recomendação de que essas atividades sejam realizadas nas primeiras horas do dia.

Os graus de volume e intensidade podem ou não interferir no aumento do tempo de sono, ficando a cargo do professor de educação física a responsabilidade pela evolução do programa de treinamento de maneira metodológica, com base na avaliação do aluno e no *feeling* diário individual.

Atividade aquática

Mesmo para alunos iniciantes, as recomendações consistem sempre em uma frequência igual ou superior a quatro vezes por semana, durante 60 minutos por sessão. Tanto a natação como a hidroginástica parecem ser atividades físicas eficientes quando se trata da insônia; por isso, são altamente recomendadas.

Ao contrário das atividades de musculação, corrida, ciclismo, entre outras, a natação deve ser realizada durante o período vespertino ou no período noturno, de acordo com algumas sugestões.

Alunos com insônia relatam que a natação ajuda também nos casos de apneia de sono e de despertar noturno, o qual, em geral, é seguido de aumento da frequência cardíaca e da pressão arterial.

TERAPIA NÃO MEDICAMENTOSA PARA O TRATAMENTO DA INSÔNIA

Hipnose

De acordo com Bauer (2010), relatos de induções hipnóticas podem ser encontrados desde os primórdios da história da humanidade. Há indícios em papiros no Egito datados do início do terceiro milênio antes de Cristo de que sacerdotes induziam pessoas, naquela região, a certo tipo de estado hipnótico.

A hipnose é uma terapia que visa identificar a causa inconsciente da dificuldade de dormir para, assim, trazer a solução. Em geral, a hipnose é iniciada por relaxamento muscular progressivo. Esse relaxamento é muito importante, principalmente quando as causas estão ligadas a estresse ou ansiedade. A hipnose tem como objetivo restabelecer o equilíbrio do cliente/paciente para que ele volte a ter um sono tranquilo e reparador. No momento em que o cliente/paciente está em estado de transe, o hipnólogo faz sugestões adequadas para tratar a depressão. No momento do transe hipnótico, o cliente/paciente irá produzir maior quantidade de serotonina, substância de prazer liberada pelo cérebro. Em geral, pessoas depressivas diminuem a produção de serotonina, e esse tratamento apresenta grandes benefícios quando consegue aumentar as taxas desse neurotransmissor (Bauer, 2010).

Técnicas cognitivo-comportamentais

O uso de técnicas cognitivo-comportamentais (TCC) produz mudanças objetivas e subjetivas no padrão de sono e na qualidade de sono de adultos com insônia. O uso de TCC é tão eficaz quanto o de medicamentos no tratamento a curto prazo da insônia em populações adultas e idosas e apresenta vantagens ainda maiores a longo prazo na manutenção da melhora desses clientes/pacientes (Cervena et al., 2004; Morin et al., 1994).

Terapia de restrição do sono

A terapia de restrição do sono também se baseia em horário preestabelecido para despertar o cliente/paciente e trabalha com o conceito de eficiência do sono. Por exemplo, clientes/pacientes que desejam despertar às 6h30, mas que têm tido insônia quando tentam adormecer às 10 horas da noite, são orientados a não ir para a cama antes de 1h da manhã; desse modo, terão sua eficiência do sono otimizada. Aos poucos, esses indivíduos deverão antecipar, de maneira lenta e progressiva, o horário de ir para a cama (por exemplo, 15 minutos a mais a cada 4 a 7 dias), visando manter sua eficiência de sono por volta de 85% (Morin et al., 1999). Outras técnicas comportamentais incluem relaxamento, meditação e o uso de hipnose, com alguns resultados positivos (Morin et al., 1999; Soares, 2006).

Ervas medicamentosas

A *Valerian officinalis* também apresenta propriedades sedativas, comprovadas em ensaios clínicos controlados com placebo. Seu efeito sedativo se dá mediante a interação com receptores GABA/BDZ. A obtenção do efeito hipnótico, no entanto, pode ter um tempo de latência de até 2 semanas (Soares, 2006).

A camomila (*Matricaria recutita*) também está entre os produtos "naturais" considerados sedativos, embora estudos controlados não tenham sido realizados para averiguar sua eficácia clínica (Soares, 2006).

A semente da *Griffonia* contém um aminoácido natural, precursor do neurotransmissor serotonina e intermediário no metabolismo do triptofano. Seu uso como antidepressivo, supressor de apetite e auxiliar no sono é bem difundido.

A kava kava é uma erva popular para o tratamento de estresse, ansiedade e depressão. Essa erva também atua como diurético e agente anti-inflamatório. É mais conhecida por suas qualidades relaxantes e para elevar o humor, o bem-estar e o contentamento, produzindo também uma sensação de relaxamento. Vários estudos descobriram que a kava pode ser útil no tratamento de ansiedade, insônia e perturbações do sistema nervoso, entre outras.

A semente do *endro* é usualmente recomendada para os casos de acidez estomacal, cólicas, edema pulmonar, gases intestinais, halitose, hemorroidas, indigestão, piolhos, soluções, insônias e pesadelos.

A passiflora é o fitoterápico mais usado para ajudar a atenuar os sintomas da ansiedade, uma das causas da insônia. Obtida das folhas do maracujá, é amplamente utilizada na Europa e nos EUA, principalmente pelas pessoas ativas que estão sempre com muito trabalho e tarefas na mente.

Considerações finais

A qualidade do sono é fundamental para a qualidade do estado de vigília, e vice-versa. Os estudos disponíveis sobre este tema ainda não estabeleceram um consenso claro em relação à atividade física e medicamentosa.

É importante salientar que a prática de exercícios realizados de maneira intensa no período noturno pode diminuir a qualidade do sono, enquanto atividades físicas regulares e moderadas auxiliam o sono; entretanto, a literatura ainda não é conclusiva quanto à melhor prescrição no que tange ao volume e à intensidade. Atividades de relaxamento e terapias também têm se mostrado eficientes no tratamento da insônia.

Convém lembrar que não existe remédio para dormir – mesmo os fármacos hipnóticos não levam ao sono; eles alteram, apagam e/ou levam o indivíduo a um estado alterado, mas não promovem o sono fisiológico profundo e restaurador.

Referências

American Sleep Disorders Association. International classification of sleep disorders, revised: diagnostic and coding manual. Rochester, Minnesota: American Sleep Disorders Association, 1997.

American Sleep Disorders Association. The international classification of sleep disorders (diagnostic and coding manual). Kansas: DCSC, 1991.

Bauer S. Manual da hipnose ericksoniana. Rio de Janeiro: Editora Wak, 2010.

Brandenberger G, Gronfier C, Chapotot F, Simon C, Piquard E. Effect of sleep deprivation on overall 24-h growth-hormone secretion. Lancet 2000; 356(9239):408.

Buckworth J, Dishman RK. Exercise psychology. Champaign: Human Kinetics, 2002.

Buxton OM, Frank SA, L'Hermite-Balériaus M, Leproult R, Turek FW, van Cauter E. Role of intensity and duration of nocturnal exercise in causing phase delays of human circadian rhythms. Am J Physiol 1997; 237:r536-42.

302 Capítulo 15 – Relação entre Insônia e Atividade Física

Buysse DJ, Reynolds CF, Kupfer DJ et al. Clinical diagnoses in 216 insomnia patients using the International Classification of Sleep Disorders (ICSD), DSM-IV and ICD-10 categories. A report from the APA/NIMH DSM-IV field trial. Sleep 1994; 17:630-7.

Cervena K, Dauvilliers Y et al. - Effect of cognitive behavioural therapy for insomnia on sleep architecture and sleep EEG power spectra in psychophysiological insomnia. J Sleep Res 2004; 13(4):385-93.

Driver HS, Taylor S. Exercise and sleep. Sleep Med Rev 2000; 4:387-402.

Eastman CI, Hoese EK, Youngstedt SD, Liu L. Phase-shifting human circadian rhythms with exercise during the night shift. Physiol Behav 1995; 58:1287-91.

Gilbert SS, Van Den Heuvel CJ, Fergunson SA, Danson D. Termorregulation as a sleep signalling system. Sleep Med Rev 2004; 8(2):81-93.

Krauchi K, Cajochen C, Werth E, Wirz-Justice A. Warm feet promote the rapid onset of sleep. Nature 1999; 401(6748):36-7.

Martinez D. Insônia na prática clínica. São Paulo: Artmed, 2004.

Martins PJF, Mello MT, Tufik S. Exercício e sono. Rev Bras Med Esporte, Niterói 2001; 7(1).

Mello MT, Boscalo RO, Esteves AM, Tufik S. O exercício físico e aspectos psicobiológicos. Rev Bras Med Esporte, Niterói, jun. 2005; 11(3):203-7.

Mello MT, Fernandez AC, Tufik S. Levantamento epidemiológico da prática de atividade física na cidade de São Paulo. Rev Bras Med Esp 2000; 6:119-24.

Montgomery I, Trinder J, Paxton SJ. Energy expenditure and total sleep time: effect of physical exercise. Sleep 1982; 5:159-68.

Monti JM. Insônia primária: diagnóstico diferencial e tratamento. Rev Bras Psiquiatr São Paulo, mar 2000; 22(1).

Morin CM, Culbert JP, Schwartg SM. Nonpharmacological interventions for insomnia: a meta-analysis of treatment efficacy. Am J Psychiatry 1994; 151:1172-80.

Morin CM, Hauri PJ, Esnie CA, Spielman AJ, Buysse DJ, Bootzin RR. Nonpharmacologic treatment of chronic insomnia: an American Academy of Sleep Medicine review. Sleep 1999; 22:1134-56.

Rechtschaffen A, Kales A. A manual of standardized terminology, techniques and scoring system for sleep stages of human subjects. Brain Information Service/Brain Research Institute, UCLA, Los Angeles, 1968.

Sherrill DL, Kotchou K, Quan SF. Association of phisycal acivity an human sleep disorders. Arch Intern Med 1998; 158 (17):1894-8.

Silva RS. Introdução ao estagiamento do sono humano. Braz J Epilepsy Clin Neurophysiol 1996; 3(2):187-99.

Soares CN. Insônia na menopausa e perimenopausa: características clínicas e opções terapêuticas. Rev Psiquiatr Clin São Paulo, 2006; 33(2).

Sociedade Brasileira de Sono. I Consenso Brasileiro de Insônia. Hypnos – J Clin Exp Sleep Research 2003; 4(Suppl 2):9-18.

Souza JC, Reimão R. Epidemiologia da insônia. Psicol Estud, Maringá, abr. 2004; 9(1). Disponível em: <http://www.scielo.br/scielo.php?script=sci_arttext&pid=S1413-7372200400010000 2&lng=en&nrm=iso>. Acesso em: 31/12/2012.

Spielman AJ, Glovinsky PB. The varied nature of insomnia. In: Hauri PJ (ed.) Case studies in insomnia. New York: Plenum Publishing Corporation, 1991:1-15.

Steiger A. Sleep and endocrinology. J Intern Med 2003; 254(1):13-22.

Van Reeth O, Sturis J, Byrne MM et al. Nocturnal exercise phase delays circadian rhythms of melatonin and thyrotropin secretion in normal men. Am J Physiol 1994; 266:E964-74.

Youngstedt SD, Kripke DF, Elliott JA. Is sleep disturbed by vigorous late-night exercise? Med Sci Sports Exerc 1999; 31:864-9.

CAPÍTULO 16

BENEFÍCIOS DO EXERCÍCIO FÍSICO PARA CLIENTES/PACIENTES COM CÂNCER

DIHOGO GAMA DE MATOS
BERNARDO MINELLI RODRIGUES
GIOVANNI DA SILVA NOVAES
CARLOS GONÇALVES TAVARES

INTRODUÇÃO E FISIOPATOLOGIA DO CÂNCER

O câncer é definido como crescimento descontrolado e disseminação anormal de células no organismo (Battaglini et al., 2006; Garcia et al., 2007). Ainda assim, defini-lo como uma doença única é complicado, uma vez que existem mais de 200 tipos de tumores malignos. Sua classificação está relacionada com a célula ou o local de origem (por exemplo, os carcinomas se originam em pele, glândulas e mucosas, enquanto os sarcomas têm origem na gordura, nos músculos e/ou nos ossos); outros, por sua vez, têm sua nomenclatura atrelada às células precursoras.

Inúmeras são as causas que podem desencadear o câncer. Dentre elas, podemos citar o tabagismo, o consumo de álcool, a inalação de poeiras inorgânicas, solventes, radiações ionizantes e exposição à luz solar, além de alguns tipos de vírus. Não se pode negligenciar também a genética, que tem grande probabilidade de desencadear essa patologia.

Com o envelhecimento da população em países desenvolvidos e em desenvolvimento, a incidência de câncer costuma ser mais elevada em indivíduos com idade superior a 65 anos, aumentando substancialmente, em particular para o câncer de cólon e o de próstata, cuja associação com o envelhecimento está bem estabelecida (Yancik, 1997). O avançar da idade não aumenta apenas a vulnerabilidade ao câncer, mas também o risco de outras comorbidades (por exemplo, osteoporose, artrite, sarcopenia e doença cardiovascular) (Yancik et al., 2001), que podem comprometer a função física e a vida independente com custos substanciais para a comunidade e, em última análise, culminando em morte.

Em muitos países, o câncer de próstata é o tipo mais comum entre os homens (Dachs et al., 2008, Keogh & MacLeod 2012; Stokes et al., 2010). Homens com câncer de próstata estão vivendo mais após o diagnóstico, com estatísticas indicando taxas de sobrevivência de até 76,5% em 5 anos após o diagnóstico (Serdà Ferrer et al., 2009). O aumento das taxas de sobrevivência pode refletir a melhora na detecção precoce (por exemplo, mediante o rastreio de antígeno específico da próstata [PSA]) e nas modalidades de tratamento, como cirurgia (por exemplo, prostatectomia radical), terapia da privação do andrógeno (ADT) e terapia de radiação (Gomella, 2007; Oliver et al., 2001).

Os efeitos adversos relacionados com o tratamento contra o câncer variam de acordo com o tipo e a intensidade desse tratamento. Esses efeitos podem ser agudos ou crônicos, moderados ou severamente debilitantes. Os efeitos adversos mais comuns são: náusea, perda de apetite, perda de cabelo, depressão, perda de peso, dificuldade respiratória, perda de força muscular e fadiga (Dimeo, 2001; Garcia et al., 2007). Contudo, é importante ressaltar que a fadiga relacionada com o câncer difere daquela resultante de qualquer excesso físico ou mental (Gutstein, 2001).

Acredita-se que um declínio na atividade física agrave os efeitos adversos, levando os clientes/pacientes a experimentar um efeito negativo recorrente, o que exacerba ainda mais a sensação de fadiga. Exemplos clássicos são a perda de apetite, o desgaste físico e a perda da força muscular total.

Outro efeito adverso do tratamento pode ser a caquexia, síndrome complexa caracterizada por inflamação e perda de peso corporal total, que pode levar ao óbito muitos clientes/pacientes com câncer. Além disso, no processo de caquexia, a força e a resistência muscular são drasticamente reduzidas, limitando a capacidade de executar atividades diárias e afetando seriamente a qualidade de vida do cliente/paciente (Argilés et al., 2012). Uma terapia única não se mostra eficaz no tratamento da caquexia. Além de estratégias farmacológicas, o exercício físico tem sido sugerido como uma contramedida promissora para preveni-la e restaurar a força e a resistência muscular (Argilés et al., 2012).

O treinamento de força é considerado eficaz em melhorar a mobilidade reduzida e os efeitos colaterais musculares provocados pelo câncer, como perda de massa muscular e fraqueza (Boxer et al., 2005; Clay et al., 2007; Galvão et al., 2008).

A PRÁTICA DE EXERCÍCIOS EM CASOS DE CÂNCER

A atividade física durante o tratamento oncológico é benéfica e segura. O tipo, o volume e a intensidade do exercício devem ser individualizados de acordo com as habilidades, as condições clínicas do cliente/paciente e a fase em que se encontra a doença.

Após a fase de avaliação e o início da participação de clientes/pacientes com câncer em programas de exercícios físicos, antes do tratamento convencional, a literatura relata melhora na eficiência dos sistemas cardiovascular, pulmonar, endócrino e musculoesquelético (Garcia et al., 2007), reduzindo o risco de comorbidades associadas à terapia (Newton et al., 2009).

Após o tratamento convencional, seja por cirurgia, quimioterapia ou radioterapia, os exercícios físicos se revelam grandes aliados no tratamento do câncer e suas consequências agregadas.

Em pacientes submetidos a cirurgias, os exercícios respiratórios tendem a diminuir as complicações pulmonares e as caminhadas melhoram o trânsito intestinal no pós-operatório de cirurgias de grande porte, como as do trato gastrointestinal, além de melhorarem a capacidade cardiopulmonar. Outro benefício dos exercícios é auxiliar a recuperação do membro operado.

Em indivíduos submetidos à quimioterapia, os exercícios regulares melhoram a fadiga, as náuseas, a obstipação intestinal, a ansiedade e a depressão e auxiliam o combate ao ganho de peso durante os ciclos de quimioterapia adjuvante. Entretanto, os clientes/pacientes com anemia grave devem evitar os exercícios, pois o sistema cardiovascular não tem condições de se adaptar à maior demanda de oxigênio durante as atividades. Clientes/pacientes que utilizam cateter externo de longa permanência devem evitar exercícios realizados na água, em virtude do risco de infecção, e exercícios resistidos para os músculos onde foi implantado o cateter, para evitar deslocamentos.

Em caso de radioterapia, não devem ser realizados exercícios em piscinas com cloro, uma vez que as regiões da pele que estão recebendo o tratamento ficam bastante sensíveis. No entanto, outras atividades podem ser realizadas com os devidos cuidados. Todavia, vale ressaltar que os clientes/pacientes devem ser acompanhados por uma equipe multiprofissional, respeitando as áreas de atuação e mantendo o respaldo médico.

Prescrição de atividades aeróbicas: frequência, volume e intensidade

Como mencionado previamente, a incidência de câncer está relacionada com o estilo de vida dos indivíduos (Schoenberg & Halle, 2009).

Estudos mostram que, inicialmente, o objetivo da prática de exercícios físicos em clientes/pacientes com câncer é a obtenção de bem-estar e uma melhor qualidade de vida (Cramp, James & Lambert, 2010). De fato, estudos clínicos indicam que indivíduos com diagnóstico de câncer e que realizam exercícios físicos aeróbicos apresentam melhora da qualidade de vida (McNeely et al., 2006; Schmitz et al., 2005). Verifica-se a melhora do sistema cardiovascular em clientes/pacientes em tratamento ou após tratamento do câncer, levando à diminuição dos efeitos colaterais da quimioterapia ou radioterapia (Schmitz et al., 2005).

Segundo Matthew & Emily (2010), níveis de atividade física mais elevados parecem beneficiar a modulação do risco de câncer de mama. O estudo de Schoenberg e Halle (2009) revelou menor risco de desenvolvimento do câncer em homens e mulheres que praticam exercícios regularmente. É também importante ressaltar que poucos estudos avaliam a possível interação entre o treinamento físico e a eficácia da terapia convencional para essa população (Jones, Eves & Haykowsky, 2009).

A prática regular de exercícios aeróbicos pode também aumentar a atividade de neutrófilos, eosinófilos, monócitos e linfócitos (Nieman, 1997). Na prática de uma atividade física intensa (crônica) existe uma relação dose-resposta, com uma curva na formato de J, entre a intensidade da atividade física e a resposta do sistema imune, ou seja, a atividade física executada com moderação acarretaria a ativação do sistema imune, enquanto o treino intenso e exaustivo promoveria imunossupressão (Wermore & Ulrich, 2006).

A atividade aeróbica vem sendo recomendada como coadjuvante no tratamento de vários tipos de cânceres, tornando-se, portanto, uma boa estratégia de saúde pública, intervenção e redução do impacto dessa doença, com custos e riscos relativamente baixos (McTiernan, 2008).

Os estudos com treinamento físico tiveram início no final dos anos 1980, como intervenção apropriada para diminuição dos efeitos colaterais da quimioterapia e da radiação, que causam fadiga e perda de aptidão cardiorrespiratória, em mulheres com câncer de mama em estágio inicial (Brown, Byers & Doyle, 2003; Gianni, Dombernowsky & Sledge, 2001).

Efeito do exercício aeróbico sobre a função cardiorrespiratória

De quatro estudos que analisaram a função cardiorrespiratória, três apresentaram resultados significativamente positivos. Adamsen et al. (2003) demonstraram aumento da capacidade aeróbica após 6 semanas de treinamento de força combinado a exercício aeróbico com intensidade de 60% a 100% da $FC_{máx}$ em bicicleta ergométrica durante o tratamento de clientes/pacientes com diversos tipos de câncer. San Juan et al. (2008) relataram aumento significativo no consumo de oxigênio de pico (VO_{2pico}) em crianças com leucemia em apenas 8 semanas de intervenção intra-hospitalar. O programa de exercícios consistiu no treinamento de força associado ao exercício aeróbico com duração de 10 a 30 minutos a 50% a 70% da $FC_{máx}$. De Backer et al. (2007) evidenciaram que um período de 18 semanas induziu aumento do $VO_{2máx}$, tendo as sessões de treinamento duração de 16 minutos em bicicleta ergométrica na intensidade de 30% a 65% do $VO_{2máx}$. Corroborando os estudos supracitados, Battaglini et al. (2009) evidenciaram melhora da capacidade cardiorrespiratória em 10 clientes/pacientes com leucemia. Diante dos resultados apresentados, fica evidente o efeito potencialmente positivo do exercício físico em melhorar a capacidade aeróbica de clientes/pacientes com diversos tipos de câncer, durante e após o tratamento.

Efeito do exercício aeróbico no sistema imune

Fairey et al. (2005) observaram aumento significativo na atividade de células NK (*natural killer* – células que exercem ação antitumoral) após um período de treinamento aeróbico de 15 semanas com 70% a 75% do $VO_{2máx}$. Kelm et al. (2000) investigaram o efeito de um programa de 13 semanas de treinamento de força e aeróbico realizado duas vezes por semana, em clientes/pacientes com câncer submetidos à quimioterapia, e observaram aumento do número de células NK. Essa ativação imunológica foi acompanhada pelo aumento do desempenho físico e da força e pela melhora na qualidade de vida. Um estudo conduzido por Peters et al. (1994) também demonstrou aumento da atividade das células NK após 7 meses de treinamento de força em clientes/pacientes com câncer de mama na pós-menopausa. Apesar da quantidade reduzida de estudos, o exercício físico pode induzir o aumento da atividade das células NK, melhorando, assim, a resposta imune ao câncer; no entanto, outros estudos ainda precisam investigar melhor essa relação.

Esses resultados devem ser interpretados com cuidado e outras variáveis precisam ser investigadas, como a produção de imunoglobulinas, a apresentação de antígeno, a atividade microbicida, a citotoxicidade de linfócitos, a apoptose e a fagocitose, entre outras.

Efeito do exercício aeróbico na qualidade de vida

A grande maioria dos estudos relata melhora na qualidade de vida com a prática de exercícios aeróbicos. De Backer et al. (2007) evidenciaram que todas as escalas de função da EORTC QLQ-30, salvo a cognitiva, melhoraram após um treinamento de alta intensidade de 18 semanas. San Juan et al. (2008) também encontraram melhora na qualidade de vida em estudo com crianças com leucemia submetidas a transplante de medula óssea. Os autores comentam que crianças com leucemia podem ser seguramente submetidas a um programa de condicionamento supervisionado intra-hospitalar e que esse programa deverá incluir exercícios de força e aeróbicos, uma vez que as crianças que realizam o exercício físico após o transplante de medula óssea obtêm benefícios para a saúde global após o curto prazo de 8 semanas.

Adamsen et al. (2009) mostraram que 6 semanas de exercício resultaram em melhora significativa de sete dos 10 itens da escala de bem-estar geral. Em contrapartida, o estudo de Courneya et al. (2007) com exercícios de força e aeróbicos não mostrou melhora significativa da qualidade de vida em clientes/pacientes com câncer de mama submetidos à quimioterapia. Apesar disso, foram observadas melhoras na autoestima, no condicionamento físico, na composição

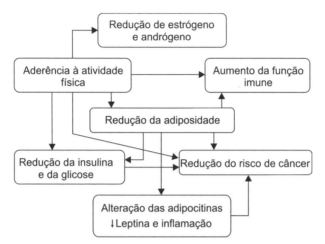

Figura 16.1 Mecanismos hipotéticos ligando a atividade física à redução do risco de desenvolvimento do câncer. A atividade física pode funcionar mediante a redução da quantidade de tecido adiposo (adiposidade), o que reduz a produção de hormônios sexuais (andrógenos e estrógenos), insulina, marcadores inflamatórios e leptina, diminuindo, assim, a exposição a esses hormônios e peptídeos potencialmente cancerígenos, melhorando a função imune e reduzindo o risco de câncer. (McTiernan, 2008.)

corporal e na taxa de conclusão da quimioterapia sem causar linfedema. Adamsen et al. (2009) analisaram a qualidade de vida por meio do questionário SF-36 e encontraram melhora significativa no aspecto físico com tendência de melhora nos escores de dor, estado geral de saúde, vitalidade, aspecto social, saúde mental e saúde emocional. Considerando os estudos supracitados, é possível concluir que programas de exercícios que incluam o treinamento de força e aeróbico melhoram a qualidade de vida de clientes/pacientes com diversos tipos de câncer.

Efeito do exercício aeróbico na fadiga

A fadiga é um dos efeitos colaterais mais comumente relatados por clientes/pacientes com câncer (Dimeo et al., 1997). Battaglini et al. (2006) verificaram diminuição significativa nos níveis de fadiga após 21 semanas de exercício moderado, realizado duas vezes por semana, em clientes/pacientes com câncer de mama, após cirurgia. O resultado desse estudo sugere que o treinamento de força deve ser incluído em programas de exercícios que combatam a fadiga e melhorem a força muscular em mulheres com câncer de mama. Segal et al. (2009) demonstraram redução da fadiga em clientes/pacientes com câncer de próstata que receberam radioterapia após 24 semanas de treinamento. Adamsen et al. (2009) mostraram que exercícios de alta intensidade reduziram a fadiga em clientes/pacientes submetidos à quimioterapia. Similarmente, Battaglini et al. (2009) encontraram redução significativa nos escores de fadiga em 10 clientes/pacientes com leucemia que treinaram três vezes por semana, duas vezes por dia. Por conseguinte, a intervenção com exercício de força e aeróbico pode reduzir os níveis de fadiga de pessoas com câncer. Esses dados sugerem que o exercício pode ser uma ferramenta no tratamento da fadiga para essa população.

Recomendação para prescrição de exercícios aeróbicos para clientes/pacientes com câncer

Recomenda-se o treinamento aeróbico durante os períodos de tratamento e pós-tratamento de clientes/pacientes com diversos tipos de câncer. Os resultados devem ser interpretados com cautela, pois os estudos ainda são escassos e necessitam de mais dados epidemiológicos. Battaglini et al. (2004) acreditam que o exercício físico de intensidade moderada pode proporcionar um estímulo fisiológico suficiente para melhorar o desempenho muscular de sobreviventes de câncer, mesmo durante ou após o tratamento. Para De Backer et al. (2007), a prática de exercício com alta intensidade aumenta os benefícios para clientes/pacientes com câncer. Desse modo, a intervenção deve ser individualizada e constantemente avaliada.

Finalmente, tomando como base todos os estudos analisados nesta revisão, a Tabela 16.1 apresenta algumas sugestões para prescrição do exercício físico

Tabela 16.1 Recomendações de programas de exercício durante e após tratamento do câncer

Tipo de treinamento	Intervenção	Frequência semanal	Intensidade	Duração	Exercícios utilizados
Aeróbico	Durante o tratamento	2 a 3	40% a 60% do $VO_{2máx}$ ou 50% a 70% da $FC_{máx}$	20 a 30 minutos	Bicicleta ergométrica e caminhada
	Após o tratamento	3 a 5	70% a 80% da $FC_{máx}$ ou $VO_{2máx}$	30 a 60 minutos	

$VO_{2máx}$: consumo máximo de oxigênio; $FC_{máx}$: frequência cardíaca máxima.

em clientes/pacientes com câncer durante e após o tratamento. Vale destacar que as intensidades e durações são diferentes entre os períodos de tratamento e pós-tratamento, e que estas sugestões não são fixas, podendo sofrer alterações de acordo com o estado clínico do cliente/paciente. Caso os treinamentos de força e aeróbico sejam combinados, as durações sugeridas devem considerar a divisão do tempo entre as duas modalidades.

É possível concluir que a combinação dos treinamentos de força e aeróbico pode beneficiar os clientes/pacientes em tratamento e pós-tratamento de câncer, sendo bem aceita/tolerada pelos clientes/pacientes. Evidentemente, os efeitos positivos do exercício podem variar significativamente em função do tipo de câncer, da intensidade, da frequência e duração do programa de exercícios e do estilo de vida do cliente/paciente.

Prescrição para atividades de força

Ao longo dos anos, a força tem sido objeto de mitos, lendas e de intensas estratégias de *marketing* para promover a venda de equipamentos e programas. Diferentes sistemas de treinamento de força (TF) têm surgido, desconsiderando os fatos ou achados científicos subjacentes, e melhorias substanciais são evidentes nas fases iniciais do treinamento.

A força muscular é diretamente proporcional à capacidade contrátil do músculo e à quantidade de proteína contrátil nas fibras musculares, bem como ao número de unidades motoras. O TF é uma modalidade de exercício físico decrescente de busca por benefícios à saúde e melhora na qualidade de vida e no desempenho, sendo reconhecido como componente essencial de um programa de condicionamento físico global para pessoas com diversos objetivos (Baechle & Earle, 2008; Ratamess et al., 2009; Willardson, 2006).

Os treinamentos diferem segundo a manipulação de certas variáveis agudas presentes em um programa de TF, que incluem: ação muscular, ordem dos exercícios, números de séries, números de repetições, intervalo entre as séries, intensidade, velocidade de execução e frequência semanal. O controle adequado dessas variáveis é determinante para as respostas adaptativas ao TF e, consequentemente, para melhora na saúde e no desempenho (Bird et al., 2005; Kraemer & Ratamess 2004; Rhea et al., 2002), determinando ainda a magnitude da adaptação dos sistemas neuromuscular, neuroendócrino e musculoesquelético, tanto em efeito agudo como crônico (Bird et al., 2005). As adaptações fisiológicas decorrentes do TF incluem o aumento da força musculoesquelética, da massa corporal e da massa óssea (Stone et al., 1991).

A Figura 16.2 ilustra, de maneira resumida, as variáveis do TF.

Assim, a dose do exercício físico é um ponto crucial e deve ser cuidadosamente avaliada nos casos de clientes/pacientes com câncer. O treinamento de força com intensidade de moderada a elevada provoca ganho maior dos níveis de força por provocar maiores efeitos específicos anabólicos/anticatabólicos (Argilés et al., 2012). Devem ser seguidas as recomendações do ACSM para adultos saudáveis, mantendo a intensidade de leve a moderada de acordo com o estado clínico de cada cliente/paciente.

Considerações finais

Ao ser cogitada a prescrição de exercício físico para clientes/pacientes com câncer, devem ser levados em consideração vários fatores que possam limitar a capacidade de executar os exercícios físicos; consequentemente, os efeitos resultantes podem ser benéficos ou prejudiciais (Argilés et al., 2012).

O ambiente em que o exercício é realizado (ou seja, centros esportivos ou em casa) e o tipo de exercício realizado (isto é, treinamento de resistência, trei-

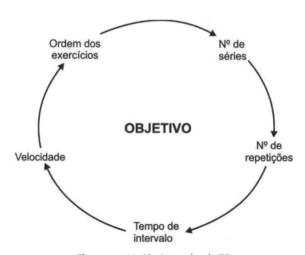

Figura 16.2 Variáveis agudas do TF.

CAPÍTULO 16 – BENEFÍCIOS E INTERVENÇÃO DO EXERCÍCIO PARA PACIENTES COM CÂNCER **315**

namento aeróbico ou treinamento combinado) podem influir na magnitude do resultado nos clientes/pacientes com câncer (Keogh & MacLeod, 2012).

A adesão dos clientes/pacientes com câncer representa um desafio para qualquer tipo de tratamento, principalmente quando os participantes têm menor expectativa de vida e experimentam sintomas adversos em virtude da doença e de seu tratamento (Beaton et al., 2009). Além disso, esses clientes/pacientes apresentam barreiras comuns à participação inicial em qualquer programa de tratamento (por exemplo, distância, falta de interesse e outras exigências), assim como barreiras adicionais, como não se sentir bem o suficiente para participar (Rummans et al., 2006) e objeções da família (Ling et al., 2000).

A comunidade científica vem tentando continuamente melhorar a qualidade do atendimento oferecido a indivíduos que procuram assistência médica, como o desenvolvimento ou o aprimoramento de novas intervenções farmacológicas, equipamentos médicos e terapêuticos e intervenções cirúrgicas. No entanto, apesar do avanço tecnológico da medicina, um fator relativamente desconhecido demonstrou ter um impacto profundo sobre a saúde e a cura: a fé ou a espiritualidade do indivíduo (Udermann, 2000).

A American Cancer Society (Doyle et al., 2006) fez recomendações gerais, que consistem na realização de 30 a 60 minutos de atividades moderadas a vigorosas 5 dias por semana, com o intuito de diminuir o risco de câncer, doenças cardiovasculares e diabetes. É de suma importância uma avaliação criteriosa, realizada por médico, para a liberação para a prática do exercício. Em seguida, a avaliação do profissional de educação física se faz tão importante como a anterior. Atividades aeróbicas, de força e de flexibilidade devem constar em qualquer programa de exercícios físicos, seja para a prevenção, seja para o tratamento de neoplasias.

Em suas recomendações, a American Cancer Society (Doyle et al., 2006) contempla a divisão das sessões de treinamento fracionadas da seguinte maneira:

- **Aquecimento:** alongamento, atividades leves para aquecer as articulações e atividades de equilíbrio corporal.
- **Exercícios aeróbicos:** caminhada, corridas ou atividades aquáticas (dependendo do estado do indivíduo), com duração progressiva de 15 a 60 minutos, podendo se estender de acordo com a capacidade aeróbica do praticante,

a qual pode ser facilmente controlada por meio de uma frequência cardíaca (FC) que varie entre 50% e 70% da $FC_{máx}$.

- **Exercícios resistidos:** atividades com pesos (entre 50% e 70% de 1RM) e exercícios localizados com o próprio peso do corpo ou com cargas leves.
- **Esfriamento ou volta à calma:** realização de exercícios de flexibilidade e, em seguida, atividades leves e de relaxamento muscular.

REFERÊNCIAS

Adamsen L, Midtagaard J, Rorth M et al. Feasibility, physical capacity, and health benefits of a multidimensional exercise program for cancer patients undergoing chemotherapy. Supportive Care in Cancer 2003; 11(11):707-16.

Adamsen L, Quist M, Midtagaard J et al. The effect of a multidimensional exercise intervention on physical capacity, well-being and quality of life in cancer patients undergoing chemotherapy. Supportive Care in Cancer 2006; 14(2):116-27.

American Heart Association. Resistance exercise in individuals with and without cardiovascular disease. Benefits, rationale, safety, and prescription. An advisory from the Committee on Exercise, Rehabilitation, and Prevention, Council on Clinical Cardiology, American Heart Association. Circulation 2000; 101(22):828-33.

Argilés JM, Busquets S, López-Soriano FJ, Costelli P, Penna F. Are there any benefits of exercise training in cancer cachexia? Journal of Cachexia, Sarcopenia and Muscle: 2012; 1-4.

Baechle TR, Earle RW. National Strength Conditioning Association. Essentials of strength training and conditioning. 3. ed. Champaign-IL: Human Kinetics Publishers, 2008.

Balady GJ et al. Diretrizes do ACSM para os Testes de Esforço e sua Prescrição. Rio de Janeiro: Guanabara Koogan, 2003:239.

Battaglini CL, Bottaro M, Campbell JS, Novaes J, Simão R. Atividade física e níveis de fadiga em pacientes portadores de câncer. Revista Brasileira de Medicina do Esporte, São Paulo 2004; 10(2):98-104.

Battaglini CL, Bottaro M, Dennehy C. Efeitos do treinamento de resistência na força muscular e níveis de fadiga em pacientes com câncer de mama. Revista Brasileira de Medicina do Esporte, Niterói- RJ, 2006; 12(3):153-8.

Battaglini CL, Hackney AC, Garcia R, Groff D, Evans E, Shea T. The effects of an exercise program in leukemia patients. Integrative Cancer Therapies, Thousand Oaks, 2009; 8(2):130-8.

Beaton R, Pagdin-Friesen W, Robertson C, Vigar C, Watson H, Harris SR. Effects of exercise intervention on persons with metastatic cancer: a systematic review. Physiotherapy Canada 2009; 61(3):141-53.

Bergasa NV, Mehlman J, Bir K. Aerobic exercise: a potencial therapeutic intervention for patients with liver disease. Medical Hypotheses 2004; (62):935-41.

Bird SP, Tarpenning KM, Marino FE. Designing resistance training programmes to enhance muscular fitness: a review of the acute programme variables. Sports medicine 2005; 35(10):841-51.

Boxer R, Kenny AM, Dousett R, Taxel P. The effect of 6 months of androgen deprivation therapy on muscle and fat mass in older men with localized prostate cancer. The Aging Male 2005; 8(3-4):207-12.

Braith RW, Beck DT. Resistance exercise: training adaptations and developing a safe exercise prescription. Heart Failure Reviews 2008; 13(1):69-79.

Brown JK, Byers T, Doyle C. Nutrition and physical activity during and after cancer treatment: an American Cancer Society guide for informed choices. CA Cancer J Clin 2003; 53:268-91.

Bruera E, Sweeney C. Cachexia and asthenia in cancer patients. The Lancet Oncology 200; 1(3):138-47.

Carmack Taylor CL, Smith MO, de Moor C et al. Quality of life intervention for prostate cancer patients: design and baseline characteristics of the active for life after cancer trial. Controlled clinical trials 2004; 25(3):265-85.

Carson JW, Carson KM, Porter LS, Keepe FJ, Shaw H, Miller JM. Yoga for women with metastatic breast cancer: results from a pilot study. Journal of Pain and Symptom Management 2007; 33(3):331-41.

Caspersen CJ, Powell KE, Christenson GM. Physical activity, exercise, and physical fitness: definitions and distinctions for health-related research. Public Health Reports 1985; 100(2):126.

Clay CA, Pereira S, Wagner JM, Miller ME, Nelson JB, Greenspan SL. Physical function in men with prostate cancer on androgen deprivation therapy. Physical Therapy 2007; 87(10):1325-33.

Comstock GW, Partridge KB. Church attendance and health. Journal of Chronic Diseases 1972; 25(12):665.

Courneya K et al. Effects of aerobic and resistance exercise in breast cancer patients receiving a adjuvant chemotherapy: a multicenter randomized controlled trial. J Clin Oncol, Alexandria, 2007; 25(28):4396-404.

Courneya K, Segal RJ, Mackey JR et al. Effects of aerobic and resistance exercise in breast cancer patients receiving adjuvant chemotherapy: a multicenter randomized controlled trial. J Clin Oncol, Alexandria, 2007; 25(28):4396-404.

Courneya KS, Karvinen KH. Exercise, aging and cancer. Appl Physiol Nutr Metab 2007; (32):101-7.

Courneya KS. Exercise interventions during cancer treatament biopsychocial outcomes. Exerc Sport Sci Rev 2001; 29(2):60-4.

Cramp F, James A, Lambert J. The effects of resistance training on quality of life in cancer: a systematic literature review and meta-analysis. Support Care Cancer 2010; 18:1367-76.

Crewther B, Keogh J, Cronin J, Cook C. Possible stimuli for strength and power adaptation: acute mechanical responses. Sports Medicine 2005; 35(11):967-89.

Culos-Reed SN, Robinson JW, Lau H et al. Physical activity for men receiving androgen deprivation therapy for prostate cancer: benefits from a 16-week intervention. Supportive Care in Cancer 2010; 18(5):591-9.

Dachs GU, Currie MJ, McKenzie F et al. Cancer disparities in indigenous Polynesian populations: M ori, Native Hawaiians, and Pacific people. The Lancet Oncology 2008; 9(5):473-84.

Daubenmier JJ, Weidner G, Marlin R et al. Lifestyle and health-related quality of life of men with prostate câncer managed with active surveillance. Urology 2006; 67(1):125-30.

De Backer IC, Van Breda E, Vreugdenhil A, Nijziel MR, Kester AD, Schep G. High-intensity strength training improves quality of life in cancer survivors. Acta Oncologica, Stockholm, 2007; 46(8):1143-51.

Dimeo FC. Effects of exercise on cancer - related fatigue. Cancer 2001; 92(S6):1689-93.

Doyle C, Kushi LH, Byers T et al. Nutrition and physical activity during and after câncer treatment: an american cancer society guide for informed choices. CA Cancer J Clin 2006; 56:323-53.

Ducan K, Harris S, Ardies CM. Runnning may reduce risk for lung and liver cancer by inducing activity of antioxidant and phase II enzymes. Cancer Lett 1997; 116 (2):151-8.

Durstine JL, Davis PG. Specificity of exercise training & testing in ACSM resource manual for guidelines for exercise testing & prescription New York: Lippincott, Williams & Wilkins. 2001.

Evans WJ. Exercise training guidelines for the elderly. Med Sci Sports Exerc. 1999; 31:12-7.

Fairey A, Courneya KS, Field CJ, Bell GJ, Jones LW, Mackey JR. Randomized controlled trial of exercise and blood immune function in postmenopausal breast cancer survivors. Journal of Applied Physiology, Bethesda 2004; 98(4):1534-40.

Farrel GC, Larter CZ. Nonalcoholic fatty liver disease: from steatosis to cirrhosis Hepatology 2006; 43(suppl 1):S99-112.

Fleck SJ, Kraemer WJ. Fundamentos do treinamento de força muscular, Artmed, 2006.

Folland JP, Williams AG (2007). "The adaptations to strength training: morphological and neurological contributions to increased strength. Sports medicine 2007; 37(2):145-68.

Fong DYT, Ho JWC, Hui BPH et al. Physical activity for cancer survivors: meta-analysis of randomised controlled trials." BMJ: British Medical Journal 2012:344.

Gabriel DA, Kamen G, Frost G. Neural adaptations to resistive exercise: mechanisms and recommendations for training practices. Sports medicine 2006; 36(2):133-49.

Galvão DA et al. Changes in muscle, fat and bone mass after 36 weeks of maximal androgen blockade for prostate cancer. BJU International 2008; 102(1):44-7.

Galvão DA et al. Combined resistance and aerobic exercise program reverses muscle loss in men undergoing androgen suppression therapy for prostate cancer without bone metastases: a randomized controlled trial. J Clin Oncol 2010; 28(2):340-7.

Galvao DA, Toaffe DR, Spry N, Joseph D, Turner D, Newton RV. Reduced muscle strength and functional performance in men with prostate cancer undergoing androgen suppression: a comprehensive cross-sectional investigation. Prostate Cancer and Prostatic Diseases 2008; 12(2):198-203.

Garcia M, Jemal A, Ward EM et al. Global cancer facts & figures 2007. Atlanta, GA: American Cancer Society, 2007;1(3).

Gianni, L, Dombernowsky P, Sledge G. Cardiac function following combination therapy with paclitaxel and doxorubicin: an analysis of 6.57 women with advanced breast cancer. Ann Oncol 2001; 12:1067-73.

Gomella LG. Contemporary use of hormonal therapy in prostate cancer: managing complications and addressing quality of - life issues. BJU International 2007; 99:25-9.

Gutstein HB. The biologic basis of fatigue. Cancer 2001; 92(S6):1678-83.

Harris N, Cronin J, Keogh J. Contraction force specificity and its relationship to functional performance. Journal of Sports Sciences 2007; 25(2):201-12.

Heikkinen RL, Ageing WHO. The role of physical activity in healthy ageing/prepared by Riitta-Liisa Heikkinen. 1998.

Instituto Nacional do Câncer. Estimativa 2006: Incidência de câncer no Brasil. Rio de Janeiro: INCA, 2005.

Jereczek-Fossa BA et al. Radiotherapy-related fatigue. Critical Reviews in Oncology/Hematology 2002; 41(3):317-25.

Jones LW, Eves ND, Haykowsky M. Exercise intolerance in cancer and the role of exercise therapy to reverse dysfunction. Lancet Oncol 2009; 10:598-605.

Kamangar F; Dores GM, Anderson WF. Patterns of cancer incidence, mortality and prevalence across five continents: defining priorities to reduce cancer disparities in different geographic regions of the world. J Clin Oncol 2006; 10:24(14):2137-50.

Kelm J, Schliesing P, Weissenback P, Deubel G, Regitz T, Engel C. Auswirkungen eines kraft-und ausdauerorientierten traininh gs wahrend regionater chemotherapie bei metartasierendem rectum carcinoma. Fall studiels beitragzur chururgirchen Onckologie, Der Cherurg, 2000; 71:944-8.

Keogh JWL, MacLeod RD. Body composition, physical fitness, functional performance, quality of life, and fatigue benefits of exercise for prostate cancer patients: a systematic review." Journal of Pain and Symptom Management 2012; 43(1):96-110.

Knight K, Wade S, Balducci L. Prevalence and outcomes of anemia in cancer: a systematic review of the literature. Am J Med 2004; 116(7):11-26.

Kraemer WJ, Ratamess NA. Fundamentals of resistance training: progression and exercise prescription. Medicine & Science in Sports & Exercise 2004; 36(4):674.

Kuo HK, Yen CJ, Chen JH et al. Association of cardiorespiratory fitness and levels of C-reactive protein: Data from the National Health and Nutrition Examination Survey 1999-2002. Am J Cardiol 2007; 114:28-33.

Leyk D. The preventive and therapeutic roles os regular physical activity. Dtsch Arztebl Int 2009; 106(44):713-4.

Ling J, Rees E, Hardy J. What influences participation in clinical trials in palliative care in a cancer centre? European Journal of Cancer, Oxford, England, 2000, 1990; 36(5):621.

Matsudo SM. Envelhecimento, atividade física e saúde. R Min Educ. FÃs, 2002:193-207.

Matthew SW, Emily MS. Cancer prevention, aerobic capacity, and physical functioning in survivors realted to physical acitivit: a recent review. Cancer Management and Research 2010; 2:157-64.

Mazzeo RS et al. ACSM position stand: exercise and physical activity for older adults. Medicine & Science in Sports & Exercise 1998; 30(6):992.

McDermott AY, Mernitz H. Exercise and older patients: prescribing guidelines. American Family physician 2006; 74(3):437.

McNeely ML, Campell KL, Rowe B, Klassen TP, Mackey J R, Courneya K S. Effects of exercise on breast cancer patients an survivors: A systematic review and meta-analysis. CMAJ 2006; 175:34-41.

McTiernan A. Mechanisms linking physical activity with cancer. Nature 2008:205-2011.

Mock V, Pickett M, Ropka ME et al. Fatigue and quality of life outcomes of exercise during cancer treatment. Cancer Practice 2002; 9(3):119-27.

Monga U, Garber SL, Thornby J et al. Exercise prevents fatigue and improves quality of life in prostate cancer patients undergoing radiotherapy. Archives of Physical Medicine and Rehabilitation 2007; 88(11):1416-22.

Moraes RS et al. Diretriz de reabilitação cardíaca. Arq Bras Cardiol 2005; "84(5):431-40.

Newton RU, Taaffe DR, Spay N et al. A phase III clinical trial of exercise modalities on treatment side-effects in men receiving therapy for prostate cancer. BMC Cancer 2009; 9(1):210.

Nieman DC. Exercise immunology: practical applications. Int J Sports Med 1997; 18(suppl. 1):S91-100.

Novaes EV Qualidade de vida-atividade física, saúde e doença, 1997.

Oliver SE, May MT, Gunnell D. et al. International trends in prostate-cancer mortality in the "PSA era". International Journal of Cancer 2001; 92(6): 893-8.

Packer L, Cadenas E, Davies KJ. Free radicals and exercise: an introduction. Free Radic Biol Med Epub 2007; 44(2):123-5.

Paffenbarger Jr RS, Hyde RT et al. The association of changes in physical-activity level and other lifestyle characteristics with mortality among men. N Engl J Med 1993; 328(8):538-45.

Panel E. American College of Sports Medicine roundtable on exercise guidelines for câncer survivors, 2010.

Peters C, Lötzerich H, Niemeier B, Schüle K, Uhlenbruck G. Influence of a moderate exercise training on natural killer cytotoxicity and personality trats in cancer patients. Anticancer Research, Kapandriti, 1994; 14(3):1033-6.

Ratamess NA et al. Progression models in resistance training for healthy adults. Med Sci Sports Exerc 2009; 41(3):687-708.

Rhea MR, Alvar BA, Burkett LN. Single versus multiple sets for strength: a meta-analysis to address the controversy. Research Quarterly for Exercise and Sport 2002; 73(4):485.

Rice J, Keogh JWL Power training: can it improve functional performance in older adults? A systematic review. Int J Exerc Sci 2009; 2:131-50.

Rummans TA et al. Impacting quality of life for patients with advanced cancer with a structured multidisciplinary intervention: a randomized controlled trial. J Clin Oncol 2006; 24(4):635-42.

San Juan AF, Chamorra-Viña C, Moral S et al. Benefits of intra hospital exercise training after pediatric bone morrow transplantation. International Journal of Sports Medicine, Stuttgart 2008; 29(5):439-46.

Schmitz KH, Holtzaman J, Cournya K.S et al. Controlled physical activity trials in cancer survivors: a systematic review and meta-analusis. Cancer Epidemiol Biomarkers Prev 2005; 14:1588-95.

Schoenberg MH, Halle M. Physical activity in the prevention and treatment of colorectal carcinoma. Dtsch Arztebl Int 2009; 106(44):722-7.

Segal RJ, Reid RD, Courneya KS et al. Randomized controlled trial of resistance or aerobic exercise in men receiving radiation therapy for prostate cancer. J Clin Oncol 2009; 27(3):344-51.

Segal RJ, Reid RD, Courneya KS et al. Resistance exercise in men receiving androgen deprivation therapy for prostate cancer. J of Clin Oncol 2003; 21(9):1653-9.

Sekse RJT, Raaheim M, Blaaka G, Gjengedal E. Life beyond cancer: women's experiences 5 years after treatment for gynaecological cancer. Scandinavian journal of caring sciences 2010; 24(4):799-807.

Serdà Ferrer BC, Monreal P, Valle AD. Physical exercise as complementary treatment in prostate cancer." Apunts: Medicina de L'esport 2009; 45(166):81-93.

Singh MAF Exercise comes of age rationale and recommendations for a geriatric exercise prescription. The Journals of Gerontology Series A: Biological Sciences and Medical Sciences 2002; 57(5):M262-M282.

Spirduso WW, Cronin DL. Exercise dose-response effects on quality of life and independent living in older adults. Medicine & Science in Sports & Exercise 2001; 33(6):S598.

Stokes ME, Black L, Benedict A, Raehrborn CG, Albertson P. Long-term medical-care costs related to prostate cancer: estimates from linked SEER-Medicare data. Prostate cancer and prostatic diseases 2010; 13(3):278-84.

Stone MH, Fleck JJ, Triplett NT, Kraemer WJ. Health-and performance-related potential of resistance training. Sports medicine (Auckland, NZ) 1991; 11(4):210.

Udermann BE. The effect of spirituality on health and healing: A critical review for athletic trainers. Journal of athletic training 2000; 35(2):194.

Waldfogel S. Spirituality in medicine. Primary Care-Clinics in Office Practice 1997; 24(4):963-76.

Weinberg RS, Gould D. Fundamentos da psicologia do esporte e do exercício. Artmed, 2008.

Wermore CM, Ulrich CM. In cancer prevention and management through exercise and weight control. Mc Tiernan A. 2006:157-75.

Willardson JM. A brief review: factors affecting the length of the rest interval between resistance exercise sets. The Journal of Strength & Conditioning Research 2006; 20(4):978.

Windsor PM, Nicol KF, Potter J. A randomized, controlled trial of aerobic exercise for treatment – related fatigue in men receiving radical external beam radiotherapy for localized prostate carcinoma. Cancer 2004; 101(3):550-7.

Yancik R, Ganz PA, Varrichio CG, Conley B. Perspectives on comorbidity and cancer in older patients: approaches to expand the knowledge base. J Clinical Oncology 2001; 19(4):1147-51.

Yancik R. Cancer burden in the aged. Cancer 1997; 80(7):1273-83.

Young KE, White CA. The prevalence and moderators of fatigue in people who have been successfully treated for cancer. Journal of Psychosomatic Research 2006; 60(1):29-38.

Zuckerman DM, Kasi SV, Ostfeld AM. Psychosocial predictors of mortality among the elderly poor the role of religion, well-being, and social contacts. Am J Epidemiol 1984; 119(3):410-23.

CAPÍTULO 17

BENEFÍCIOS DO EXERCÍCIO FÍSICO PARA CLIENTES/PACIENTES COM HIV/AIDS

BERNARDO MINELLI RODRIGUES
DIHOGO GAMA DE MATOS
GIOVANNI DA SILVA NOVAES
CARLOS GONÇALVES TAVARES

INTRODUÇÃO

O vírus da imunodeficiência humana (HIV) é o agente responsável pela síndrome da imunodeficiência adquirida (AIDS) (Parham, 2001; Parslow et al., 2004). A AIDS representa a grande pandemia da atualidade. Sua disseminação levou ao pânico e ocasionou problemas sociais e psicológicos graves não somente na população em geral, mas também, e principalmente, naqueles indivíduos infectados com o HIV (Lopes & Fraga, 1998).

No Brasil, no início dos anos 1980, a epidemia afetava, principalmente, homo/bissexuais masculinos, caucasianos e pessoas da classe média ou alta, habitantes das grandes metrópoles. Já nos anos 1990, homens heterossexuais, mulheres, crianças e todas as classes sociais passaram a ser atingidos (Silva, 2009).

O corpo humano tem a capacidade de resistir a quase todos os tipos de microrganismos ou toxinas que tendem a danificar os tecidos e os órgãos, sendo essa capacidade denominada imunidade (Hall & Guyton, 2001). Esse sistema é extremamente complexo e especializado, constituído por um conjunto de células e substâncias químicas, cuja missão é defender o corpo humano de agentes internos ou externos que possam ser prejudiciais (Shephard & Shek, 1994). Esses agentes estrangeiros são conhecidos como antígenos, os quais colocarão em alerta o sistema imunológico para ativar suas defesas (Parham, 2001). Grande parte da imunidade é constituída pelo sistema imunológico adaptativo, que se caracteriza pela resposta ao antígeno de modo específico (com memória) e é composto por neutrófilos, basófilos, eosinófilos, monócitos e células *natural killer.*

Outra parte suplementar da imunidade resulta de processos gerais, e não de processos dirigidos contra microrganismos infecciosos específicos, sendo denominada sistema imunológico inato. Responde aos estímulos de maneira não específica e é composta pelos linfócitos T e B e pelos fatores humorais (imunoglobulinas) (Parham, 2001; Shephard & Shek, 1994). São três os tipos principais de células T (Parham, 2001):

- **Células citotóxicas (CD56):** matam as células infectadas e os elementos invasores.
- **Células supressoras (CD8):** controlam a extensão de ação das células T por meio de mecanismos de *feedback* negativo.
- **Células auxiliares (CD4):** reconhecem antígenos estranhos na superfície de outras células. Essas células são essenciais para o desenvolvimento de resposta imune protetora e o comprimento de memória imunológica contra organismos patogênicos.

Os linfócitos T CD4+ são importantes na coordenação e na orientação das defesas do organismo (sistema imunológico), sendo considerados estrategistas no combate aos agressores com os quais o corpo entra em contato, como fungos, vírus e bactérias (Batista & Gomes, 2000).

As células *natural killer* (NK) constituem um importante subgrupo de células nulas, servindo como uma linha de defesa (inata), por reconhecer e destruir certas células tumorais e algumas células infectadas por vírus, sem a necessidade de ativação anterior pelo reconhecimento de antígenos na superfície das células (Parham, 2001; Shephard & Shek, 1994). No entanto, sua atividade é aumentada por vários fatores solúveis, como interleucinas (IL-1 e IL-2), interferons e hormônio do crescimento. Macrófagos, monócitos e células NK também migram seletivamente para o músculo lesionado, auxiliando o processo de reparação (Shephard & Shek, 1994).

Fisiopatologia do HIV/AIDS

O HIV integra o gênero *Lentivirus*, da família Retroviridae, e abrange os sorotipos HIV-1 e HIV-2 (Yamamoto et al., 2006).

Sua membrana externa é lipídica e contém um envolope com as glicoproteínas gp120 e gp41. Liga-se fortemente ao receptor CD4, localizado na superfície de linfócitos T, e assim penetra a célula CD4 (Parham, 2001; Parslow et al., 2004).

Além do RNA viral, o vírus contém uma enzima chamada transcriptase reversa, que transcreve o RNA viral em DNA viral, uma enzima chamada protease, que serve para reproduzir, e uma enzima chamada integrase, que alcança a integração do genoma humano feito de DNA (Parslow et al., 2004).

A principal característica da infecção pelo HIV é o declínio na contagem do número de linfócitos T CD4+ na corrente sanguínea durante todo o curso da infecção (Parham, 2001). A doença não acomete somente os linfócitos T CD4+, mas também células progenitoras da medula óssea, do tecido linfoide e do timo (Fauci et al., 1996).

Medições dos níveis de carga viral são usadas para estimar a quantidade de vírus encontrada no plasma ou o RNA viral (Parham, 2001). Essas medidas servem como marcadores de atividade do vírus HIV e ajudam a complementar a informação fornecida pela medição de linfócitos CD4, proporcionando dados úteis para (Parslow et al., 2004):

- Prever a evolução clínica da infecção pelo HIV/AIDS.
- Adesão à terapia antirretroviral, quando começar o tratamento, quando os medicamentos estão sendo eficazes ou quando estão falhando e devem ser mudados.
- Estimar o risco de transmissão, particularmente materno-fetal.

Às vezes, o teste de carga viral é indetectável, o que significa que a quantidade de vírus é baixa e não pode ser medida, mas não atesta que o vírus tenha desaparecido (Parslow et al., 2004). Entre as pessoas com a mesma contagem de CD4, aquelas com cargas virais mais elevadas tendem a desenvolver sintomas mais rapidamente do que as com menor carga viral; por isso, a carga viral e a contagem de CD4 devem ser medidas quando é estabelecido o diagnóstico e a cada 3 a 6 meses (Parham, 2001; Parslow et al., 2004).

Os principais correceptores das células T CD4 ou linfócitos T, CCR5 e CXCR4, se encaixam perfeitamente no antígeno gp120 do vírus; assim, o vírus pode facilmente entrar nos linfócitos T (Parham, 2001). Uma vez conectado, o vírus insere elementos essenciais para replicação viral no núcleo da célula: o RNA viral e as enzimas transcriptase reversa, protease e integrase (Parham, 2001; Parslow et al., 2004).

As células T têm núcleo com DNA correspondente, que contém as informações necessárias para executar as funções da célula. O fato de o DNA ser uma estrutura de dupla hélice facilita a replicação viral dentro da célula, quando infectada (Parham, 2001). Para se conectar com o DNA da célula T, o RNA viral deve ser convertido em DNA viral através da enzima transcriptase reversa e o DNA viral será integrado ao DNA da célula através da enzima integrase. Uma vez infectada, a célula T não funcionará corretamente, sendo utilizada para a reprodução de novos vírus HIV (Parham, 2001).

A AIDS (ou SIDA) é uma doença infecciosa caracterizada pela redução do número de células do sistema imunológico (imunossupressão), acompanhada por infecções graves por patógenos que raramente atacam as pessoas saudáveis ou por formas agressivas do sarcoma de Kaposi ou linfoma de células B, tendo como agente causador um vírus específico, o HIV (Parham, 2001; Parslow et al., 2004; Smeltzer & Bare, 2005).

Os primeiros casos foram notificados, a partir de 1981, pelo Centers of Disease Control and Prevention (CDC) de Atlanta, EUA, onde foram relatados vários casos de óbito por pneumocistose (um tipo de pneumonia) e a ocorrência de um tumor até então raro, o sarcoma de Kaposi, em jovens homossexuais masculinos, na cidade de Los Angeles (Batista & Gomes, 2000; Gottlieb, 2006).

A sorologia positiva para o vírus HIV certamente implica várias alterações físicas ou orgânicas, psicológicas e sociais (Fechio et al., 1998). Pode-se dizer, em termos mais abrangentes, que a AIDS é uma doença que pode atingir qualquer indivíduo, não importando classe, sexo, etnia, idade, hábito de vida ou nacionalidade.

Na maioria dos indivíduos infectados pelo HIV, a resposta imunológica provocada pelo mecanismo do sistema de defesa inato mantém o controle da infecção por um tempo; então, em virtude da alta mutabilidade do vírus, ocorre

CAPÍTULO 17 – BENEFÍCIOS E INTERVENÇÃO DO EXERCÍCIO FÍSICO PARA PACIENTES COM HIV/AIDS **327**

a perda de controle da replicação viral e a infecção progride lentamente, fazendo com que a ativação do sistema imune contribua para a eliminação de todas as células T, além de outras células, causando um estado de imunodeficiência grave que progride para a AIDS (Parham, 2001). Por isso, a contagem de linfócitos T CD4+ tem sido um bom marcador imunológico na avaliação da progressão ou evolução da infecção pelo vírus HIV para AIDS e a morte (Choi et al., 2002), além de ser um bom preditor para indicação do início da terapia antirretroviral combinada (Sterling et al., 2001).

Assim como outros vírus, o HIV passa por mutações genéticas, variando de um indivíduo para outro (Batista & Gomes, 2000). Essa alta variabilidade do HIV é responsável pela rápida resistência à terapia com antirretrovirais e, consequentemente, pela falha no tratamento (Janeway et al., 2002).

A maioria dos clientes/pacientes infectados pelo HIV desenvolve AIDS após um período de latência clínica ou período assintomático do vírus no organismo humano (Janeway et al., 2002). No entanto, mesmo que nunca desenvolvam a AIDS, os portadores do vírus HIV podem infectar outras pessoas normalmente, já que o vírus se replica diariamente no organismo (Parham, 2001).

EPIDEMIOLOGIA

Segundo estimativas realizadas pelo Departamento de DST, AIDS e Hepatites Virais, aproximadamente 718 mil pessoas vivem com HIV/AIDS no Brasil. No ano de 2012 foram notificados 39.185 casos de AIDS no país, número que se mantém estável nos últimos 5 anos. A taxa de detecção nacional foi de 20,2 casos para cada 100 mil habitantes. A maior taxa de detecção foi observada na Região Sul, 30,9/100 mil habitantes, seguida pelas regiões Norte (21,0), Sudeste (20,1), Centro-Oeste (19,5) e Nordeste (14,8). Nos últimos 10 anos, a taxa de detecção de AIDS no Brasil sofreu uma elevação de cerca de 2% (Ministério da Saúde, 2013). Em 2012, a taxa de detecção de casos de AIDS em menores de 5 anos foi de 3,4/100 mil habitantes, o que corresponde a uma redução de 35,8% em relação a 2003. Na faixa de 5 a 9 anos de idade, a taxa foi de 0,7/100 mil (71% de redução em relação a 2003), e na faixa de 10 a 14 anos, de 0,9/100 mil (Ministério da Saúde, 2013). Em 2012 foram declarados 11.896 óbitos por AIDS no Brasil, o que corresponde a um coeficiente de mortalidade por AIDS de 5,5 por 100 mil

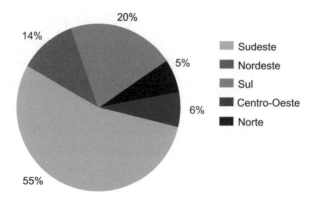

Figura 17.1 Percentual de casos de AIDS por regiões do Brasil –1980 a 2013.

habitantes. Nos últimos 10 anos observou-se uma redução de 14% na taxa de mortalidade no Brasil (Figura 17.1).

Em 2012, a taxa de detecção de casos de AIDS em homens foi de 26,1/100 mil habitantes e em mulheres, 14,5/100 mil. Em 10 anos (2003 a 2012), as maiores taxas de detecção de AIDS foram observadas entre pessoas de 30 a 49 anos de idade. Além disso, observa-se tendência de aumento nas taxas de detecção entre os jovens de 15 a 24 anos de idade e entre os adultos com 50 anos ou mais (Ministério da Saúde, 2013) (Figura 17.2).

Formas de transmissão do HIV

A transmissão do HIV/AIDS pode ocorrer de uma pessoa para outra por meio de três vias (Oliveira, 2005).

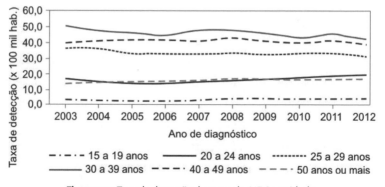

Figura 17.2 Taxa de detecção de casos de AIDS por idade.

Transmissão sexual

Forma mais comum de transmissão do vírus. Para que a transmissão ocorra, o vírus HIV, encontrado no sangue, no sêmen ou em secreções vaginais de uma pessoa infectada, deve entrar em contato com a corrente sanguínea ou as membranas mucosas de uma pessoa saudável. O risco de infecção varia de acordo com o tipo de prática sexual. Por exemplo:

- O risco de transmissão é maior de homens para mulheres do que de mulheres para homens.
- As relações sexuais que promovem irritação e lesões aumentam o risco de infecção, de modo que o sexo anal é mais arriscado por traumatizar a mucosa do ânus, que é mais frágil que a da vagina.

Transmissão parenteral ou por sangue

- **Substâncias injetáveis:** o vírus é transmitido em razão do uso de seringas e agulhas infectadas.
- **Transfusão:** transmissão por transfusões de sangue e/ou produtos do sangue.
- **Cortes e perfurações por objetos contaminados:** transmissão decorrente da exposição a cortes ou perfurações por produtos contaminados.

Transmissão vertical da mãe para o feto ou perinatal

Essa via é a principal causa de infecção em crianças. A mãe pode transmitir o vírus:

- **Durante a gravidez:** passagem do HIV através da placenta.
- **Após o nascimento:** através do leite materno.

SINAIS E SINTOMAS DO HIV/AIDS

Além de infecções oportunistas, os clientes/pacientes com HIV/AIDS podem experimentar uma grande variedade de sintomas e sinais (Parham, 2001), como:

- Mal-estar.
- Náuseas.

- Inchaço dos gânglios linfáticos.
- Transpiração excessiva e geralmente noturna.
- Febre prolongada.
- Fadiga prolongada.
- Diarreia prolongada.
- Dor nas articulações.
- Neuropatia periférica.
- Distúrbios da pele, como dermatite seborreica ou infecção fúngica de pele e unhas.
- Distúrbios menstruais em mulheres:
  - Menorragia: aumento do fluxo menstrual.
  - Amenorreia: diminuição do fluxo menstrual ou alteração na frequência dos períodos.
  - Dismenorreia: dor menstrual.
- Aumento da síndrome pré-menstrual.
- Endometriose: infecção do trato uterino.
- Perda de peso não intencional.

Um dos sintomas mais comuns da AIDS é a perda involuntária de peso, que contribui para acelerar a progressão da doença. Corresponde à perda de mais de 10% do peso corporal e/ou a febre contínua ou intermitente por mais de 30 dias e/ou duas ou mais evacuações frouxas por um período superior a 30 dias e/ou fraqueza crônica. Todos esses sintomas ocorrem na ausência de doença ou infecção, o que poderia explicar o quadro. As causas podem ser decorrentes de distúrbios metabólicos, como hipermetabolismo, replicação viral, má absorção, desregulação endócrina ou doença muscular primária (Lox et al., 1996).

O HIV/AIDS também está associado a neuropatias, como:

- **Mononeuropatia múltipla:** comprometimento assimétrico de nervos cranianos e da coluna vertebral, preservando os reflexos osteotendíneos.
- **Polineuropatia simétrica distal – parestesias e dormência:** apresenta-se, inicialmente, nas extremidades inferiores. Muitas vezes, ocorre com as infecções oportunistas e a caquexia.
- **Neuropatia autonômica:** aparece em fase avançada, quando é alto o grau de imunossupressão.

INFECÇÕES OPORTUNISTAS

As infecções oportunistas são doenças que se aproveitam da falha no sistema imunológico para desenvolver algum tipo de infecção (Batista & Gomes, 2000).

Os principais fatores que determinam o risco e a gravidade das infecções oportunistas relacionadas com a AIDS são a contagem de linfócitos T CD4 e a exposição do cliente/paciente a potenciais patógenos oportunistas. Entre essas infecções estão (Hinrichsen, 2005; Oliveira, 2005):

- **Candidíase oral:** infecção oportunista mais comum em pessoas com HIV. O fungo cândida invade as células da mucosa oral, ocasionando vários tipos de lesão na boca. Essa doença é comum em pessoas que estão na fase ativa da AIDS e geralmente afeta pessoas com contagem de CD4 > 75mm³. As manifestações clínicas variadas incluem, inicialmente, doenças respiratórias, linfadenopatia e complicações gastrointestinais.
- **Candidíase vaginal:** infecção vaginal causada pelo fungo *Candida albicans*, responsável por infecções locais em língua, pele ou dobras da pele. Em imunodeprimidos, a *Candida albicans* pode se espalhar por todo o corpo e ocasionar manifestações pulmonares, digestivas e até septicemia, comportando-se como um microrganismo oportunista. Apresenta-se com dor, vermelhidão, coceira e manchas brancas na parede vaginal.
- **Citomegalovírus:** vírus da família do herpes. A infecção por citomegalovírus pode ser assintomática ou imitar os sintomas da gripe, como febre, dor leve, fraqueza ou inchaço dos gânglios linfáticos. Essa doença está associada a uma deterioração do sistema imunológico e pode ocorrer em caso de CD4 baixo (< 50/mm³). Se não for tratada, prejudica efetivamente a visão e pode causar cegueira total. Sua transmissão se dá por secreções orais e genitais, especialmente em caso de penetração anal. Também pode se propagar por meio da transmissão perinatal.
- ***Chlamydia:*** infecção bacteriana associada a linfogranuloma venéreo, uretrite e cervicite mucopurulenta. Os sintomas se desenvolvem ao longo de um período de 7 a 28 dias e podem incluir desconforto na uretra, em homens, e aumento da secreção vaginal, dor pélvica, febre e vômitos, nas mulheres.
- **Meningite criptocócica:** infecção no cérebro e na medula espinhal, especificamente nas meninges e no líquido cefalorraquidiano, causada pelo fungo

Cryptococcus. Existem quatro tipos desse fungo: os tipos A e D são os mais comuns em pessoas com imunodeficiência. Comumente, desenvolve-se em pessoas com contagem de CD4 < 50/mm³. Os sintomas são inespecíficos e incluem febre, dor de cabeça, náuseas e vômitos. Outros sintomas têm sido relatados, como rigidez na nuca, fotofobia, tosse, alterações do estado mental e lesões de pele.

- *Pneumocystis carinii* **(pneumonia):** doença pulmonar aguda, é muitas vezes fatal em imunodeprimidos. Acredita-se que sua transmissão se dê pelo ar. Pneumonite no hospedeiro imunocomprometido pode ser causada por reativação de infecção latente ou por uma infecção recentemente adquirida. A doença geralmente começa em 1 ou 2 meses após o estabelecimento do estado de imunossupressão. Os sintomas mais comuns em clientes/pacientes com HIV são tosse, sibilância e febre.

- **Sarcoma de Kaposi:** câncer dos vasos sanguíneos que cresce rapidamente, causando manchas rosadas ou roxas na pele, sem dor. As lesões podem aparecer primeiro nos pés ou nas pernas e no palato e permanecem escondidas nos órgãos internos e/ou se desenvolvem em outros locais, como pulmões, acompanhadas de febre, gânglios linfáticos inchados e problemas no estômago.

- **Toxoplasmose:** inchaço do cérebro causado por *Toxoplasma gondii* (parasita), constitui a principal causa de danos cerebrais em portadores do HIV. É transmitida por meio de alimentos malcozidos, ovos ou fezes de gato. Muitas vezes ocorre em pessoas com contagem de CD4 < 100/mm³. Os sintomas iniciais mais comuns são dor de cabeça, confusão, letargia e febre. Os sintomas podem ser uni ou multifocais, dependendo de como a infecção afetou o sistema nervoso central (SNC), destacando-se fraqueza, distúrbios da linguagem e da coordenação, ataxia, apraxia e perda de sensação.

- **Tuberculose:** principal causa de morte em portadores do HIV, é transmitida por meio do contato próximo e constante com uma pessoa doente. Suas manifestações incluem sintomas de gripe, febre, sudorese noturna, perda de peso e fadiga.

- **Sífilis:** doença sistêmica associada ao *Treponema pallidum*, é caracterizada por três fases clínicas sequenciais e uma fase de latência prolongada. No primeiro estágio da lesão primária aparece um cancro – lesão mucocutânea; no segundo, ocorrem linfadenopatia generalizada e manifestações em órgãos. A terceira etapa corresponde à sífilis tardia, com danos observados nas vísceras e na pele e problemas graves no sistema cardiovascular e no SNC. A transmissão pode ocorrer por meio de relações sexuais, contato direto com exsudatos infecciosos da umidade das lesões iniciais, aparentes ou não, na pele e nas membranas mucosas. O período de incubação pode durar de 10 dias a 3 meses (em média, 3 semanas).

TERAPIA ANTIRRETROVIRAL DE ALTA ATIVIDADE (HAART)

As alterações orgânicas são decorrentes, muitas vezes, da existência do próprio vírus HIV no organismo, mas podem ser também ocasionadas pelo tratamento com os medicamentos antirretrovirais, utilizados para melhorar as condições de vida do cliente/paciente (De Lima Eidam et al., 2005). Popularmente conhecida como coquetel anti-AIDS ou anti-HIV, a HAART (do inglês *highly antiretroviral therapy*) consiste na combinação de agentes inibidores que bloqueiam a ação de enzimas do HIV necessárias para suas etapas de replicação (Oliveira, 2005).

Os medicamentos se dividem, basicamente, em inibidores nucleotídeos da transcriptase reversa, inibidores não nucleotídeos da transcriptase reversa, inibidores de protease (IP), inibidores de fusão e inibidores da integrase (Oliveira, 2005; Parham, 2001).

A terapia antirretroviral, desde que utilizada corretamente, reduz o número de partículas virais, preservando a imunidade e impedindo o desenvolvimento da AIDS (Batista & Gomes, 2000). A adesão à terapia antirretroviral deve ocorrer antes do dano irreversível ao sistema imunológico, com tratamento precoce e agressivo, suprindo totalmente o avanço da carga viral e diminuindo o aparecimento de vírus HIV resistentes, pois, quanto maior a carga viral, maior o risco de progressão para AIDS, independentemente da contagem dos linfócitos T CD4 (Hinrichsen, 2005).

Após a introdução da terapia antirretroviral ou HAART, a AIDS passou a ser considerada uma doença crônica mas, se manejada e tratada da maneira adequada, diminui consideravelmente a probabilidade de adoecimento e morte das pessoas vivendo com HIV/AIDS. Estudos evidenciaram que o tratamento é eficaz não apenas para o controle da doença e a melhora da qualidade de vida, mas

334 Capítulo 17 – Benefícios e Intervenção do Exercício Físico para Pacientes com HIV/AIDS

também para diminuição da transmissão do vírus (Cohen et al., 2011; Wilson et al., 2008).

Efeitos da terapia antirretroviral

A administração continuada de antirretrovirais é necessária para manter a corrente sanguínea isenta de vírus ou diminuir a carga viral, bem como para manter satisfatório o estado imunológico do indivíduo soropositivo. A HAART promove várias reações adversas ou efeitos colaterais (Brito et al.; Parham, 2001; De Lima Eidam et al., 2005). Entre os fatores que podem levar à baixa adesão estão: ocorrência de efeitos colaterais, esquemas com posologias incompatíveis com as atividades diárias do cliente/paciente, número elevado de cápsulas/comprimidos, necessidade de restrição alimentar, não compreensão da prescrição dos medicamentos e falta de informação sobre os riscos da não adesão (Brito et al., De Lima Eidam et al., 2005).

O uso de terapia antirretroviral ocasiona uma série de mudanças fisiológicas no corpo e afeta não só a saúde, mas também a autoestima e a autoimagem das pessoas com a doença. Em virtude de sua toxicidade, a terapia antirretroviral apresenta alguns efeitos colaterais indesejáveis. Os medicamentos atuam na fase inicial de reprodução do HIV (inibidores da transcriptase reversa) e na fase final de reprodução do vírus (inibidores da protease). Na fase inicial, os efeitos colaterais mais brandos são vômitos, diarreia, dor abdominal e risco de desidratação; entre os mais fortes estão as neuropatias e a dificuldade de movimento, cefaleia, amnésia, depressão, mau humor e ansiedade, pele ressecada, coceiras e irritações, problemas hepáticos associados às hepatites B e C e o surgimento de cálculos renais. Na fase final, entre os efeitos colaterais mais brandos estão osteoporose, varizes e outros problemas vasculares, alergias de pele, alteração do perfil lipídico, hipercolesterolemia, diabetes, infarto, alterações na aparência em razão da lipodistrofia com perda de gordura em regiões como rosto, ombro, braços, nádegas e pernas e o acúmulo na base do pescoço, no abdome e nos seios (De Lima Eidam et al., 2005; Palermo & Feijão 2003; Parham, 2001).

Mortalidade pela AIDS no Brasil

O cenário da mortalidade por AIDS no Brasil mostra que, desde a descoberta dos primeiros casos da doença (1980) até o ano de 2012, foram declarados

265.698 óbitos. Desses, mais da metade ocorreu na Região Sudeste (62,6%). A Região Sul apresenta 17,1% dos casos, a Nordeste, 11,6%, a Centro-Oeste, 4,9%, e a Norte, 3,8%. A mortalidade por AIDS vem diminuindo no Brasil nos últimos 10 anos, mas essa tendência não é observada em todas as regiões, uma vez que o Norte e o Nordeste apresentam tendência de aumento ao longo desse período (2013).

Do total de óbitos por AIDS relatados no Brasil até 2012, 190.215 (71,6%) ocorreram entre os homens e 75.371 (28,4%) entre as mulheres. A razão de sexos dos óbitos por AIDS vem se mantendo constante desde 2008 (Ministério da Saúde, 2013).

Exercícios para clientes/pacientes com AIDS

Medidas preventivas podem melhorar a qualidade de vida dos portadores, especialmente quando adotadas em fase precoce da doença, devendo ser programadas com a participação ativa do cliente/paciente e da família. O resultado é a diminuição do número, da gravidade e do risco de infecções oportunistas, reduzindo os custos social e econômico. A base dessas medidas consiste em tratamento médico, higiene pessoal e ambiental, alimentação adequada e exercícios físicos. Apesar de até o presente ainda não ser conhecida uma cura para a AIDS, as medidas para que a doença não evolua tão rapidamente consistem, principalmente, em terapia antirretroviral, vacinas profiláticas para as infecções oportunistas, exames bioquímicos/laboratoriais e exames médicos de rotina (Ministério da Saúde, 2013). Além disso, faz parte do tratamento a discussão de aspectos relacionados com a promoção da saúde, como atividade física, dieta, controle do estresse e das emoções e adesão à terapia medicamentosa (Sherman et al., 2001).

Conforme a doença progride, o sistema imunológico diminui significativamente, o que ocasiona uma série de doenças que afetam e pioram a saúde. Estas são denominadas infecções oportunistas, que atingem, principalmente, pessoas que vivem com o HIV e se constituem em uma das principais causas de morte. Diante disso, é importante manter esse sistema com alta eficiência, a fim de atacar e retardar a progressão da doença e para garantir melhor saúde e melhor qualidade de vida às muitas pessoas portadoras do vírus HIV.

Para o portador de HIV/AIDS, a preservação do sistema imunológico é de importância fundamental. Atividades intensas ou esforços exaustivos podem levar à depleção do sistema imunológico, agravando o estado de saúde e acelerando o desenvolvimento da AIDS (Garrett et al., 2003). Conforme descreve Weineck (2000): "quando muitos fatores de sobrecarga se encontram, sobretudo de modo brutal e acentuado, eles podem piorar nitidamente o rendimento de nossa defesa imunológica."

Assim, a prescrição do treinamento deverá ser realizada de maneira a evitar sobretreino e/ou fadiga excessiva, minimizando os riscos a partir da janela imunológica (Urhausen & Kindermann, 2002).

A resposta dos sistemas imunológico, fisiológico e psicológico ao exercício físico depende da manipulação de inúmeras variáveis, como frequência semanal, intensidade, volume e nível de treinabilidade de cada indivíduo (Shephard & Shek 1994).

Estima-se que o exercício intenso possa desencadear um estado de supressão da resposta imune após o treinamento – janela aberta – e continuar por um período de 2 horas, podendo aumentar a suscetibilidade a doenças infecciosas. Entretanto, exercícios físicos de intensidade e volume moderados melhoram a capacidade física e a resistência a doenças infecciosas (Shephard & Shek, 1994).

Os efeitos agudos do exercício físico consistem em leucocitose, aumentando a contagem de monócitos e diminuindo o número de linfócitos, pois monócitos e células NK migram para o músculo danificado (Parham, 2001). A leucocitose tem efeito tardio e ocorre em 30 minutos a 3 horas após o exercício físico em virtude do estímulo para a liberação do cortisol, podendo persistir por várias horas e necessitando, em média, 6 horas para recuperação completa em caso de exercícios físicos de volume e intensidade moderados (Crist et al., 1989; Shephard & Shek, 1994). Já os exercícios físicos com volume e intensidade elevados aumentam a liberação de cortisol, podendo suprimir a função imunológica como um mecanismo de controle metabólico (Berk et al., 1990; Shephard & Shek, 1994).

A intensidade e a duração do exercício são variáveis importantes que influenciam a resposta das células NK. Exercícios de alta intensidade aumentam a atividade citotóxica transitoriamente, com retorno aos valores normais em 1 hora, sem diferenças entre treinados e destreinados, homens e mulheres (Crist et al.,

1989). Embora o exercício físico induza uma resposta acentuada em muitos componentes do sistema imunológico, essa resposta é normalmente transitória e, assim, questiona-se a magnitude da defesa contra bactérias, vírus e fungos (Shephard & Shek, 1994).

A prescrição de exercícios físicos para portadores de HIV/AIDS deve enfatizar os componentes aptidão cardiorrespiratória, força e resistência muscular localizada, flexibilidade e composição corporal, tornando possível, assim, melhorar esses componentes (De Lima Eidam et al., 2005; Garrett et al., 2003).

Os exercícios podem promover, a longo prazo, aumento/manutenção do número de linfócitos T CD4+ (De Lima Eidam et al., 2005; LaPerriere et al., 1991; Mustafa et al., 1999) e contribuir para melhora da condição cardiorrespiratória (Lavado, 2001; Lira & Ferreira, 1999; Perna et al., 1999; Terry et al., 1999), força e resistência muscular localizada (Roubenoff et al., 1999) e flexibilidade (Lira & Ferreira, 1999) em portadores do vírus HIV.

De acordo com Shephard (1998), a fraqueza muscular em um estágio avançado da doença pode aumentar a possibilidade de microtraumatismos musculares durante a prática de exercícios físicos, o que levará à liberação da supressão da prostaglandina com longo período de recuperação após o treino. Por isso, deve haver pelo menos 48 horas de descanso entre as sessões.

Prescrição de atividades aeróbicas

Atividades aeróbicas, de resistência e resistência combinada a programas de treinamento aeróbico podem ajudar a aliviar as complicações metabólicas desfavoráveis associadas ao HIV e aos efeitos da HAART, por alterarem a composição corporal e a distribuição da gordura corporal, assim como normalizarem o perfil lipídico (Malita et al., 2005).

O treinamento aeróbico é importante em clientes/pacientes infectados pelo HIV sob efeito da HAART em virtude de seu potencial para aumentar a aptidão cardiovascular e reduzir a gordura corporal.

A atividade física e/ou exercícios regulares podem impactar favoravelmente no estado desvitalizado de muitos portadores do HIV, sendo registradas melhoras mensuráveis nos cinco componentes da aptidão (aptidão cardiovascular, força e resistência muscular, composição corporal e flexibilidade) (Smith

338 Capítulo 17 – Benefícios e Intervenção do Exercício Físico para Pacientes com HIV/AIDS

et al., 2001). Essas pessoas não precisam de supervisão especial, mas apenas do ensino das técnicas de exercícios apropriados, progressão e segurança. A compreensão dos profissionais a respeito do HIV, dos medicamentos prescritos e de seus efeitos colaterais é de fundamental importância para as prescrições de exercícios para essa população.

Intensidade do treinamento aeróbico

Como pode ser observado na Tabela 17.1, os trabalhos sobre o treinamento aeróbico em clientes/pacientes com HIV/AIDS apresentam características de intensidade, tipo de estímulo (contínuo ou intervalado), duração da sessão e tempo de duração muito diferenciados, de modo que a avaliação dos resultados e de seus possíveis efeitos sobre a imunidade deve ser feita de maneira mais criteriosa.

Nesses estudos, os termos "moderado" e "intenso", quando referentes à intensidade de esforço, não são utilizados pelos autores com o mesmo significado. Wilmore & Costil (1994) relacionam e classificam a intensidade do exercício aeróbico com duração de 20 a 60 minutos, utilizando como referência a $FC_{máx}$ e o $VO_{máx}$ ou a FC de reserva (FC_{res}) e consideram "moderado" o esforço que não ultrapassa 75% do $VO_{2máx}$ ou 80% da $FC_{máx}$. Essa intensidade se enquadra perfeitamente no limite estabelecido pelos estudiosos dos efeitos do exercício sobre a imunidade, que argumentam que exercícios moderados e com duração inferior a 60 minutos não ocasionam supressão imunológica importante (Nieman et al., 1994b).

A Tabela 17.2 apresenta a classificação das intensidades de treinamento sugeridas pelos autores e a padronização estabelecida segundo os critérios estipulados por Wilmore & Costill (1994).

Intensidades < 50% do $VO_{2máx}$ são consideradas leves, e seus efeitos sobre o condicionamento aeróbico parecem apresentar resultados menos expressivos, a despeito de não alterarem a imunidade e tenderem a oferecer menor contribuição sobre o aprimoramento cardiorrespiratório e o controle da lipodistrofia associada à infecção pelo HIV e/ou à terapia antirretroviral com inibidores da protease (Lira, 1996; Stringer et al., 1998; Tsiodras et al., 2000). Não obstante, intensidades de até 75% do $VO_{2máx}$, além de aprimorarem o condicionamento aeróbico dos clientes/pacientes com HIV/AIDS, também não oferecem prejuízo

Tabela 17.1 Características dos programas de treinamento em estudos com clientes/pacientes com HIV/AIDS

Autor	Idade	Sexo	Estágio da infecção	Divisão da amostra	Exercício	Período de treinamento	Duração da sessão	Intensidade da carga	Desistência ou aderência	Fármacos
LaPerriere et al. (1991)	34	89% M	Não reportado	GC – 8 G2 – 9 G3 – 9	Bicicleta estacionária	6 semanas; 3×/semana	G2 – 60 G3 – 30 a 40min	GC – atividade normal G2 – 80% limiar anaeróbico – G3 – 50% da ≠ entre o limiar anaeróbico e o $VO_{2máx}$	4 desistências no total	Não reportados
Terry et al. (1999)	31	55% M	Grupo 2 do CDC (1993)	G1 – 11 G2 – 10	Alongamento; caminhada ou corrida	12 semanas; 3× /semana	15min alongamento; 30min corrida ou caminhada 15min alongamento	G1 – 55% a 60% da $FC_{máx}$ G2 – 75 a 85% da $FC_{máx}$	10 desistências no total	Não reportados
Lira (1996)	37	100% M	Grupos 3 e 4 do CDC (1993)	GC – 3 GE – 5	Caminhada, corrida, abdominais, flexibilidade, coordenação	6 meses; 3×/semana	1h total = 10min aquecimento 30min aeróbico (6×3min caminhada por 6×2 de coordenação) 6×10 abdominais e 10 a 15min para volta à calma	GE – 50% a 60% $VO_{2máx}$	2 desistências no GE. Média de 78% de presença às sessões de treinamento dos demais participantes	Monoterapia (AZT)
Perna et al. (1999)	18 a 49	64% M	Grupos 1 e 2 do CDC (1993)	GC – 10 GEP – 11 GESP – 7	Bicicleta estacionária	3 meses; 3×/semana	45min (9×3min esforço por 9×2 de repouso)	70% a 80% da $FC_{máx}$	15 desistências no total Aderência ao treinamento < 50% no GESP	Inibidores da transcriptase reversa

(Continua)

Tabela 17.1 Características dos programas de treinamento em estudos com clientes/pacientes com HIV/AIDS *(continuação)*

Autor	Idade	Sexo	Estágio da infecção	Divisão da amostra	Exercício	Período de treinamento	Duração da sessão	Intensidade da carga	Desistência ou aderência	Fármacos
Palermo (2000)	35	GC–25%M GE–75%M	A1, A3 e C3 – CDC (1993)	GC–3 GE–3	20 a 30min bicicleta estacionária; 20 a 30min musculação; 20 a 30min alongamento	13 semanas; 3×/semana	60 a 90min, sendo 20 a 30min contínuos na bicicleta	55% a 75% da FC_{res}	Nenhuma desistência; média de 68% de presença às sessões de treinamento do GE	Monoterapia (AZT). HAART
Roubenoff et al. (2001b)	38	84% M	Não reportado	W–10 GNW–22	Step	1 sessão	16min	Um degrau, cada step com 60cm; 225 subidas e 225 descidas	3 clientes/ pacientes no total não completaram o estudo	2 clientes/ pacientes sem antirretroviral 15 com terapia mono ou dupla 12 com inibidores da protease
Roubenoff et al. (2002)	9	80% M	Grupos 2 e 3 do CDC (1993)	GW–6 GNW–19	TRP (2 exercícios para MMSS e 2 para MMII)	8 semanas; 3×/semana	Não reportado, porém eram realizadas 3 séries com 8 repetições de cada exercício	50% de 1RM na 1ª sessão; na 2ª e nas demais: 75% a 80% de 1RM	5% de desistência; mais de 90% de aderência ao treinamento	Não reportados
Sattler et al. (2002)	38	100% M	Grupos 2 e 3 do CDC (1993)	NaC–15; GNaEx –15	TRP (5 exercícios para MMSS e 4 para MMII)	12 semanas; 3×/semana	Mais de 60min; 3 séries de 8 repetições	1ª semana, 70% de 1RM; a partir da 2ª semana, 80%	3 desistências –98,5% de aderência	Nandrolona decanoato – pirâmide com início em 200mg/sem

Grispoon et al. (2000)	Não reportado	100% M	Grupo 2 – CDC (1993)	PC – 13 GPEx – 14 GTtC – 14 GTtEx – 13	Bicicleta estacionária	12 semanas; 3×/semana	Não reportado	60% a 70% da $FC_{máx}$	Desistência: GPC – 1; GPEx – 4; GTtC – 4; GTtEx – 2. Aderência ao treinamento de 78%	76% antirretrovirais, sendo 72% HAART
Macarthur et al. (1993)	Não reportado	6% M	2,3,4 CDC (1993)	P – 6 GSP – 7 GNP – 12	Caminhada, corrida, bicicleta estacionária e *step*	24 semanas; 3×/semana	40 intervalados; G2 24min intervalados	G1 – 50% a 60% do $VO_{2máx}$ G2 – 75% a 85% do $VO_{2máx}$	8 desistências no total	Monoterapia (AZT)
Smith et al. (2001)	0	7% M	Grupo 2 CDC (1993)	C – 30 GE – 30	Caminhada, corrida ou bicicleta	12 semanas; 3×/semana	Mínimo de 30 min e máximo não reportado	Iniciou com 60% e atingiu 80% do $VO_{2máx}$	G3 – 37% de desistência; 78% de aderência	Não reportados

GP – pessoas integralmente participantes (98% das sessões de treinamento); CSP – pessoas semiparticipantes (45% das sessões); GNP – pessoas não participantes (29,7% das sessões); G1 – grupo de exercício 1; G2 – grupo de exercício 2; CEP – grupo experimental participante (mais de 50% das sessões); GESP – grupo experimental semiparticipante (< 50% das sessões); GW – grupo *wasting*; GNW – grupo não *wasting*; GC – grupo de controle; GE – grupo experimental; GNaC – grupo nandrolona decanoato – controle; GNaEx – grupo nandrolona decanoato – exercício; GPC – grupo placebo – controle; GPEx – grupo placebo – exercício; GTtC – grupo testosterona – controle; GTtEx – grupo testosterona – exercício; GTtOxEx – grupo testosterona, oxandrolona e exercício; HAART – antirretrovirais de alta intensidade; TRP – treinamento de resistência progressiva; MMII – membros inferiores; MMSS – membros superiores.

Tabela 17.2 Classificação da intensidade do treinamento aeróbico nos estudos com clientes/pacientes HIV-positivos

	Intensidade em %		Classificação	
Autores	$FC_{máx}$	$VO_{2máx}$ ou FC_{res}	Segundo o autor	Segundo Wilmore & Costil
LaPierre et al. (1991)	70 a 80%	—	Não definida	Moderada
Stringer et al. (1998)	—	40% 70%	Moderada Intensa	Leve Intensa
Rigsby et al. (1992)	—	60% a 80%	Não definida	Moderada a intensa
Macarthur et al. (1993)	—	50% a 60% 75% a 85%	Baixa Alta	Moderada Intensa
Terry et al. (1999)	55% a 60% 75% a 85%	—	Moderada Intensa	Moderada Intensa
Perna et al. (1999)	70% a 80%	—	Não definida	Moderada
Lira (1996)	—	50% a 60%	Leve	Moderada
Palermo (2000)	—	55% a 75%	Moderada	Moderada
Smith et al. (2001)	—	60% a 80%	Não definida	Moderada a intensa
Lox et al. (1995)	—	50% a 80%	Não definida	Leve a intensa

ao sistema imunológico (Stringer, 1999). O esforço aeróbico em clientes/pacientes HIV-positivos deve ter como limite superior uma intensidade que não comprometa a imunidade. Nessa população, o nível absoluto, o percentual de CD4+ e a carga viral são os principais índices prognósticos da evolução da AIDS (Stringer, 1999).

Entre as tentativas de estudos com duas intensidades de treinamento, o de Stringer et al. (1998) chegou a 78% do $VO_{2máx}$, sendo detectado ligeiro declínio dos níveis de CD4+ (não significativo estatisticamente), de -3 ± 15 células/mm^3. No mesmo estudo, no entanto, o grupo submetido à intensidade leve apresentou aumento das células CD4+ de $+13 \pm 14$ células/mm^3. Segundo Tsiodras et al. (2000), o grupo que se exercitou com limite superior de 85% da $FC_{máx}$, ou seja, intenso, apresentou leve queda (também não significativa) dos níveis de CD4+ (de 590 ± 242 para 586 ± 316 células/mm^3). Já o grupo com intensidade moderada, de 55% a 60% da $FC_{máx}$, apresentou elevação das células CD4+ (de 592 ± 245 para

683 ± 291 células/mm³). Smith et al. (2001), que chegaram a 80% do VO$_{2máx}$, apesar de apresentarem aumento discreto nos valores absolutos das células CD4+ (de 332 para 339 células/mm³), relataram diminuição dos valores percentuais (de 21,7% para 21,1%). Lox et al. (1995), com proposta de treino basicamente moderada por 24 minutos, experimentaram aumento discreto das CD4+, de 403 para 412 células/mm³. Por fim, a pesquisa de MacArthur et al. (1993), cuja proposta de treinamento intenso ficava entre 75% e 85% do VO$_{2máx}$, apresentou grande limitação quanto à adesão ao programa, com somente seis clientes/pacientes participando em mais de 80% do planejado. Os autores não apresentaram os resultados comparativos entre ambos os grupos (intenso e leve), optando por agrupar os dados e dar ênfase à relação entre a adesão ao estudo e a evolução das variáveis pesquisadas.

Mais importante do que a carga de treinamento talvez seja a adesão ao programa de exercícios. Perna et al. (1999) sugerem que os clientes/pacientes que não se engajaram no programa de exercícios poderão apresentar declínio mais acelerado nos valores de CD4+. Nesse estudo, os autores verificaram que aqueles que faltaram a 50% ou mais das sessões de treinamento apresentaram diminuição significativa das células CD4+ (de 476,3 para 390,3 células/mm³ com $p < 0,01$).

Já Smith et al. (2001) apontam que os mais mal condicionados no início do estudo foram os que apresentaram maior índice de desistência. Palermo (2000) acrescenta que a motivação para o treinamento está associada ao tipo de exercício que mais agrada ao cliente/paciente. Nesse sentido, o trabalho de Lira (1996), por apresentar estímulos aeróbicos diferenciados com a utilização de implementos como bolas, arcos, bastões e uma grande integração entre os participantes, foi o estudo, tipicamente de prevalência aeróbica, que relatou a maior adesão entre os participantes (78%), juntamente com o de Smith et al. (2001). Adesões maiores só foram observadas em estudos com exercícios de resistência associados ou não aos aeróbicos.

Mustafa et al. (1999), no único artigo encontrado que relaciona o exercício físico em progressão pelo HIV em um estudo de coorte com considerável seguimento (6 anos), apesar do limitado número amostral e dos diferentes estágios de infecção, reportaram que atividades moderadas aumentam, ainda que de modo pouco significativo, a concentração das células CD4+. A mesma pesquisa aponta, também, que exercícios realizados de três a quatro vezes por semana aparentemente promovem melhor efeito protetor sobre o avanço da infecção pelo HIV do que se realizados diariamente, reforçando a hipótese de que, além de não ser necessária para melhora da qualidade de vida, uma carga de treinamento elevada também não oferece nenhuma vantagem imunológica adicional. Esse trabalho se mostra mais relevante, pois é o único que apresenta resultados referentes aos efeitos crônicos do exercício sobre a imunidade de clientes/pacientes HIV-positivos.

Apesar de alguns autores defenderem que atividades aeróbicas intensas ou competitivas possam ser realizadas sem restrições por pessoas infectadas pelo HIV e assintomáticas, sua adoção ainda não se mostra totalmente segura. As pesquisas ainda apresentam algumas limitações como: (1) número amostral reduzido, o que prejudicou sua validação externa; (2) pequeno seguimento dos estudos; (3) inexistência de mais dados longitudinais; (4) baixa adesão aos programas de treinamento propostos, prejudicando a análise dos resultados; (5) diferentes instrumentos utilizados para avaliação de quesitos semelhantes, comprometendo a validação interna de alguns estudos; (6) quantidades (percentual e total) de CD4+, carga viral e estágio inicial de infecção diferenciados entre os sujeitos estudados; e (7) nível de condicionamento físico dos clientes/pacientes pré-treinamento.

Pode-se considerar que os exercícios para clientes/pacientes assintomáticos não apresentam restrição alguma, inclusive as atividades competitivas de alta intensidade; ao passo que para pessoas que já apresentaram ao menos um evento de sintomaticidade devem ser evitados somente esforços exaustivos. Os exercícios intensos seriam excluídos do programa de treinamento apenas para aquelas pessoas que apresentam diagnóstico de AIDS.

As pesquisas ainda são pobres na determinação da carga de treinamento para pessoas HIV-positivas e altamente condicionadas e, por prudência, convém considerar, até o momento, a intensidade de 75% do $VO_{2máx}$ como limite máximo de treinamento. No caso de algum atleta necessitar de um treinamento em que a intensidade deva ser superior, sugere-se atentar para o risco potencial de prejuízo imunológico, o qual poderá ser minorado caso o cliente/paciente esteja em adequado acompanhamento da carga viral e do número de células CD4+, fatores que devem ser agregados como variáveis importantes no planejamento dos ciclos de treinamento.

Quanto à duração, parece não haver dúvidas de que exercícios muito prolongados, mesmo em intensidade de até 75% do $VO_{2máx}$, podem produzir uma resposta imune desfavorável. Ullum et al. (1994), em estudo acerca dos efeitos do exercício agudo sobre diversos índices imunes em clientes/pacientes com HIV, sugerem que atividades nessa intensidade, com duração de 60 minutos em bicicleta ergométrica, apesar de aumentarem temporariamente o percentual e a atividade das células NK e das linfocinas ativadoras das células *killer* (LAK) após o esforço, não apresentaram o mesmo comportamento obtido pelo grupo de controle HIV-negativo. Esses dados sugerem que, em resposta ao estresse físico, as pessoas HIV-positivas têm menor capacidade de mobilizar suas defesas orgânicas.

Todos os estudos citados na Tabela 17.2 planejaram cargas contínuas ou intervaladas de atividade aeróbica com duração total de 20 a 45 minutos de duração. Em vista dos resultados alcançados, esse intervalo parece ser bastante adequado para o planejamento da carga de treinamento para pessoas com HIV/AIDS. Essas recomendações são embasadas pelos resultados dos estudos revisados. Como pode ser observado, todos os trabalhos que apresentaram dados relativos ao $VO_{2máx}$, à força, à flexibilidade e à composição corporal, comparativamente aos valores iniciais e finais, invariavelmente demonstraram que os clientes/pacientes, a despeito de apresentarem comprometimento imune, são capazes de melhorar os índices de condicionamento físico, o mesmo ocorrendo com os quesitos psicológicos (ansiedade, depressão, autoestima, estresse e qualidade de vida), ainda que alguns não demonstrem significância estatística.

Alguns pesquisadores investigaram a associação de exercícios aeróbicos aos de resistência e flexibilidade. Apesar de essa metodologia não possibilitar que os efeitos sobre a imunidade sejam interpretados de maneira isolada, consideramos que a diversidade de estímulos físicos, além de enriquecer o treinamento, possibilita que o praticante encontre maior prazer na atividade e, quanto mais bem orientada, mais tende a motivá-lo, aumentando a adesão e a persistência em incorporar o exercício como um hábito de vida. Ademais, vários autores

346 Capítulo 17 – Benefícios e Intervenção do Exercício Físico para Pacientes com HIV/AIDS

destacam a importância dos treinamentos de força e de flexibilidade associados ao desenvolvimento da capacidade aeróbica para a manutenção da saúde (Palermo, 2000; Wagner et al., 1998).

Contudo, alguns cuidados devem ser observados. Seguem algumas recomendações que servirão como diretrizes básicas para os profissionais de educação física que pretendem trabalhar com essa população:

- Certificar-se de que o cliente/paciente se encontra em tratamento médico constante e conta com avaliações laboratoriais da carga viral e das CD4+ com reconhecido controle de qualidade.
- Acompanhar os níveis de CD4+ e a carga viral do cliente/paciente e verificar se o treinamento físico não está impedindo a estabilidade ou a ascensão da imunidade e a queda da carga viral promovida pelos antirretrovirais. Vale ressaltar que exercícios aeróbicos até 75% do $VO_{2máx}$ (contínuos ou intervalados) e de resistência muscular localizada parecem não diminuir os níveis absolutos e percentuais de CD4+, diferentemente do que ocorre com os de maior intensidade e/ou de força.
- Procurar associar exercícios aeróbicos aos de resistência, assim como selecionar as atividades às quais o cliente/paciente apresenta maior possibilidade de persistência.
- Programar treinos entre três e quatro vezes por semana e não ultrapassar a sessão de 90 minutos totais ou 45 minutos de exercícios aeróbicos. Preferir exercícios aeróbicos com intensidade de até 75% do $VO_{2máx}$ ou 80% da $FC_{máx}$. Em caso de atletas ou pessoas cuja intensidade seja pequena, assegurar-se de um acompanhamento clínico-laboratorial mais rigoroso e frequente, porém, ainda assim, devem ser evitados treinos diários e muito longos.
- O treinamento de resistência progressivo, quando necessário para clientes/pacientes que apresentam perda excessiva e involuntária de massa magra, deve ser programado até que possa atingir três séries de oito a 10 repetições a 80% de 1RM.
- Atentar para o fato de que o uso de esteroides e/ou hormônios, prescritos pelo médico assistente, deve ser rigorosamente controlado e pode causar efeitos colaterais indesejáveis, principalmente sobre os níveis de colesterol total e de HDL-c. Nesses casos, os exercícios aeróbicos são determinantes.

- Deve ser lembrado que mais importante do que a carga é a aderência ao treinamento. Apesar de necessitarmos de dados confirmatórios, os clientes/pacientes que iniciam um programa e rapidamente o abandonam podem experimentar diminuição da imunidade. Por isso, manter o cliente/paciente/aluno motivado é essencial para o sucesso do treinamento.

Prescrição de atividades de força

O Ministério da Saúde (Brasil, 2012) recomenda as seguintes medidas para a prescrição do treinamento de força:

- Treinamento de força três vezes por semana, seis a oito exercícios com oito a 12 repetições/série, com três séries por exercício para segmentos corporais expostos à lipodistrofia.
- Avaliação dos níveis de força por meio do teste de 1RM ou número máximo até 15RM.

Dentre as contraindicações à realização do exercício físico ressaltam-se:

- Imunodeficiência avançada na presença de infecção oportunista.
- Presença de comorbidades que contraindiquem sua prática (hipertensão).
- Hipertensão arterial sistêmica e *diabetes mellitus* tipo 2 (não controlados).
- Hepatopatia grave com plaquetopenia (risco de sangramento).
- Alto risco cardiovascular ou outras situações clínicas a serem analisadas pelo médico do cliente/paciente.

Prescrição de atividades de flexibilidade e alongamento

No que se refere à flexibilidade, os exercícios deverão ser realizados de maneira lenta, com progressão gradual, sem causar dor extrema. Pode-se adotar a seguinte conduta:

- **Frequência do treinamento:** duas a três vezes por semana.
- **Duração:** tempo necessário para três a quatro repetições de cada exercício, e cada movimento dinâmico lento deve ser seguido por alongamento estático de 10 a 30 segundos (Eidam, Lopes & Oliveira, 2005).

Precauções e recomendações

O aumento das chances de vida de qualquer indivíduo deve estar associado ao conceito de "qualidade de vida", que consiste na percepção pessoal do indivíduo quanto à sua posição na vida, do contexto da cultura e do sistema de valores nos quais ele vive e em relação a seus objetivos, expectativas, padrões e preocupações, de acordo com as esperanças e possibilidades de cada indivíduo, sendo, portanto, sujeito a reformulações constantes (Heikkinen & Ageing 1998).

Além das alterações físicas ou orgânicas apresentadas pelos portadores do vírus HIV, ocorrem alterações psicológicas (ansiedade, depressão e outros transtornos psiquiátricos) e sociais (isolamento) ocasionadas pelo estresse e que provocam sentimentos como medo, culpa, raiva, revolta, baixa autoestima, pobre imagem corporal e percepção prejudicada (Ratamess et al., 2009).

Como pode intensificar os componentes de um bem-estar subjetivo, o exercício físico deve ser considerado uma terapia complementar para o tratamento das manifestações psicológicas e emocionais associadas ao HIV/AIDS (Blumenthal et al., 2007; Gomes D et al., 2010; Weinberg & Gould, 2008).

Referências

ACSM – American College of Sports Medicine. Diretrizes do ACSM para os testes de esforço e sua prescrição. 6 ed. Rio de Janeiro: Guanabara Koogan, 2003.

Balady GJ et al. Diretrizes do ACSM para os Testes de Esforço e sua Prescrição. Rio de Janeiro: Guanabara Koogan, 2003:239.

Batista RS, Gomes AP. AIDS: conhecer transformar. Petropolis, RJ: Vozes, 2000.

Berk LS, Nieman DC, Youngberg WS et al. The effect of long endurance running on natural killer cells in marathoners. Medicine and Science in Sports and Exercise 1990; 22(2):207.

Blumenthal JA, Babyat MA, Doraiswamy PM et al. Exercise and pharmacotherapy in the treatment of major depressive disorder. Psychosomatic Medicine 2007; 69(7):587-96.

Brasil. Recomendações para a prática de atividades físicas para pessoas vivendo com HIV e AIDS/Ministério da Saúde, Secretaria de Vigilância em Saúde, Departamento de DST, AIDS e Hepatites Virais. Brasília: Ministério da Saúde, 2012.

Brito CJ, Mendes EL, Bastos AA, Nóbrega OT, Paula SO, Córdova C. O papel do exercício na era da terapia anti-retroviral fortemente ativa. Revista Brasileira de Ciência e Movimento 18(4):100-8.

CDC. Vital signs: HIV prevention through care and treatment – United States. MMWR Morb Mortal Wkly Rep 2011; 60:1618-23. Disponível em: http://www. cdc.gov/mmwr/pdf/ wk/mm6047.pdf. Acesso em: 20/11/2013.

Center for Disease Control and Prevention – Revised classification system for HIV infection and expended surveillance case definition for AIDS among adoslescent and Adults. MMWR 1993; 41(RR-17):1-19.

Choi BS, Park YK, Lee JS. The CD28/HLA-DR expressions on CD4+ T but not CD8+ T cells are significant predictors for progression to AIDS. Clinical & Experimental Immunology 2002; 127(1):137-44.

Cohen MS, Chen YQ, McCauley M et al. Prevention of HIV-1 infection with early antiretroviral therapy. N Engl J Med 2011 Aug 11; 365(6):493-505.

Crist DM, Mackinnon LT, Thompson RF. Physical exercise increases natural cellular-mediated tumor cytotoxicity in elderly women. Gerontology 1989; 35(2-3):66-71.

De Lima Eidam C et al. Prescrição de exercicíos físicos para portadores do vírus HIV. 2005.

De Mello MT, Tufik S. Atividade física, exercício físico e aspectos psicobiológicos. Rio de Janeiro: Guanabara Koogan, 2004.

Dolan SE, Frontera W, Librizzi J et al. Effects of a supervised home-based aerobic and progressive resistance training regimen in women infected with human immunodeficiency virus: a randomized trial." Archives of internal medicine jun 2006; 166(11):1225-31.

Dudgeon WD, Phillips KD, Bopp CM, Hand GA. Physiological and psychological effects of exercise interventions in HIV disease. AIDS Patient Care and STDs 2004; 18(2):81-98.

Eidam CL, Lopes AS, Oliveira OV. Prescrição de exercícios físicos para portadores do vírus HIV. R Bras Ci e Mov 2005; 13(2):7-15.

Farinatti PTV, Borges JP, Gomes RD, Lima D, Fleck SJ. Effects of a supervised exercise program on the physical fitness and immunological function of HIV-infected patients. Journal of Sports Medicine and Physical Fitness 2010; 50(4):511-8.

Fauci AS, Pantaleo G, Stanley S, Weissman D. Immunopathogenic mechanisms of HIV infection. Annals of Internal Medicine 1996; 124(7):654-63.

Fechio JJ, Corona E, Fechio CJ. A influência da atividade física para portadores do vírus HIV. Revista Brasileira de Atividade Física & Saúde 1998; 3(4):43-56.

Garrett Jr WE, Kirkendall DT. A ciência do exercício e dos esportes. Porto Alegre: Artmed, 2003.

Gomes RD et al. Effects of physical exercise in the perception of life satisfaction and immunological function in HIV-infected patients: Non-randomized clinical trial. Revista Brasileira de Fisioterapia 14(5):390-5.

Gottlieb MS. Pneumocystis pneumonia. Los Angeles. American Journal of Public Health 2006; 96(6):980.

Grinspoon S, Corcoran C, Parlman K et al. Effects os testosterone and progressive resistence trianing in eugonadal men with AIDS wasting. Ann Intern Med 2000; 133:348-55.

Grinspoon S, Mulligan K. Weight loss and wasting in patients infected with human immuno-deficiency virus. Clinical Infectious Diseases 2003; 36(Suppl 2):S69.

Hall JE, Guyton AC. Tratado de fisiologia médica. Rio de Janeiro: Guanabara Koogan, 2001.

Heikkinen RL, Ageing WHO The role of physical activity in healthy ageing/prepared by Riitta-Liisa Heikkinen. 1998.

Hinrichsen SL DIP: Doenças infecciosas e parasitarias. Rio de Janeiro: Medsi, 2005.

Janeway CA, Shlomchik MJ, Travers P, Walport M. Imunobiologia: o sistema imunológico na saúde e na doença. 5. ed. Porto Alegre: Artmed,2006.

Jones SP, Doran DA, Leatt PB, Maher B, Pirmohamed M. Short-term exercise training improves body composition and hyperlipidaemia in HIV-positive individuals with lipodystrophy. AIDS. 2001; 15:2049-51.

LaPerriere A, Fletcher MA, Antoni MH, Klimas NG, Ironson G, Schneiderman N. Aerobic exercise training in an AIDS risk group. Int J Sports Med 1991; 12(Suppl 1):S53-S57.

Lavado GCF. Efeitos do condicionamento físico aerobio aplicado a indivíduos portadores de HIV/Aids, Escola de Educação Física e Esporte da Universidade de São Paulo, 2001. Lira VA. Efeitos do treinamento aeróbio supervisionado em indivíduos portadores do vírus HIV. [Memória de Licenciatura]. Rio de Janeiro: Universidade do Estado do Rio de Janeiro; 1996.

Lira AL, Ferreira MI. Efeitos do treinamento aeróbio supervisionado em portadores do vírus HIV. Revista Fitness Brasil 1999; 45:46-57.

Lopes MV de O, Fraga M de NO. Pessoas vivendo com HIV: estresse e suas formas de enfrentamento. Rev Latino-am Enfermagem, Ribeirão Preto out 1998; 6(4):75-81.

Lox CL, McAuley E, Tucker RS. Exercise as an intervention for enhancing subjective well-being in an HIV-1 population. J Sports Exrc Psycol 1995; 17:345-62.

Lox CL, McAuley E, Tucker RS. Aerobic and resistance exercise training effects on body composition, muscular strength, and cardiovascular fitness in an HIV-1 population. International Journal of Behavioral Medicine 1996; 3(1):55-69.

Macarthur RD, Levine SD, Birk TJ. Supervised exercise training improves cardiorespulmonary fitness in HIVinfected persons. Med Sci Sports Exerc 1993; 25(6):684-8.

Malita FM, Karelis AD, Toma E, Rabasa-Lhoret R. Effects of different types of exercise on body composition and fat distribution in HIV-infected patients: a brief review. Canadian Journal of Applied Physiology 2005; 30:233-45.

Matsudo SM. Envelhecimento, atividade física e saúde. R Min Educ F 2002:193-207.

Ministério da Saúde. Secretaria de Vigilância em Saúde – Departamento de DST, Aids e Hepatites Virais, 2013.

Monteiro MF, Sobral Filho DC. Exercicio físico e o controle da pressão arterial. Revista Brasileira de Medicina do Esporte 2004; 10(6):513-6.

Montenegro SMR, Silva CAB. Os efeitos de um programa de fisioterapia como promotor de saúde na capacidade funcional de mulheres idosas institucionalizadas. Rev Bras Geriatr Gerontol 2007; 10(2):161-78.

Moraes H, Deslandes A, Ferreira C, Pompeu FAMS, Ribeiro P, Laks J. O exercício físico no tratamento da depressão em idosos: revisão sistemática." Revista de Psiquiatria do Rio Grande do Sul 2007; 29(1):70-9.

Mustafa T, Sy FS, Macera CA et al. Association between exercise and HIV disease progression in a cohort of homosexual men. An of Epidemiol 1999; 9(2):127-31.

Nahas MV. Atividade física, saúde e qualidade de vida: conceitos e sugestão para um estilo de vida ativo. Londrina: Midiograf 2, 2001.

National Institutes of Health. Third report of the National Cholesterol Education Program (NCEP) expert panel on detection, evaluation, and treatment of high blood cholesterol in adults (adult treatment panel III): Executive summary, Medical Trends, 2001.

Nieman DC. Exercise, infection, and immunity. Int J Sports Med 1994b; 15:S131-S141.

Nieman DC, Ikeda M, Barbanti J. Exercício e saúde: como se prevenir de doenças usando o exercício como seu medicamento, São Paulo: Manole, 1999.

Novaes EV. Qualidade de vida-atividade física, saúde e doença, 1007.

O'Brien K, Tynan AM, Nixon S, Glazier RH. Effects of progressive resistive exercise in adults living with HIV/AIDS: systematic review and meta-analysis of randomized trials. AIDS Care 2008; 20(6):631-53.

Oliveira CAB. Atlaids; Atlaids. 2005.

Palermo PCG. Efeitos da atividade física moderada no comportamento psicoimune de pacientes HIV/AIDS. [Dissertação de Mestrado]. Rio de Janeiro: Universidade Gama Filho, 2000.

Palermo PCG, Feijão OG. Exercício físico e infecção pelo HIV: atualização e recomendações. Rev Bras Fisiol Exer 2003; 2(3):218-46.

Parham P. O sistema imune. Artes Médicas, 2001.

Parslow TG, Stites DP, Terr AI, Imboden JB. Imunologia médica. Rio de Janeiro: Guanabara Koogan, 2004.

Perna FM, LaPerriere A, Klimas N et al. Cardiopulmonary and CD4 cell changes in response to exercise training in early symptomatic HIV infection. Med Sci Sports Exerc 1999; 31(7):973-9.

Ratamess NA, Alvar BA, Evetoch TK et al. Progression models in resistance training for healthy adults. Med Sci Sports Exerc 2009; 41(3):687-708.

Rigsby LW, Dishman RK, Jackson AW, Maclean GS, Raven PB. Effects of exercise training on men seropositive for the human immunodeficiency virus-1. Medicine & Science in Sports & Exercise, 1992.

Roubenoff R, McDermott A, Weiss L et al. Short-term progressive resistance training increases strength and lean body mass in adults infected with human immunodeficiency virus. Aids 1999; 13(2):231.

Roubenoff R, Schimitz H, Bairos L et al. Reduction of abdominal obesity in lipodystrophy associated with human immunodeficiency virus infection by means of diet and exercise: case report and proof of principle. Clin Infec Dis 2002; 34:390-3.

Roubenoff R, Wilson IB. Effect of resistance training on self-reported physical functioning in HIV infection. Med Sci Sports Exerc 2001b, 33(11):1811-7.

Sattler FR, Schroeder ET, Dube MP et al. Metabolic effectsof nandrolone decanoate and resistance training in men with HIV. Am J Physiol Endocrinol Metab 2002; 283:E1214-E1222.

Shephard RJ. Exercise, immune function and HIV infection. The Journal of Sports Medicine and Physical Fitness 1998; 38(2):101.

Shephard RJ, Shek PN. Potential impact of physical activity and sport on the immune system – a brief review. British J Sports Medicine 1994; 28(4):247-55.

Sherman MP, de Noronha CM, Heusch MI, Greene S, Greene WC. Nucleocytoplasmic shuttling by human immunodeficiency virus type 1 Vpr. J Virol 2001; 75(3):1522-32.

Sjosten N, KivelÃ SL. The effects of physical exercise on depressive symptoms among the aged: a systematic review. International Journal of Geriatric Psychiatry 2006; 21(5): 410-8.

Silva MR, Bettencourt ARC, Diccini S, Belasco A, Barbosa DA. Diagnósticos de enfermagem dos portadores da síndrome da imunodeficiência adquirida. Rev Bras Enferm fev de 2009, Brasília, 62(1).

Smeltzer SC, Bare BG. Brunner & Suddarth, tratado de enfermagem médico-cirúrgica. Rio de Janeiro: Guanabara Koogan, 2005.

Smith BA, Neidig JL, Nickel JT, Mitchell GL, Para MF, Fass RJ. Aerobic exercise: effects on parameters related to fadigue, dyspnea, weight and body composition in HIV-infected adults. AIDS 2001; 15:693-701.

Spence DW, Galantino MLA, Mossberg KA, Zimmerman SO. Progressive resistance exercise: effect on muscle function and anthropometry of a select AIDS population. Arch Phys Med Rehabil 1990; 71(9):644-8.

Sterling TR, Chaisson RE, Moore RD. HIV-1 RNA, CD4 T-lymphocytes, and clinical response to highly active antiretroviral therapy. Aids 2001; 15(17):2251.

Stringer WW. HIV and aerobic exercise. Current recommendations. Sports Med 1999; 28(6): 389-95.

Stringer WW, Berezovskaya M, O'Brien WA, Beck CK, Casaburi R. The effect of exercise training on aerobic fitness, immune indices, and quality of life in HIV+ patients. Med Sci Sports Exerc 1998; 30(10):11-6.

Terry L et al. Moderate and high intensity exercise training in HIV-1 seropositive individuals: a randomized trial. International Journal of Sports Medicine 1999; 20:142-6.

Thoni GJ, Fedou C, Brun JF et al. Reduction of fat accumulation and lipid disorders by individualized light aerobic training in human immunodeficiency virus infected patients with lipodystrophy and/or dyslipidemia. Diabetes Metabolism 2002; 28:397-404.

Tsiodras S, Mantzoros C, Hammer S, Samore M. Effects os protease inhibitors on hyperglycemia, hyperlipidemia, and lipodystrophy: a 5-year cohort study. Arch Intern Med 2000; 160:2050-6.

Ullum H, Palmo J, Halkjaer-Kristensen J et al. The effect of acute exercise on lymphocyte subsets, natural killer cells, profiferative responses, and cytokines in HIVseropositive persons. J Acquir Immune Defic Syndr 1994; 7(11):1122-33.

Urhausen A, Kindermann W Diagnosis of overtraining: what tools do we have? Sports Medicine 2002; 32(2):95-102.

Warren HS. NK cell proliferation and inflammation. Immunology and Cell Biology 1996; 74(5):473-80.

Weinberg RS, Gould D. Fundamentos da psicologia do esporte e do exercício. São Paulo: Artmed, 2008.

Weineck J. Biologia do esporte. São Paualo: Manole, 2000.

Wilmore JH, Costill DL. Physiology of sports and exercise. Champagne: Human Kinetics, 1994.

Wilsom DP, Law MG, Grulich AE, Cooper DA, Kaldor JM. Relation between HIV viral load and infectiousness: a model-based analysis. Lancet 2008; 372:314-20.

Yamamoto T, Miyoshi H, Yamamoto N, Inove J, Tsunetsugu-Yokota Y. Lentivirus vectors expressing short hairpin RNAs against the U3-overlapping region of HIV nef inhibit HIV replication and infectivity in primary macrophages. Blood 2006; 108(10):3305-12.

Capítulo 18

URGÊNCIAS E EMERGÊNCIAS EM ATIVIDADES FÍSICAS

Felipe Coelho Soares de Oliveira
Mauro Lúcio Mazini Filho
Rafael Pedroza Savoia

Introdução

Toda e qualquer atividade física, por mais segura que possa ser, não está livre de acontecimentos que possam causar algum tipo de lesão no praticante, desde uma simples entorse de tornozelo em uma partida de voleibol até uma parada cardiorrespiratória durante o treino de corrida de rua.

Nenhum profissional está livre dessas intercorrências, nem mesmo os mais experientes e graduados, pois essas situações podem acontecer mesmo quando são tomadas todas as precauções necessárias. Para evitá-las, o profissional deve estar sempre atento aos mecanismos cinéticos e biomecânicos que envolvem a atividade física, além de conhecer a fisiologia humana e a fisiologia do exercício, e ainda as fisiopatologias eventualmente presentes em alguns alunos ou atletas.

Os conceitos são variados, mas, de modo geral, define-se *urgência* como uma situação que exige assistência rápida, no menor tempo possível, para que se evitem maiores lesões e complicações ao organismo da vítima. Entre os exemplos podem ser citadas as dores abdominais, cólicas renais e dores musculoesqueléticas súbitas, entre outras.

356 Capítulo 18 – Urgências e Emergências em Atividades Físicas

Emergências são situações em que a vida da vítima corre sério risco, há ameaça iminente à vida e sofrimento imenso com risco de lesão permanente, sendo necessário um atendimento médico imediato. Como exemplos, podemos citar as paradas cardiorrespiratórias, os grandes traumas e as hemorragias volumosas. Nesses casos, deve-se sempre encaminhar a vítima ao centro médico ou hospitalar mais próximo e o mais rápido possível.

Neste capítulo serão descritas algumas situações com as quais o acadêmico e/ou profissional de educação física pode se deparar e como lidar com essas situações.

Asma

A asma é uma doença inflamatória crônica das vias aéreas associada a hiper-reatividade, isto é, uma resposta exacerbada do sistema imunológico, levando a broncoconstrição e edema das vias aéreas e limitando o fluxo de ar, o que condiciona episódios recorrentes de chieira, dispneia e tosse, em geral reversíveis espontaneamente ou com tratamento. Essa patologia afeta, segundo estimativas, 300 milhões de pessoas em todo o mundo. Entre os fatores que levam a seu desenvolvimento contam-se, além dos genéticos, a exposição a alérgenos domésticos (por exemplo, pelo de animais, ácaros), do exterior (por exemplo, pólen, poluição atmosférica), determinadas infecções, tabaco, ar frio e atividades físicas, entre outros (INEM, 2012; Nelson et. al., 2002).

A cascata de eventos que ocorrem na asma tem como variáveis os estímulos desencadeantes, desde poeira e pólen até atividades físicas. Uma vez em contato com o organismo, a imunoglobulina E (IgE), um tipo de imunoglobulina específico para reações alérgicas, une-se a células sanguíneas, os mastócitos, que irão desencadear uma cascata de reações químicas, liberando mediadores químicos que atraem os eosinófilos, células de defesa relacionadas com inflamações e reações alérgicas. Nesse caso, as respostas eosinofílicas das pessoas asmáticas são exageradas e causam uma hiperatividade que leva a broncoconstrição e edema, desencadeando a sintomatologia da asma (Nelson et al., 2002; Neto & Martins, 2013).

O principal sintoma da asma é a dispneia (dificuldade ventilatória), que ocorre, principalmente, na fase expiratória. É nessa fase que o som sibilante característico da asma é mais audível (chiado). No entanto, podem ocorrer outros sintomas, como os mencionados a seguir (INEM, 2012):

- Aumento da frequência e do esforço ventilatório.
- Chieira (expiração sibilante e ruidosa).
- Cianose.
- Ansiedade, inquietação e irritabilidade.
- Ingurgitamento jugular (veias do pescoço distendidas).
- Tosse.
- Incapacidade do indivíduo de completar frases/palavras sem interrupção.

É de fundamental importância que todo profissional questione seu aluno a respeito de sintomatologia respiratória, como dispneia, tosse, alergias ou quadros gripais frequentes, para a prevenção de uma crise asmática. Da mesma maneira, está contraindicado o uso de anti-inflamatórios não esteroides (AINE) por esses alunos, pois, em caso de crise, esta pode se perpetuar e exacerbar, piorando muito o quadro (Fritscher, 2001; Nelson et al., 2002; Neto & Martins, 2013).

Se o aluno confirmar que apresenta o diagnóstico de asma, o profissional deve conhecer os medicamentos que ele utiliza e com que frequência, sua posologia e se o uso é correto, para evitar crises desnecessárias. Em caso de crises, o profissional deve ter em mente que o tratamento imediato consiste no alívio dos sintomas, utilizando agentes -adrenérgicos de ação curta (albuterol, terbutalina) ou de ação prolongada (salmeterol), de preferência por via inalatória em razão do efeito mais rápido sobre o relaxamento da musculatura lisa dos brônquios, aliviando assim o broncoespasmo e aumentando a permeabilidade das vias aéreas (Fritscher, 2001; Nelson et al., 2002; Neto & Martins, 2013).

O principal objetivo do tratamento é o controle da doença, e o profissional de educação física pode ajudar muito os médicos e seus alunos asmáticos ao observar sua adesão ao tratamento e os fatores deflagradores das crises asmáticas (Fritscher, 2001).

A asma induzida por exercícios é uma condição em que ocorre piora da função respiratória do aluno devido ao contato com agentes alérgicos (poeira, fumaça, poluição etc.), ao aumento da intensidade do exercício (aumento da frequência respiratória, aumento da respiração oral e perda da purificação e umidificação do ar pelas narinas) e à desidratação provocada pelos exercícios de alta intensidade. Os profissionais de educação física devem ser capazes de reconhecer o início dos sintomas a fim de evitar as crises e monitorar a estabilização da doença (Nelson et al, 2002; Fritscher, 2001).

Em caso de crise asmática, o aluno deve ser retirado imediatamente do local, onde podem estar presentes diversos agentes desencadeantes da inflamação; deve-se tentar acalmar o aluno, oferecendo-lhe um local tranquilo, e posicioná-lo de modo a ficar o mais confortável possível, minimizando seus esforços; convém procurar saber se utilizou seu medicamento da maneira correta antes de iniciar a atividade física e encaminhá-lo à unidade de emergência mais próxima, se necessário (Neto & Martins, 2013).

Doença pulmonar obstrutiva crônica (DPOC)

A DPOC é caracterizada por obstrução não totalmente reversível ao fluxo aéreo, geralmente progressiva, associada à resposta inflamatória pulmonar desencadeada por exposição a partículas ou gases. Semelhante à asma, pode ser desencadeada por exposição a antígenos, provocando hiper-responsividade das vias aéreas, mas não responde bem a medicações e não é totalmente reversível, o que a diferencia da asma (Martins & Neto, 2013).

Ocorre, então, destruição progressiva do parênquima pulmonar, limitando tanto o fluxo aéreo como as trocas gasosas. O tabagismo é o principal fator de risco, sendo mais comum em homens com mais de 45 anos de idade, mas a inalação de partículas ambientais, fatores genéticos, como a deficiência da enzima alfa-1-antitripsina, e fatores alérgicos também são fatores de risco (Lundgren et al., 2012; Martins & Neto, 2013; Oliveira et al., 2001).

Em virtude da dificuldade de expulsão dos gases dos alvéolos e de realização de trocas gasosas, ocorre aumento do trabalho do diafragma e da musculatura acessória. Isso faz com que o indivíduo fique em desvantagem mecânica para executar a função respiratória, aumentando o gasto energético (Oliveira et al., 2001).

Uma vez que o indivíduo tem contato permanente com uma partícula alérgica, como o tabaco, por exemplo, esta induz uma série de reações inflamatórias que culminam na excessiva produção de muco pelas glândulas submucosas e no aumento da produção de macrófagos, produzindo edema, diminuição do lúmen brônquico e hipertrofia da musculatura lisa. Quando ocorre a hiperprodução de muco, estamos diante do quadro de bronquite crônica (Oliveira et al., 2001).

A Figura 18.1*A* e *B* mostra bronquíolos e alvéolos normais ou inflamados e com enfisema, respectivamente.

Quando ocorre alargamento dos espaços aéreos, distais aos bronquíolos, com destruição significativa e progressiva dos septos alveolares, dizemos que este é um quadro de enfisema pulmonar. Em resumo, podemos afirmar que em ambas as patologias ocorrem diminuição do fluxo aéreo, hiperinsuflação e distúrbios das trocas gasosas.

O indivíduo com agudização da DPOC pode apresentar os seguintes sinais e sintomas (INEM, 2012; Martins & Neto, 2013; Nelson et al., 2002):

- Dispneia.
- Cianose acentuada.
- Tosse persistente.
- Expectoração.
- Agitação e ansiedade.
- Alterações de consciência.
- Nos casos mais graves, podem surgir respiração ruidosa, provocada pelo acúmulo de secreção, e acentuada diminuição do lúmen dos brônquios.

A Tabela 18.1 lista as diferenças entre DPOC e asma.

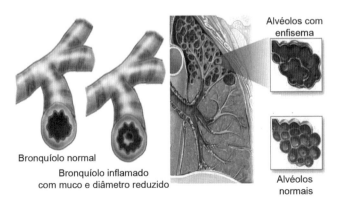

Figura 18.1A e B Bronquíolos e alvéolos normais, inflamados e com enfisema. (Disponível em: www.mdsaude.com)

Tabela 18.1 Diferenças entre DPOC e asma

DPOC	Asma
Início após os 40 anos de idade	Início geralmente na infância
Antecedentes de alergias ausentes ou presentes	Antecedentes de alergias sempre presentes
História familiar de alergias ou asma pode estar presente ou ausente	História familiar de alergias ou asma sempre presente
História de tabagismo de longa data presente	História de tabagismo ausente ou presente
Diminuição variável dos sintomas com tratamento	Grande melhora dos sintomas com tratamento adequado

Fonte: Lundgren (2012); Martins & Neto (2013); Neto et al. (2002).

O profissional de educação física exerce um papel fundamental na manutenção da qualidade de vida desses clientes/pacientes, pois é capaz de auxiliar o fim do tabagismo e o combate ao sedentarismo. Por isso, deve estar ciente de que seu aluno apresenta uma condição que favoreça o diagnóstico de DPOC (fumante de longa data, trabalhador de regiões com grande suspensão de partículas, portador de alguma deficiência genética etc.) e, desse modo, evitar crises desnecessárias de dispneia (INEM, 2012; Neto et al., 2002).

Caso isso ocorra, deve-se procurar retirar o doente do ambiente onde poderá estar a origem das crises (por exemplo, tintas, vernizes, gasolinas, pós, flores) e colocá-lo em uma posição cômoda e confortável, de modo a facilitar a ventilação (a posição sentada ou semissentada facilita a ventilação por proporcionar maior expansão e a utilização dos músculos respiratórios), encaminhando-o imediatamente ao centro médico mais próximo (Lundgren et al., 2012; Martins & Neto, 2013).

CÂNCER

Todas as células no corpo humano são programadas para exercer suas funções por determinado tempo, seguindo determinado ritmo, o que se denomina ciclo celular. Quando algumas dessas células, de determinado tecido ou órgão, se modificam e passam a exercer funções celulares de maneira diferenciada em relação à anteriormente programada, elas podem ser denominadas célula cancerígenas. As células cancerígenas se proliferam e realizam atividades desorde-

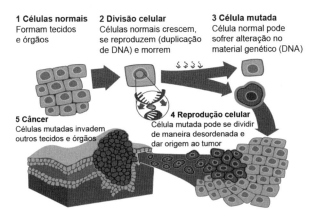

Figura 18.2 Desenvolvimento do câncer.

nadas, invadem locais próximos e têm a capacidade de desprender-se do bloco inicial e migrar para outro local, onde se implantam e geram novos focos ou metástases (INCA, 2014).

A Figura 18.2 retrata, de modo claro, o desenvolvimento do câncer.

Vários fatores foram identificados como possíveis causadores de câncer e são conhecidos como fatores de risco modificáveis e não modificáveis (INCA, 2014).

O profissional de educação física pode atuar de maneira contundente sobre os fatores de risco modificáveis, prevenindo e melhorando a qualidade de vida das pessoas portadoras de algum tipo de câncer já diagnosticado (INCA, 2014).

O profissional de educação física, em razão do contato constante com seus alunos, pode ajudar a identificar sinais e sintomas que merecem avaliação médica. Ele deve estar atento à ocorrência de perda de peso inexplicável ou muito

Tabela 18.2 Fatores de risco para o desenvolvimento de câncer

Modificáveis	Não modificáveis	Outros
Sedentarismo	Idade	Fatores reprodutivos
Obesidade	Sexo	Drogas medicinais
Alimentação inadequada	Raça	Imunossupressão
Tabagismo	Hereditariedade	
Alcoolismo		
Agentes infecciosos		
Radiação ultravioleta e ionizante		
Nível socioeconômico		

rápida, mesmo em alunos que estão em dietoterapia para perda de peso, febre inexplicável, suores noturnos, perda do desempenho atlético e constante aumento da fadiga corporal, vômitos e náuseas frequentes, nódulos e hematomas persistentes em membros e na região do pescoço, das axilas e da virilha, além de manchas na pele que sofreram alteração em sua coloração e textura. Sempre que notar algum desses sinais e sintomas, o aluno deverá ser orientado a procurar auxílio médico imediato, o que pode proporcionar o melhor tratamento possível (INCA, 2014; Nelson et al., 2002).

A Organização Mundial da Saúde preconiza um mínimo de 30 minutos de atividade física, cinco vezes por semana, para manutenção de um bom nível de qualidade de vida, uma vez que a prática regular é capaz de reduzir o risco de mortes prematuras, doenças do coração, acidente vascular cerebral, câncer de cólon e mama e diabetes tipo 2. Além disso, a atividade física desestimula o uso do cigarro, de bebidas contendo álcool e o uso de drogas, reduz a violência e promove a integração social. Atua ainda na prevenção ou redução da hipertensão arterial, previne o ganho de peso e promove o controle do peso, conseguindo diminuir o risco de obesidade, auxilia a prevenção ou a redução da osteoporose, promove o bem-estar e reduz o estresse, a ansiedade e a depressão, auxiliando a melhora da qualidade de vida da população em geral (INCA, 2014; Prado, 2014; WHO, 2010).

Em virtude das qualidades comprovadas do exercício físico, muitos estudos têm recomendado sua utilização para habilitação e reabilitação de pessoas portadoras dos mais diversos tipos de câncer. Melhoras nos sistemas cardiovascular, pulmonar e muscular, mediante melhora no consumo de oxigênio, da coordenação motora, do equilíbrio e da força muscular, e na circulação linfática são alguns dos benefícios comprovados (Araújo, Dantas & Nascimento, 2012; INCA, 2014; Pedroso, Araújo & Stevanato, 2005; WHO, 2010).

Os efeitos colaterais produzidos pelos vários tipos de tratamentos oncológicos (cirurgias, quimioterapia e radioterapia, entre outros) deixam sequelas de longo efeito, comprometendo muito os sistemas biológicos. Alguns estudos sugerem que, por meio da prática de exercícios físicos, esses efeitos poderiam ser amenizados ou revertidos, mantendo-se uma melhor expectativa diante do tratamento da doença (INCA, 2014).

Atividades aeróbicas e de treino neuromuscular têm sido muito eficientes em melhorar a capacidade aeróbica de clientes/pacientes com câncer e reduzir os níveis de fadiga, levando-os a retornar normalmente às atividades do dia a dia sem nenhuma limitação, embora ainda sejam necessários mais estudos para averiguar com segurança quais os tipos de câncer que apresentam melhor resposta a essas atividades (Brito, 2012; Prado, 2014).

Desse modo, os profissionais de educação física podem auxiliar muito a prevenção do câncer em seus alunos, estimulando hábitos de vida mais saudáveis, evitando bebidas alcoólicas e o consumo de tabaco, evitando a exposição ao sol das 10 às 15 horas sem proteção, evitando e controlando o ganho de peso, entre outras recomendações. Reconhecer sintomas anormais ou exacerbados em seus alunos e encaminhá-los para assistência médica adequada pode ser o primeiro passo para identificação e tratamento dessa doença (Brito, 2012; Prado, 2014).

DIABETES MELLITUS

O diabetes é uma doença caracterizada pelo excesso de glicose no sangue, que pode evoluir com lesões nos chamados órgãos-alvo, isto é, pode levar a complicações oculares, renais, vasculares e neurológicas, dentre outras. É determinado não somente pela sintomatologia, mas, principalmente, pelos níveis laboratoriais de glicose no sangue: níveis em jejum > 126mg/dL e > 200mg/dL em momentos aleatórios ou após 2 horas de ingestão de 75g de glicose (Lima et al., 2004, 2006; Nelson et al., 2002).

O diabetes pode ser classificado como tipo 1, em que há falência precoce das células β das ilhotas pancreáticas, ocasionando déficit de produção de insulina na vida do indivíduo, ou como tipo 2, em que há resistência à utilização da insulina adquirida ao longo da vida do indivíduo, geralmente na idade adulta. Existe também o diabetes gestacional, detectado durante a gestação e que é controlado após o término da gravidez (Lima et al., 2004, 2006; Nelson et al., 2002). O diabetes pode ser causado por:

- Defeitos genéticos da função da célula β.
- Defeitos genéticos da ação da insulina.

- Doenças do pâncreas exócrino.
- Endocrinopatias.
- Indução por drogas ou produtos químicos.
- Infecções.
- Formas incomuns de diabetes imunomediado.

Em todos os portadores de qualquer tipo de diabetes ocorre ausência ou resistência aumentada à insulina, provocando um estado de hiperglicemia na corrente sanguínea, o qual será responsável pelos principais sintomas do diabetes: poliúria, polidipsia, polifagia e emagrecimento. Além desses, podem ocorrer visão turva, perda de sensibilidade nas extremidades dos membros e fadiga (Lima et al., 2004, 2006; Nelson et al., 2002).

O profissional de educação física deve estar atento a essa sintomatologia e questionar seus alunos sobre os níveis de glicose sanguínea, em especial os obesos, idosos e, principalmente, aqueles que já apresentam diagnóstico confirmado de algum tipo de diabetes. Essa informação é de fundamental importância não somente para o planejamento do treino, mas para prevenir e evitar quaisquer intercorrências, como o agravamento das complicações diabéticas já instaladas e o estado de hiperglicemia e de hipoglicemia, principalmente nos diabéticos do tipo 1, cujo tratamento é à base de insulina. Nos portadores de diabetes tipo 2, a atividade física ajuda a aumentar a sensibilidade à insulina e, assim, torna possível o controle da doença e também a prevenção de suas complicações. Assim, o profissional de educação física deve estar ciente não só do diagnóstico, mas também do tratamento instalado e realizado, da dosagem, do tipo de medicação e se o aluno já apresentou complicações prévias (Lima et al., 2004, 2006).

Todos os alunos devem ter seu nível de glicose medido antes do treino, e níveis entre 250 e 300mg/dL devem ser investigados quanto ao uso correto da medicação, analisando-se a possível presença de corpos cetônicos na urina. Em alunos com níveis > 300mg/dL, a atividade física deve ser cancelada para prevenção de complicações, como estado de cetoacidose diabética e possível coma diabético. Clientes com níveis de glicemia < 100mg/dL devem ser encorajados a consumir uma suplementação de carboidratos cerca de 3 horas antes do treinamento (Lima et al., 2004, 2006).

A atividade física aumenta a absorção de insulina pelo organismo e pode levar a um estado de hipoglicemia sanguínea, caso a dieta ou o tratamento do diabetes não sejam modificados previamente. Aí reside a importância de um acompanhamento nutricional mais rigoroso para esse público. Com a ausência de insulina, o organismo passa a metabolizar gorduras como fonte de energia, cuja quebra produz corpos cetônicos, que são substâncias ácidas, levando à cetoacidose diabética (Lima et al., 2004, 2006).

Todos os alunos diabéticos que apresentarem torpor, sonolência, confusão, apreensão, irritabilidade, ansiedade, tremor, sudorese excessiva e fome exacerbada durante o treino deverão ser cuidadosamente monitorados, pois essa sintomatologia pode representar tanto um estado de hipoglicemia como de hiperglicemia, ambos potencialmente danosos e que colocam em risco as vidas desses alunos. Deve ser oferecida glicose a esses alunos e, caso ocorra melhora, trata-se de um estado de hipoglicemia que foi parcialmente corrigido, mas que necessita de atenção médica urgente. Caso o aluno não melhore após receber glicose, trata-se de um estado de hiperglicemia, e ele deve ser encaminhado imediatamente a um hospital para receber o tratamento adequado (Lima et al., 2004, 2006).

Em todo caso, o profissional de educação física deve questionar se houve mudanças significativas no treinamento, na dieta, no tratamento do diabetes ou em todas essas variáveis, devendo se reunir com o aluno, seu nutricionista e médico para discutir a melhor maneira de conduzir os próximos passos do treinamento físico (Lima et al., 2004, 2006; Nelson et al., 2002).

HIPERTENSÃO ARTERIAL SISTÊMICA (HAS)

A HAS é sabidamente uma das principais doenças a afligir a população mundial e, se não tratada, produz consequências catastróficas à saúde do indivíduo, pois atinge diretamente órgãos vitais ao bom funcionamento do metabolismo humano. Caracteriza-se por medidas elevadas e sustentadas da pressão arterial (PA), com alta prevalência e baixa taxa de controle, sendo considerada um dos principais fatores de risco para doenças cardiovasculares (SBC, 2010).

As doenças cardiovasculares têm sido consideradas entre as principais causas de morte em nosso país e um dos principais motivos de internações hospitalares, gerando gastos para o Estado e o indivíduo. Cerca de 30% da população brasileira apresentam HAS, que atinge tanto homens como mulheres (SBC, 2010).

Vários são os fatores de risco para o desenvolvimento da HAS e de doenças cardiovasculares, entre os quais: idade, sexo, raça, obesidade, sedentarismo, ingestão de sal, alcoolismo e fatores genéticos e socioeconômicos. Os profissionais de educação física podem atuar, de maneira significativa, em pelo menos dois fatores de risco, modificando-os permanentemente: o sedentarismo e o controle do peso corporal (obesidade), além de sua possível influência sobre os outros fatores (Nelson et al., 2002; SBC, 2010).

A HAS é classificada em dois tipos: primária ou essencial e secundária. A primária ou essencial se desenvolve sem causa aparentemente identificável, enquanto a secundária se deve a alguma patologia previamente instalada no organismo e é uma consequência desta (Nelson et al., 2002; SBC, 2010).

Existem fortes evidências de que a prática de atividade física regular, tanto aeróbica como de força, promove controle e redução da PA, e o profissional de educação física terá um papel importantíssimo nesse controle e redução (Brasil, 2013; SBC, 2010).

Grande parte da clientela pode vir a desenvolver algum grau de HAS ou algum tipo de doença cardiovascular. Todos os alunos portadores de HAS devem ser sempre questionados sobre o tipo, a quantidade e o horário da administração de medicamentos anti-hipertensivos, se já sofreram algum tipo de crise hipertensiva ou evento cardiovascular importante, se estão consultando regularmente algum médico e, principalmente, se fizeram algum teste ergométrico ou avaliação que os libere para realizar a atividade física adequada (SBC, 2010).

Essas precauções são extremamente importantes para a segurança do aluno e do profissional. Uma vez liberada a participação em atividades físicas, as medidas da PA devem ser regularmente realizadas antes e após a atividade física, sendo estritamente contraindicada a prática dessas atividades em caso de medidas > 160/105mmHg, em virtude do risco de crise hipertensiva e suas graves consequências. Do mesmo modo, valores baixos de PA devem ser questionados, uma vez que podem dificultar a circulação no organismo em geral, e a atividade deve ser interrompida até que o aluno tenha sua PA normalizada (Brasil, 2013; Nelson et al., 2002; SBC, 2010).

Em caso de algum descuido do aluno, do profissional, ou de ambos, ou simplesmente na presença de algum evento cardiovascular, o aluno deve ter sua atividade interrompida imediatamente e ser encaminhado com urgência a um centro médico ou hospital o mais rápido possível. O principal sintoma informado é a dor torácica. Várias são as causas da dor torácica, tanto cardiovascular como não cardiovascular (Nelson et al., 2002; SBC, 2010).

Assim, a natureza da dor (opressiva, picada), sua localização (retroesternal, torácica), a presença de irradiação (para os membros superiores, para a mandíbula, para as costas), os fatores desencadeantes (esforço, movimento brusco, ingestão alimentar prévia), os fatores de alívio (posição antálgica, eructação) e a presença de fatores associados (como dispneia, náuseas ou vômitos, sudorese, lipotimia ou síncope, azia ou pirose) são aspectos importantes que devem ser coletados durante a crise álgica, pois podem orientar o educador físico quanto ao manejo da dor. Uma dor iniciada após exercício vigoroso tem importância maior do que uma dor provocada por um movimento brusco, rápido e único. Normalmente, ambas podem coexistir e, em caso de dúvida, deve-se encaminhar o aluno o mais rápido possível (Brasil, 2013; Nelson et al., 2002; SBC, 2010).

A dor cardíaca representa uma situação em que o miocárdio não está recebendo a quantidade de oxigênio suficiente para suprir suas necessidades naquele momento. Normalmente, essa situação está associada ao aumento da necessidade de oxigênio e à diminuição do aporte sanguíneo. Uma dor não cardíaca é aquela cuja origem não se encontra no sistema cardiovascular e que se refere ao tórax, simulando uma dor de origem cardíaca (por exemplo, fraturas de costelas e espasmo esofágico) (INEN, 2012; Nelson et al., 2002; SBC, 2010).

Em caso de algum evento grave, como parada cardiorrespiratória, o aluno deve ser encaminhado imediatamente a um pronto-socorro e medidas de ressuscitação devem ser adotadas, como garantir que as vias aéreas estejam completamente pérvias, evitando locais fechados, abafados e muito quentes, os quais podem provocar uma reação ainda maior de ansiedade no aluno e piorar o quadro. Não deve ser oferecido nenhum tipo de alimento ou bebida ao aluno até que este tenha se recuperado completamente (Brasil, 2013; SBC, 2010).

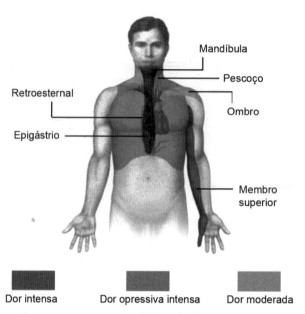

Figura 18.3 Locais e intensidade da dor de origem cardíaca.

A Figura 18.3 mostra possíveis locais afetados e a intensidade da dor.

O profissional de educação física deve ter conhecimento e bom senso ao aumentar a intensidade e a duração de suas aulas, mas sempre em consonância com o aluno e o médico responsável, a fim de evitar surpresas desagradáveis. Sempre que houver alguma intercorrência, o profissional deve manter a calma, interromper a atividade física imediatamente, questionar sobre a sintomatologia do aluno e encaminhá-lo ao centro médico mais próximo, sempre que julgar necessário.

Referências

Araújo DN, Dantas DS, Nascimento RSTR. Efeitos do exercício físico em mulheres com câncer de mama submetidas à radioterapia: uma revisão sistemática. Arquivos Catarinenses de Medicina 2012; 41(1):78-82.

Brasil. Ministério da Saúde. Secretaria de Atenção à Saúde. Departamento de Atenção Básica.

Brito CMM. Câncer de mama: reabilitação. Projeto Diretrizes. Associação Médica Brasileira e Conselho Federal de Medicina, 2012.

Estratégias para o cuidado da pessoa com doença crônica: hipertensão arterial sistêmica/ Ministério da Saúde, Secretaria de Atenção à Saúde, Departamento de Atenção Básica. Brasília: Ministério da Saúde, 2013.

Fritscher CC. Diagnóstico e tratamento da asma brônquica. Projeto Diretrizes. Associação Médica Brasileira e Conselho Federal de Medicina, 2001.

INCA. Inquérito domiciliar sobre comportamento de risco e morbidade referida de doenças e agravos não transmissíveis. Brasil, 15 capitais e Distrito Federal, 2002-2003. Disponível em www.inca.gov.br/inquerito/does/atividadefisica.pdf.

INCA. Políticas Públicas de Saúde. Fisiopatologia do Câncer – Capítulo 2. Disponível em: www1.inca.gov.br/enfermagem/does/cap2.pdf.

INEM. Manual de emergências médicas. 1. ed., 2012.

Jardim JR, Oliveira JCA, Rufino R et al. Doença pulmonar obstrutiva crônica. Projeto Diretrizes. Associação Médica Brasileira e Conselho Federal de Medicina, 2001.

Lima JG, Nóbrega LHC, Lima G, Mendonça RP. Diabetes mellitus: prevenção. Projeto Diretrizes. Associação Médica Brasileira e Conselho Federal de Medicina, 2006.

Lima JG, Nóbrega LHC, Vencio S. Diabetes mellitus: classificação e diagnóstico. Projeto Diretrizes. Associação Médica Brasileira e Conselho Federal de Medicina, 2004.

Lundgren F, Maranhão B, Jardim JR et al. Doença pulmonar obstrutiva crônica: exacerbação. Projeto Diretrizes. Associação Médica Brasileira e Conselho Federal de Medicina, 2012.

Martins HS, Neto RAB. Doença pulmonar obstrutiva crônica. In: Emergências clínicas abordagem prática, 8. ed., São Paulo: Manole, 2013.

Nelson JD, Chang CJ, Tedeschi F. Condições médicas gerais. In: Barnes et al. Medicina esportiva e treinamento atlético. 3. ed. São Paulo: Roca, 2002.

Neto RAB, Martins HS. Asma na unidade de emergência. In: Emergências clínicas abordagem prática. 8. ed. São Paulo: Manole, 2013.

Pedroso W, Araújo MB, Stevanato E. Atividade física na prevenção e na reabilitação do câncer. Revista Motriz, Rio Claro, set./dez. 2005; 11(3):155-60.

Prado BBF. Influência dos hábitos de vida no desenvolvimento do câncer. Ciência e Cultura. São Paulo, 2014; 66(1).

Seixas RJ, Basso AGO, Marx AG. Exercício físico aeróbico e câncer de pulmão: um estudo de revisão. Revista Brasileira de Cancerologia 2012; 58(2):267-75.

Sociedade Brasileira de Cardiologia. VI Diretrizes Brasileiras de Hipertensão. Revista Brasileira de Hipertensão 2010; 17(1):25-30.

WHO. Global Recommendations on Physical Activity for Healthy. 2010. Disponível em: http://whqlibdoc.who.int/publications/2010/9789241599979_eng.pdf?ua=1.

ÍNDICE REMISSIVO

A

Acidente vascular
- cerebral (AVC), 171, 172
- - Brasil, 178
- - exercício físico na
  prevenção, 182
- - fisiopatologia, 172
- - hemorrágico, 175
- - - manifestações
  clínicas, 176
- - - prevenção, 177
- - isquêmico, 173
- - - manifestações
  clínicas, 173
- - - prevenção, 175
- - mundo, 177
- - reabilitação, 180
- encefálico (AVE), 171
Ácidos graxos
  poli-insaturados
  ômega-3 de origem
  marinha e vegetal, 96
Aeróbica, atividade
- acidente vascular
  cerebral, 184
- AIDS, 337
- câncer, 308
- *diabetes mellitus*, 165

- doença renal crônica, 284
- envelhecimento, 80
- fibromialgia, 225
- hipertensão arterial, 106
- insônia, 298
Amplitudes de
  movimentos
  articulares, 47
Anamnese, 12
Angina de peito, 101
Antebraço,
  flexibilidade, 47
Antropometria, 34
- envelhecimento,
  alterações, 69
Apneia, 188
Aptidão
  cardiorrespiratória, 58
Aquática, atividade,
  insônia, 298
Asma, 356
Atividade
- física
- - doença renal
  crônica, 283
- - envelhecimento, 63, 75
- - gestantes, 195
- - insônia, 295

- vida diária (AVD), 67
Autoconhecimento e o
  profissional da educação
  física, 5
Autonomia funcional,
  avaliação, 52
- envelhecimento, 67
Avaliações físicas e
  funcionais,
  protocolos, 11
- anamnese, 12
- antropometria, 34
- autonomia funcional, 52
- composição corporal, 39
- dobras cutâneas, 41
- flexibilidade, 43
- força muscular, 49
- frequência cardíaca e
  pressão arterial, 20
- instrumentos de
  avaliação, 18
- parâmetros fisiológicos
  de controle de
  intensidade, 19
- postural, 30

B

Bronquite crônica, 233, 237

C

Câncer, 305
- causas, 305
- emergência e urgência, 360
- exercícios, 307
- - aeróbicos, 308
- - atividades de força, 313
- - considerações, 314
- idosos, 305
- próstata, 306
- tratamento, 306
Capacidade funcional, 67
Cardiopatias, 91-115
- angina de peito, 101
- avaliação e conduta
  esportiva, 97
- hipertensão arterial, 104
- infarto agudo do
  miocárdio, 108
- lipoproteínas, 93
- prevenção, 95
- - dieta, suplementos e
  vitaminas, 95
- - eliminação do
  tabagismo, 95
- - sedentarismo, 97
- síndrome metabólica, 111
Carotenoides, 95
Células
- auxiliares (CD4), 324
- citotóxicas (CD56), 324
- supressoras (CD8), 324
Cirurgia bariátrica e obesos,
  aspectos nutricionais no
  pós-operatório, 121
- benefícios, 138
- conduta nutricional, 130
- consequências fisiológicas,
  psicológicas e
  metabólicas, 130, 139
- disabsortiva, 128
- exercícios físicos, 140
- mistas, 128
- restritiva, 128
Colescistocinina, 125

Coluna, flexibilidade
- cervical, 47
- lombar, 47
- torácica, 47
Competência profissional, 3
Composição corporal, 39
Cotovelo, flexibilidade,
  47, 54

D

Derrame, 171
Diabetes mellitus, 112,
  159-168
- definição, 159
- emergência e urgência, 363
- epidemiologia, 160
- exercícios físicos, 162
- - aeróbicos, 165
- - flexibilidade, 166
- - prescrição,
  recomendações, 166
- - resistidos, 165
- sintomas, 160
- tipo 1, 159
- tipo 2, 159
Diálise, 281
- peritoneal, 282
Dobras cutâneas, 41, 43
Doenças
- arterial obstrutiva
  periférica (DAOP), 251
- - epidemiologia, 253
- - etiologia, 253
- - exercícios, 258
- - - aeróbico, 259
- - - flexibilidade, 263
- - - resistidos, 261
- - tratamento, 256
- hepática gordurosa não
  alcoólica, 267
- - atividade física/exercício
  físico, 271
- - considerações, 274
- - epidemiologia, 268
- - etimologia, 268

- - etiologia, 269
- - fisiopatologia, 270
- pulmonar obstrutiva
  crônica, 233
- - bronquite crônica, 237
- - emergência e
  urgência, 358
- - enfisema pulmonar, 236
- - epidemiologia, 235
- - etiologia, 235
- - exercício, 237
- - - aeróbico, 243
- - - benefícios, 241
- - - considerações, 240
- - - contraindicações, 247
- - - cuidados, 241
- - - flexibilidade, 246
- - - orientações, 247
- - - resistido, 245
- - - respiratórios, 246
- - fisiopatologia, 237
- renal crônica, 279
- - atividade física, 283
- - - aeróbica, 284
- - - flexibilidade, 285
- - - treinamento de
  força, 285
- - considerações, 286
- - fisiopatologia, 281
- - tratamento, 281
- - - diálise, 281
- - - transplante renal, 282

E

Educação física, carreira, 1
Emergências ver Urgências
  em atividades físicas
Enfisema pulmonar,
  233, 236
- centroacinar, 236
- exame físico, 237
- panacinar ou
  panlobular, 236
- paracicatricial ou
  irregular, 237

ÍNDICE REMISSIVO **373**

- parasseptal ou acinar
distal, 236
Envelhecimento e atividade
física, 63
- abordagem, 75
- alterações
antropométricas, 69
- autonomia funcional, 67
- definição, 64
- exercícios
- - aeróbicos, 80
- - equilíbrio, 82
- - flexibilidade, 82
- - recomendação para o
sucesso na prescrição, 84
- indicadores
sanguíneos, 72
- osteoporose, 74
- pressão arterial, 71
- treinamento resistido para
idosos, 76
Equilíbrio, exercícios para
idosos, 82
Escala
- Borg (aeróbica), 20
- faces, 21
Escoliose, 33
Esteatose hepática, 267
- atividade física/exercício
físico, 271
- considerações, 274
- epidemiologia, 268
- etimologia, 268
- etiologia, 269
- fisiopatologia, 270
Exercícios físicos
- acidente vascular
cerebral, 182
- - equilíbrio, capacidade
funcional e controle da
marcha, 182
- - prescrição de exercícios
aeróbicos, 184
- - treinamento de
força, 186

- AIDS, 335
- câncer, 307
- diabetes, 162
- doenças
- - arterial obstrutiva
periférica, 258
- - - aeróbico, 259
- - - flexibilidade, 263
- - - resistidos, 261
- - pulmonar obstrutiva
crônica, 237
- - - aeróbico, 243
- - - benefícios, 241
- - - considerações, 240
- - - contraindicações, 247
- - - cuidados, 241
- - - flexibilidade, 246
- - - orientações, 247
- - - resistido, 245
- - - respiratórios, 246
- fibromialgia, 221
- - aeróbico, 225
- - ambiente
aquático, 230
- - flexibilidade, 228
- - posturais, 229
- - resistido, 226
- gestação, 195
- - benefícios, 205
- - considerações, 215
- - contraindicações, 200
- - fortalecimento da
musculatura
abdominal, 202
- - precauções, 201
- - recomendações, 210
- - sugestões, 211
- hipertensos, 153
- idosos
- - aeróbicos, 80
- - equilíbrio, 82
- - esteatose hepática, 271
- - flexibilidade, 82
- - prescrição,
recomendações, 84

F
Fibromialgia, 217
- considerações, 230
- epidemiologia, 220
- exercício
- - aeróbico, 225
- - ambiente aquático, 230
- - flexibilidade, 228
- - posturais, 29
- - prescrição, 221
- - resistido, 226
- fisiopatologia, 220
Fisiologia da mulher, 195
Flexibilidade
- exercício
- - AIDS, 347
- - *diabetes mellitus*, 166
- - doença renal
crônica, 285
- - fibromialgia, 228
- - idoso, 82
- testes de avaliação, 43
- - adimensionais, 48
- - angulares, 45
- - idosos, 82
- - linear, 44
- - membros inferiores, 55
Folato, 96
Força muscular,
avaliação, 49
Frequência cardíaca, 20
- fórmulas, 21
- treinamento, cálculo, 22

G
Gestação, 196
- primeiro trimestre, 199
- segundo trimestre, 199
- terceiro trimestre, 199
Gestantes e atividade
física, 195
- benefícios, 205
- considerações, 215
- contraindicações, 200
- fisiologia da mulher, 195

374 ÍNDICE REMISSIVO

- fortalecimento da
musculatura
abdominal, 202
- precauções, 201
- recomendações
gerais, 210
- sugestões, 211
Glicose, 96
Gordura, tabela de
classificação do
percentual, 42
Grelina, 125

H
Hemodiálise, 282
Hipercifose, 33
Hiperlordose, 32
Hipertensão arterial, 147
- cardiopatias, 97, 104
- definição, 147
- envelhecimento, 72
- exercícios
- - aeróbicos, 106
- - resistidos, 106
- sistêmica, 147
- - emergência e
urgência, 365
- - exercícios físicos, 153
- - fármacos, uso, 152
- - fatores de risco, 149
- - prevenção, 150
HIV/AIDS, 323
- epidemiologia, 327
- exercícios, 335
- - aeróbicos, 337
- - atividades de força, 347
- - flexibilidade e
alongamento, 347
- - precauções e
recomendações, 348
- fisiopatologia, 325
- infecções
oportunistas, 331
- - candidíase oral e
vaginal, 331

- - *Chlamydia*, 331
- - citomegalovírus, 331
- - meningite
criptocócica, 331
- - *Pneumocystis
carinii*, 332
- - sarcoma de Kaposi, 332
- - sífilis, 332
- - toxoplasmose, 332
- - tuberculose, 332
- mortalidade, 334
- sinais e sintomas, 329
- terapia antirretroviral de
alta atividade
(HAART), 333
- transmissão, formas, 328

I
IMC, cálculo, 35
Índices de consumo de
oxigênio, 26
Infarto agudo do
miocárdio, 108
- intervenção, 110
Insônia, 289
- atividade física
(relação), 289
- - aeróbica, 298
- - anaeróbica, 298
- - aquática, 298
- - prescrição, 297
- causas, 294
- consequências, 295
- considerações, 301
- tratamento
- - ervas
medicamentosas, 300
- - hipnose, 299
- - técnicas cognitivo-
-comportamentais, 299
- - terapia de restrição do
sono, 300
Instrumentos de avaliação
física, 18
Insulina, 124

Intensidade nos exercícios
físicos, parâmetros
fisiológicos, 19

J
Joelho, flexibilidade, 47

L
Leptina, 124
Lipoproteínas, 93

M
Manobra de
Valsalva, 188
Mobilidade física, 56
Movimentos articulares,
amplitudes médias
em graus, 47

N
Neuropeptídeos
- anorexígenos, 123
- orexígenos, 123
Nível de aptidão física
- American Heart
Association, 27
- Cooper, 27

O
Obesidade, 122
- diagnóstico, 126
- etiologia, 123
- fatores
- - ambientais, 126
- - endócrinos, 124
- - intestinais, 125
- - neuronais, 123
- - psicológicos, 123
- formas clínicas, 126
- medicamentos e causas
endócrinas, 126
Ombro, flexibilidade, 47
Osteoporose e
envelhecimento, 74

P

Peptídeo YY, 125
Postura, avaliação, 30
- escoliose, 33
- hipercifose, 33
- hiperlordose, 32
Pressão arterial, 20, 29
- classificação, 30, 148
- envelhecimento, 71
Punho, flexibilidade, 47

Q

Quadril, flexibilidade, 47, 48

R

Rins, 279

S

Sedentarismo e
  cardiopatias, 91, 97
- infarto agudo do
  miocárdio, 109

Síndrome metabólica, 111
- exercício físico, 112
Sono, 289, 290
- distúrbios, 293
- NREM, 291
- REM, 293

T

Tabagismo, eliminação, 95
Testes
- aptidão física de Rikli e
  Jones, 53
- sentar e alcançar, 45
Tornozelo,
  flexibilidade, 47
Transplante renal, 282
Treinamento físico, 3
- força
- - acidente vascular
  cerebral, 186
- - AIDS, 347
- - câncer, 313

- - doença renal crônica, 285
- idosos, 76

U

Urgências e emergências
  em atividades
  físicas, 355
- asma, 356
- câncer, 360
- *diabetes mellitus*, 363
- doença pulmonar
  obstrutiva crônica, 358
- hipertensão arterial
  sistêmica, 365

V

Vitaminas
- B, 96
- D, 95

W

Walk test, 26

ROTAPLAN
GRÁFICA E EDITORA LTDA

Rua Álvaro Seixas, 165
Engenho Novo - Rio de Janeiro
Tels.: (21) 2201-2089 / 8898
E-mail: rotaplanrio@gmail.com